消化系统疾病的检验诊断
第2版

总主编　吕建新　陈晓东

主　审　陆永绥

主　编　陈筱菲　黄智铭

编　者　（以姓氏汉语拼音为序）

陈民新　陈筱菲　陈向荣

池胜英　韩清锡　黄智铭

江明华　刘存丽　石　亮

王瑜敏　吴建胜　吴金明

吴　伟　姚时春　袁　谦

郑佳音

U0311126

人民卫生出版社

图书在版编目（CIP）数据

消化系统疾病的检验诊断/陈筱菲，黄智铭主编.
—2版.—北京：人民卫生出版社，2016
ISBN 978-7-117-22050-7

Ⅰ.①消…　Ⅱ.①陈…　②黄…　Ⅲ.①消化系统疾病
—医学检验②消化系统疾病—诊断　Ⅳ.①R570.4

中国版本图书馆 CIP 数据核字（2016）第 033667 号

| 人卫社官网 | **www.pmph.com** | 出版物查询，在线购书 |
| 人卫医学网 | **www.ipmph.com** | 医学考试辅导，医学数
据库服务，医学教育资
源，大众健康资讯 |

消化系统疾病的检验诊断
第 2 版

主　　编：陈筱菲　黄智铭
出版发行：人民卫生出版社（中继线 010-59780011）
地　　址：北京市朝阳区潘家园南里 19 号
邮　　编：100021
E - mail： pmph @ pmph.com
购书热线：010-59787592　010-59787584　010-65264830
印　　刷：北京机工印刷厂
经　　销：新华书店
开　　本：850×1168　1/32　　印张：13
字　　数：326 千字
版　　次：2007 年 1 月第 1 版　2016 年 5 月第 2 版
　　　　　2016 年 5 月第 2 版第 1 次印刷（总第 2 次印刷）
标准书号：ISBN 978-7-117-22050-7/R・22051
定　　价：40.00 元

打击盗版举报电话：**010-59787491　E-mail：WQ @ pmph.com**
　　（凡属印装质量问题请与本社市场营销中心联系退换）

序 一

　　随着医学科学的进步和生物技术的发展,检验医学和临床实验室技术也发生了日新月异的变化。一方面,新的检验项目推陈出新、方法性能不断提高、各种自动化仪器把多种方法学有效地整合,实现了检测自动化、信息化、集成化;另一方面,检测手段不断深入,从疾病表型到基因变异,分子诊断让更多的病因变得清晰,因人而异的个体化检验为个性化医疗奠定了基础,使临床诊疗更加有的放矢,更为合理有效。因此人们越来越意识到,在大数据时代对疾病本质和过程的正确认识,在很大程度上有赖于临床实验室提供的体外诊断信息。

　　临床医生越来越多地依靠实验室检测结果诊断疾病、监测疗效、判断预后及进行健康评估和疾病的风险预测。为了更好地解读体外诊断带来的大量信息和数据,临床医生迫切希望了解更多的检验医学知识,以提高诊治疾病的能力和水平。另外,现代检验面临的三大任务是:提供更多的检验项目、报告可靠的检验数据、开展必要的临床咨询。针对这三个目标,要求检验与临床加强沟通,对实验室检测结果进行“翻译”和“加工”,把检验数据转化为临床诊断信息。为了能担负起这个任务,检验医学从业人员必须学习更多的临床医学知识。针对上述两大需求,本系列丛书将为临床和检验之间架起一座信息沟通的桥梁,目的是更好地应用检验项目,正确解读检验结果。因此该丛书适合各科医生、检验人员和医学生阅读或诊疗时参考。

　　温州医科大学检验医学院有着近 30 年的办学历史,其医学

序　一

检验专业是浙江省的优势与特色学科,在国内具有较高的学术地位。在累计培养了数千名优秀检验人才的同时,也涌现出一批学术严谨、经验丰富的专家教授。由我校吕建新、陈晓东两位教授牵头,组织我校100余位检验医学和临床医学同仁编写的这套常见疾病检验诊断丛书,第1版发行以来深受广大读者欢迎。但近八年来,检验医学和临床医学均得到了飞速发展,丛书在第1版的基础上进行了摒弃和更新,使之更加全面、实用。在丛书即将再版之际,我再次欣然为之作序。推荐此丛书的同时,再次向参与这项工作的全体编审人员表示衷心的感谢,也对人民卫生出版社的全程指导表示感谢。

温州医科大学校长　瞿佳

2015 年 4 月

序 二

常见疾病检验诊断丛书自 2007 年初第 1 版面世以来,得到临床医师和检验工作者的欢迎和好评。本丛书出版至今已近八年时间,其间,无论是检验医学还是临床医学都有了许多新的进展。为了适应这些进展,帮助临床医师和检验工作者及时了解和掌握检验诊断学的最新动态,我们决定重新修订这套丛书。历经两年,已经按计划完成修订工作。

第 2 版的编写思路仍沿袭第 1 版面向临床和检验,以疾病为主线,较全面地介绍实验室诊断方法和临床应用,按常见疾病所属系统归类,每个疾病分"疾病概要"和"检验诊断"两个主要部分,使临床医师根据诊治需要,较为方便地查阅到合适的检验诊断项目。

常见疾病检验诊断丛书 2007 年共出版 11 个分册。根据学科发展和分工细化的实际情况,本次增加了《出生缺陷与遗传性疾病的检验诊断》《人兽共患病的检验诊断》和《肿瘤的检验诊断》3 个分册。虽然丛书为再次修订,但不当之处仍在所难免,请读者批评指正。

感谢人民卫生出版社的热情指导和大力支持,感谢温州医科大学及附属医院各级领导的关心帮助,感谢全体编写人员的辛勤劳动,感谢本丛书编写总秘书王忠永同志在再版期间的沟通联络、图文编辑等工作,感谢被引用的参考书和参考文献的作者。由于工作调动或年龄等原因,第1版编写者中有一部分同志没有参加第2版的修订,但他们在第1版中所作的贡献和影响仍在,在此再次表示感谢。

吕建新 陈晓东
2016 年 2 月

前　言

消化系统疾病是临床上的常见病,许多消化系统疾病尤其是肝脏疾病,在疾病诊断、病情监测、疗效观察和预后判断中,对临床检验有着很高的依赖性。第 2 版《消化系统疾病的检验诊断》基本保持了第 1 版的框架和特色,按消化系统的主要疾病种类分为六章,包括胃肠道疾病、肝脏疾病、胰腺疾病、腹水和腹膜疾病、黄疸及消化道激素肿瘤,每个疾病分为疾病概述和检验诊断两部分。检验诊断按检验指标进行分类叙述,如"一般检验项目""特殊检验项目"或"其他检验项目",一般检验是指通用、常用的项目,特殊检验是指对此病有较强针对性的检验;或者根据疾病特点分为"胃液分析""肝功能检查""(其他)功能检查""肿瘤标志物检测""腹水检验""胆色素类检验"等,目的是使读者对此病的检验指标有比较清晰鲜明的印象。每个检验指标主要从检测方法、参考区间、临床应用评价和检测方法评价等方面叙述,力求包括较详细的、有临床应用价值的信息。

因第 1 版出版发行已有八年,期间消化系统疾病的诊疗技术已有许多进步,因此需要对第 1 版进行修改、补充。本版修改重点是:①增加对疾病诊断和监测有价值的新指标,如酒精性肝病的检验指标血清缺糖基转铁蛋白、药物性肝病检验项目中的尿液葡萄糖二酸、遗传代谢性肝病中的基因检测方法;②删除某些临床上基本未开展的指标,如原发性肝癌检验项目中的血清醛缩酶同工酶 A、血清 5′-核苷酸磷酸二酯酶 V 等;③在保持内容需要的同时,总字数略有减少。

　　诚然,一些疾病包括消化系统疾病,尤其是许多胃肠道疾病和消化道激素肿瘤,其临床检验对疾病的临床价值并不起主要作用,但常规临床检验对患者一般情况的判断有价值,某些检验指标则具有一定的针对性价值。

陈筱菲　黄智铭

2016 年 2 月

目　录

目　录

第一章
胃肠道疾病

第一节　慢　性　胃　炎

一、疾病概述

慢性胃炎（chronic gastritis）系指各种病因引起的胃黏膜慢性炎症。根据国际上新悉尼系统的分类方法，将慢性胃炎分为非萎缩性、萎缩性和特殊类型三大类。幽门螺旋杆菌（helicobacter pyloir，Hp）是引起慢性胃炎的主要原因。据估计，慢性胃炎患病率大致与当地人群 Hp 感染率平行，可能高于或略高于 Hp 感染率。慢性胃炎特别是慢性萎缩性胃炎的患病率一般随年龄增加而上升。慢性胃炎人群中，慢性萎缩性胃炎的比例在不同国家和地区之间存在较大差异，一般与胃癌的发病率呈正相关。

【病因和发病机制】

1. 感染　大量临床研究证实 Hp 是引起慢性胃炎，尤其是慢性胃窦炎的一种主要因素。Koch 提出的确定病原体为疾病病因的 4 项基本法则（Koch，spostulats）：80％～95％的慢性活动性胃炎患者胃黏膜中有 Hp 感染，而 5％～20％ Hp 的阴性率则反映了慢性胃炎病因的多样性；Hp 相关性胃炎患者 Hp 的胃内分布与炎性反应一致；根除 Hp 可使胃黏膜炎性反应消退，一般中性粒细胞消退较快，淋巴细胞、浆细胞消退需较长时间，志愿者和动物模型已证实 Hp 感染可引起慢性胃炎。

2. 免疫因素　研究证明，60％胃体萎缩性胃炎患者血清及胃液壁细胞抗体（parietal cell antibody，PCA）阳性，且90％的血清 PCA 阳性者为慢性萎缩性胃炎。同时，由于局部的免疫反应，激发机体产生内因子抗体（intrinsic factor antibody，IFA），从而使内因子生成减少；内因子与维生素 B_{12} 结合受阻，导致维生素 B_{12} 吸收障碍，出现恶性贫血，发生胃癌的危险性增加。近年还发现，Hp 感染者也存在自身免疫反应，其血清抗体能与宿主胃黏膜上皮和黏液起交叉反应。

3. 饮食和环境因素　慢性胃炎的发生发展除与 Hp 感染有关外，还与饮食中高盐和缺乏新鲜蔬菜水果有关。

4. 其他因素　长期服用非甾体类抗炎药、十二指肠液和胆汁反流入胃、吸烟、酗酒等均可各自或与 Hp 协同作用而引起或加重胃黏膜的慢性炎症。

【临床表现】　多数患者无症状。有症状者可表现为慢性不规则上腹不适、早饱、腹胀、嗳气、恶心等消化系统症状，可伴有反酸。萎缩性胃炎可出现厌食、体重减轻、舌炎、舌乳头萎缩。

症状的有无及轻重与内镜检查所见和组织病理学改变无相关性。自身免疫性胃炎患者可伴有贫血，发生恶性贫血者在我国罕见。

【诊断】　主要靠胃镜检查及胃黏膜活组织检查。内镜电子染色技术结合放大内镜对慢性胃炎诊断及鉴别诊断有一定价值。共聚焦激光显微内镜可以实时观察胃黏膜的细微结构，对于慢性胃炎以及肠化和上皮内瘤变与活组织检查诊断一致率较高。确诊应以病理诊断为依据。怀疑自身免疫性胃炎应检测相关自身抗体及血清胃泌素。慢性胃炎的诊断应包括病因、病变部位、组织形态学（包括炎症、活动性、萎缩、肠上皮化生以及 Hp 有无），并对病变程度进行分级（无、轻、中、重）。

二、检验诊断

慢性胃炎与引起胃黏膜受损的因素、幽门螺杆菌感染等有关，患者胃酸、胃蛋白酶发生变化。故其检验指标变化包括：①胃液分析某些成分的改变；②胃黏膜出血可导致大便隐血试验呈阳性；③幽门螺杆菌有较高检出率；④血清蛋白酶原降低、胃泌素增高等。

【胃液分析】

1. **胃液一般性状**　包括对胃液量、外观、气味、酸碱度和分层等内容的检验。

（1）检测方法：抽取空腹胃液并做下述检验。抽胃液前 3 天停止使用影响胃酸分泌的药物，试验前 1 天晚 6 点后停止进食，清晨空腹用注射器抽尽胃液。具体方法参见第六章第一节胃泌素瘤的检验诊断中的胃液采集方法。

1）胃液量：记录抽取胃液的体积。

2）外观、分层及气味：分别采用肉眼观察和嗅觉。

3）酸碱度：①用 pH 试纸测定，pH＞3.0 时，用 pH 计测定 H^+ 浓度；②胃内 pH 连续监测法：应用胃腔内微电极连续测定胃内 pH，并将电极连接于体积很小的便携式记录仪，通过电脑数字显示程序，绘出 24 小时胃内 pH 图形。

（2）参考区间：空腹 12 小时后之胃液残余量约为 50ml，无色透明液体，可嗅到盐酸气味，不含血液与胆汁，pH 为 0.9～1.8；放置后可形成三层，上层为黏液，中层为胃液，下层为食物残渣等成分。胃液量若大于 100ml 为胃液增多，胃液量少于 10ml 为胃液减少。

（3）临床应用价值：胃液增多是慢性胃炎的常见表现；病理性出血时，血液与胃液均匀混合，且常因胃酸作用及出血量多少而呈深浅不同的棕褐色；胃酸常减低。

（4）检测方法评价：外观的结果判断主观性因素比较多；酸碱度方法较成熟，结果较好。有时胃液分析的结果解释较难，加之抽取胃液不易，患者要经受较大的痛苦，所以一般慢性胃炎应用胃液分析不多。无管胃液分析法曾经风行一时，它可使患者免受插胃管的痛苦，此法虽简单易行，但准确度和特异性较低，已较少采用。

2. 基础胃酸分泌量和最大胃酸分泌量

（1）检测方法：按上述方法抽空全部空腹胃液（胃残余物）后，收集 1 小时胃液，计量并测定基础胃酸浓度。然后按 6μg/kg 体重给受试者肌内注射或皮下注射五肽胃泌素，之后每 15 分钟抽胃液 1 次，共 4 次，1 小时，作最大胃酸分泌量测定。基础胃酸分泌量（basal acid output，BAO）和最大胃酸分泌量（maximal acid output，MAO）试验的详细方法可参照第六章第一节胃泌素瘤的检验诊断中的胃液采集方法。

1）胃酸浓度：取胃液 5ml，加酚红指示剂 2 滴，黄色表示有胃酸存在。用 0.1mol/L 氢氧化钠溶液滴定至出现粉红色为终点，记下耗去氢氧化钠的体积（ml 数），按下式计算胃酸浓度。胃酸浓度（mmol/L）＝（所耗氢氧化钠溶液 ml 数×0.1mol/L×1000）/胃液 5ml。

2）基础胃酸分泌量（BAO）＝注射五肽胃泌素前 1 小时抽取的胃液量乘以胃酸浓度。如 1 小时的胃液 50ml，酸浓度 60mmol/L，则 BAO＝（50ml/h）×（60mmol/1000ml）＝3mmol/h。

3）最大胃酸分泌量（MAO）：注射五肽胃泌素后的 4 次标本，分别记录胃液量并测定胃酸浓度，胃酸浓度和即为 MAO 数。

4）高峰胃酸分泌量（peak acid output，PAO）：取上述最高和次高两次胃酸分泌量之和乘以 2 即为 PAO。例：上述第 3 和 4 次结果分别为 6.0 和 3.0mmol/h，则 PAO＝（6.0

＋3.0）×2＝18mmol/h。

（2）参考区间：BAO 为 0～6mmol/h，平均在 3mmol/h 左右，MAO 为 5～30mmol/h，PAO 12～29mmol/h，女性略低；BAO/MAO＜0.4。

（3）临床应用价值：慢性胃炎患者 BAO 减低，MAO 轻度降低，萎缩性胃炎时可明显下降，严重者可无酸。影响胃酸分泌的因素很多，除病理因素外还受性别、年龄、精神因素、食欲好坏、饮酒嗜好等因素的影响。一个人的 BAO 随时都可能有变化，并有生理节律，上午 5～11 时分泌最低，下午 2～11 时分泌最高。MAO 较为稳定，日间差小，与性别、体重、年龄有关。儿童 MAO 较成人为低，但当以 mmol/(kg·h) 表示时与成人相近。实验技术也会影响测定结果。因此应结合临床情况及其他检查综合分析，才能得出比较正确的判断。

（4）检测方法评价：通过给予胃刺激物，引起胃液最大酸分泌。曾用过的刺激物有各种试验餐及组胺等。试验餐虽符合生理状况，但因食物影响，难以准确测定胃酸分泌功能，且不能引起最大酸分泌；组胺虽能引起最大酸分泌，但易产生过敏等不良反应，故两者均已被淘汰，而由五肽胃泌素所取代。

3. 胃液乳酸

（1）测定方法：乳酸氧化酶法为常用方法，其原理为乳酸在乳酸氧化酶（LOD）的作用下生成 H_2O_2 和丙酮酸，再利用 Trinder 反应测定 H_2O_2 的生成量，与乳酸标准液比较，求得血浆中乳酸浓度。其他方法有化学法、气相色谱法、电化学法等。

（2）参考值：＜5.5mmol/L（50mg/L）。

（3）临床应用价值：萎缩性胃炎、慢性胃扩张时胃液乳酸增加，其他类型胃炎可为正常。

（4）测定方法评价：乳酸氧化酶法操作简单、可靠，便于手工和自动化分析，线性上限可达 11.0mmol/L（99mg/L）。

4. **胃液隐血试验**

（1）检测方法：目前主要采用化学法，可采用不同色原物质如邻联甲苯胺法、联苯胺法、愈创木酯法等作为显色剂。这些方法基本原理相同，均基于血红蛋白所具有的过氧化物酶活性，作用于色原物质后，再与 H_2O_2 反应，生成有色产物。

（2）参考值：阴性。

（3）临床应用价值：慢性胃炎患者可有不同程度的出血，而使隐血试验呈阳性，随着出血量增加，其阳性增强。

（4）检测方法评价：见以下大便隐血试验部分的内容。

【其他检验项目】

1. 大便隐血试验

（1）检测方法：同胃液隐血试验。

（2）参考值：阴性。

（3）临床应用价值：慢性胃炎发生出血时，大便隐血试验（occult blood test，OBT）阳性。胃出血量少时，肉眼很难观察到，且少量红细胞又被消化液分解，以致显微镜下也无法发现红细胞，故采用隐血试验。粪便隐血试验对慢性胃炎时胃出血的诊断有重要价值；随着消化道出血量增加，其阳性增强。但其他疾病如消化性溃疡、药物致胃黏膜损伤、肠结核、克罗恩病、溃疡性结肠炎、结肠息肉、钩虫病及胃癌、结肠癌等消化道肿瘤，均可为阳性，必须结合其他资料进行鉴别诊断。少数在食用动物血时也会出现阳性。

（4）检测方法评价：具体操作细节如粪便的取材多少、试剂配方、观察时间等不同，可使结果存在较大差异。采用不同色原物质时检测敏感性不同，邻联甲苯胺法、还原酚酞法最为敏感，可检测出 0.2～1mg/L 的血红蛋白（Hb），消化道有 1～5ml 的出血就可检出；中度灵敏的试验包括联苯胺法、匹拉米洞法、无色孔雀绿法，可检测出 1～5mg/L 的 Hb，消化道有 5～10ml 的出血即为阳性。但隐血试验缺乏特异性和准确性，并且为了避免出现假阳性，在取标本做隐血试验前 3 天，必须禁食动物血、肉类、青菜以及含铁药物。为解决隐血实验的特异性问题，已建立了一些免疫学方法，如免疫单扩法、对流免疫电泳、胶体金标记夹心免疫法等，此类方法具有较好的灵敏度，一般 0～2mgHb/L 或 0.03mgHb/g 粪便即可检出阳性；且还有很高的特异性，各种动物血红蛋白及食物不致产生干扰；方法快速、方便。缺点是价格昂贵，不适于常规检验。

2. 幽门螺杆菌（Hp）检验　流行病学研究表明，中国无症状或健康人群幽门螺杆菌（helicobacter pyloir，Hp）总感染率为 33.9%～49.6%，慢性胃炎 Hp 检出率为 50%～80%；但 Hp 感染缺乏临床表现的特征，目前仍主要依靠检验诊断。

（1）检测方法：主要检测胃黏膜或胃液中的 Hp，也可利用呼出气中尿素水解产物 CO_2 含量来反映胃中的 Hp，还可检测血清中 Hp 抗体；测定方法包括细菌培养、组织涂片、染色、尿素酶试验、^{14}C 呼气试验及免疫学方法，后者包括酶联免疫吸附试验等检测血清 Hp 抗体和粪便中 Hp 抗原等。具体检测方法请参见第二节消化性溃疡的检验诊断。

（2）参考值：阴性。

（3）临床应用价值：研究证实 Hp 是慢性胃炎的主要病因，是慢性活动性胃炎的病原菌，慢性胃炎患者 Hp 感染的阳性率高达 80%～95%。我国学者于 1985 年首次分离出 Hp，并对其进行了大量的基础和临床研究，发现慢性活动性胃炎患者中 Hp 感染率为 95%，Hp 阳性的胃炎多为活动性胃炎，杀灭 Hp 后则变为非活动性胃炎。慢性活动性浅表性胃炎逐渐发展可以转变为慢性萎缩性胃炎，继而加重萎缩性胃炎并发生肠上皮化生及异型增生，成为癌前病变。

（4）检测方法评价：参见第二节消化性溃疡的检验诊断。

3. 血清胃蛋白酶原Ⅰ和Ⅱ

（1）测定方法：血清胃蛋白酶原Ⅰ（pepsinogen I，PGI）

和血清胃蛋白酶原Ⅱ（pepsinogenⅡ，PGⅡ）目前主要采用免疫比浊法测定，其他方法还有放射免疫法（RIA）、免疫放射分析法（immunoradiometric assay，IRMA）、免疫荧光测量分析、免疫组织化学染色法等。

（2）参考区间：PGⅠ和PGⅡ同时测定结果的参考制定标准为：阳性：PGⅠ<70μg/L，且PGⅠ/PGⅡ<3；强阳性：PGⅠ<30μg/L，且PGⅠ/PGⅡ<2。

（3）临床应用价值：人体胃腺主细胞是胃蛋白酶原的主要来源，主细胞中的胃蛋白酶原贮存在细胞顶部的分泌颗粒中，当细胞受到刺激时，通过胞吐作用释放入腺腔，正常时有极少量释放入血液。

1）在慢性萎缩性胃炎中血和尿液的胃蛋白酶原含量低下。胃酸和胃蛋白酶原的分泌一般呈平行关系，两者在慢性浅表性胃炎时多正常，慢性萎缩性胃炎时常可减少。血清PGⅠ和PGⅡ浓度可反映不同部位胃黏膜的形态和功能：PGⅠ是反映胃泌酸腺细胞功能的指标，胃酸分泌增多PGI升高，分泌减少或胃黏膜腺体萎缩PGI降低；PGⅠ/Ⅱ比值进行性降低与胃黏膜萎缩进展相关，联合测定PGⅠ、PGⅡ及PGⅠ/Ⅱ比值可起到对胃黏膜做"血清学活检"的作用。

2）Hp根除治疗效果的评价指标：资料显示Hp感染与血清PG水平间存在相关性，Hp感染者血清PG值高于非感染者（尤其是PGⅡ），除菌后则显著下降；根据治疗前PGI/Ⅱ比值设定判断根除与否的cut-off值，其检测有效率等同于Hp-DNA的PCR检验。而血清Hp Ig-G抗体检测有时由于Hp密度差异或菌株变异等原因很难正确判断除菌效果，且根除Hp 6个月后才能检出其抗体滴度的下降。因此血清PGI/Ⅱ比值反映了除菌治疗后较早期的变化，可以作为早期Hp除菌效果评价的指标。血清PG检测具有操作简便、患者耐受好、费用低、快速等优点，还可以发现钡剂-X线法较难发现的病变，并适于与其他方法联合应用。

（4）测定方法评价：1989 年桥本幸藏改进了 Samloff 提纯 PG 的方法，建立了血清 PG 的免疫比浊测定法，其检测灵敏度为 $3\mu g/L$；与 RIA 相比，该方法反应时间短，又不使用放射性放射性核素，因此更适于临床检验。RIA 是在 1982 年由 Samloff 等研制，利用从胃黏膜直接提纯的抗原进行检测，其最小检出量为 $1\mu g/L$，可检测范围为 10～50ng/L。

4. 血清胃泌素

（1）测定方法：采用放射免疫法测定。

（2）参考区间：空腹时为 50～150ng/L。

（3）临床应用价值：对于 A 型慢性萎缩性胃炎患者，血清胃泌素常明显增高，原因是无胃酸，胃酸缺乏可导致胃泌素无节制地分泌。B 型慢性萎缩性胃炎患者胃窦黏膜萎缩，直接影响 G 细胞分泌胃泌素功能，血清胃泌素低于正常。75％伴恶性贫血的胃萎缩患者空腹血清胃泌素明显升高，可达 1000ng/L 或以上，甚至＞5 000ng/L，与胃泌素瘤患者的血清浓度相近。恶性贫血主要是胃体、胃底黏膜的萎缩性炎症，胃酸缺乏引起正常酸-胃泌素反馈机制紊乱，引起血清胃泌素浓度增高。

（4）测定方法评价：RIA 利用竞争性结合双抗体的检测系统，以 I^{125} 作放射性标记物，检测范围、灵敏度、特异性均较好，但由于放射性污染，限制了其临床进一步应用。

5. 血清自身抗体　包括壁细胞抗体（gastric parietal cell antibody，PCA）、胃泌素分泌细胞抗体（gastrin cell antibody，GCA）、内因子抗体（antibody to intrinsic factor，IFA）等自身抗体测定，可作为慢性萎缩性胃炎及其分型的辅助诊断。

（1）检测方法

1）壁细胞抗体：采用间接免疫荧光法。利用经过处理的健康大白鼠胃体组织黏膜腺体做为抗原，用兔抗人 γ-球蛋白或 IgG 标记的异硫氰酸盐荧光素做荧光抗体。取患者血清按 1∶5 比例稀释，在抗原标本上滴加患者血清，加荧光抗体于标本上，最后用荧光显微镜检查结果。

2）胃泌素细胞抗体：间接免疫荧光法。

3）内因子抗体：间接免疫荧光法。

（2）参考值：三种抗体均为阴性。

（3）临床应用价值

1）壁细胞抗体：对于 A 型萎缩性胃炎特别在合并恶性贫血者，血清 PCA 阳性率为 67%～90%，而 B 型慢性萎缩性胃炎的血清 PCA 阳性率为 8%。国内报道慢性浅表性胃炎的 PCA 阳性率为 25%，慢性萎缩性胃炎阳性率为 24%。有学者观察了 118 例尸检胃标本，其中 116 例在胃窦部有壁细胞存在。B 型慢性萎缩性胃炎出现 PCA 是由于炎症累及胃窦壁细胞。PCA 系由炎症浸润浆细胞所产生，可存在于患者的血液中，血清 PCA 阳性表示有慢性炎症，并或多或少有壁细胞减少及胃酸分泌下降。

2）胃泌素细胞抗体：慢性萎缩性胃炎血清 GCA 阳性者基础胃泌素值明显下降，提示有某种程度的选择性 G 细胞减少。国内报道 GCA 在慢性浅表性胃炎与慢性萎缩性胃炎中阳性率无差别；揭示浅表性胃炎与萎缩性胃炎可能是同一本质的病变，它们有着共同的自身免疫反应的背景和发病基础，是病变发展程度的不同阶段。GCA 是能特异性地与胃窦黏膜中的胃泌素细胞（G 细胞）反应的自身抗体，属于 IgG，并且有结合补体的能力。

3）内因子抗体：IFA 位于胃黏膜中炎症浸润的浆细胞内，属于 IgG 类。分为两种不同类型：①阻断抗体：在恶性贫血患者血清中有 44%～75% 阳性，能阻止内因子与维生素 B_{12}（VitB$_{12}$）结合，影响维生素 B_{12} 内因子复合物形成，从而阻止

维生素 B_{12} 吸收；②结合抗体：在恶性贫血患者血清中约有1/3阳性，其胃液中有 $55\%\sim59\%$ 阳性。该结合抗体的结合部位为内因子与其肠受体结合的位点，从而影响维生素 B_{12} 的吸收。

4）其他自身抗体：有报道甲状腺微粒体抗体在恶性贫血患者血清中有 67% 阳性。

（4）检测方法评价：荧光显微镜观察的结果一是形态特征，二是荧光亮度。报告结果时，先报告阳性荧光的形态名称，再描述荧光亮度，主要靠观察者的主观目测。可分阴性和阳性两种结果，阳性又可分"＋"为可见较弱的荧光，"＋＋"为明亮的荧光，"＋＋＋"为耀眼的荧光。虽然这样的目测记录精确度可能在不同观察者之间有差别，但经过训练和有较多的观察经验后，这种方法基本上是可靠的，也便于推广应用。近年使用荧光显微分光光度计和图像分析仪等定量测定方法，结果比较客观，将结果打印报告更适合于临床诊断和科学研究，应争取采用这些先进仪器和方法，改进结果的判断、记录和报告。

6. 血清维生素 B_{12}（$VitB_{12}$）和血清维生素 B_{12} 吸收试验

（1）测定方法：血清维生素 B_{12} 浓度可采用放射免疫法、化学发光法等测定。维生素 B_{12} 吸收试验，是给予一定剂量的放射性维生素 B_{12} 后，测定尿中排出的放射性量来测定维生素 B_{12} 的吸收情况。

（2）参考区间：血清维生素 B_{12} 为 $300\sim900ng/L$。$<200ng/L$ 为下降。

（3）临床应用价值：维生素 B_{12} 吸收有赖于内因子，胃体萎缩性胃炎时因内因子生成减少或缺如，维生素 B_{12} 吸收障碍而致其血清浓度降低。维生素 B_{12} 吸收试验能检测维生素 B_{12} 在末端回肠吸收情况。

（4）测定方法评价：虽然放射免疫法有很多的优点，但由于存在放射性污染，现在大多数采用化学发光法测定，其灵敏

11

度及特异性均非常好，测定的线性范围较宽。

【检验综合应用评价】 慢性胃炎的诊断主要依靠胃镜和胃黏膜活检组织的病理检查。随着幽门螺杆菌被公认为其病因之一，Hp 的检查已成为常规项目；胃液分析可以了解胃的分泌、运动、消化等功能，还可协助检查与胃液成分改变有关的疾病如恶性贫血等，但结果影响因素较多，因此应结合临床情况及其他检查综合分析，才能得出比较正确的判断。胃泌素的测定有利于 A、B 型慢性萎缩性胃炎分型及与恶性贫血的鉴别诊断；自身抗体测定可作为慢性萎缩性胃炎及其分型的辅助诊断。其他检验项目如大便隐血、血清维生素 B_{12} 及其吸收试验等对慢性胃炎的辅助诊断也起到一定的作用。

第二节 消化性溃疡

一、疾病概述

消化性溃疡（peptic ulcer，PU）主要是指发生在胃和十二指肠的慢性溃疡，即胃溃疡（duodenal ulcer，GU）和十二指肠溃疡（gastric ulcer，DU）。因其发病与胃酸、胃蛋白酶的消化作用关系密切而得名。溃疡和糜烂的区别在于溃疡的黏膜缺损超过黏膜肌层，而糜烂局限于黏膜肌层。本病为常见病，可发生在任何年龄段，但以青中年常见。DU 多见于青壮年，而 GU 多见于中老年。临床上 DU 比 GU 多见，两者之比为（2～3）∶1，男性多于女性。但在不同国家、不同地区，其发病率有较大差异。

【病因和发病机制】 在正常生理情况下，胃十二指肠黏膜有完善和有效的防御和修复机制。当防御和修复机制受到损害和（或）侵袭因素增强则可致病。侵袭因素有胃酸/胃蛋白酶、Hp，药物如非甾体类抗炎药（NASID）、糖皮质激素，其他如

吸烟、乙醇、应激、胆汁、遗传等。近几年的研究表明，Hp
和 NASID 是损害胃十二指肠黏膜屏障而导致消化性溃疡的最
常见病因。

1. 幽门螺旋杆菌 1983 年 Warren 和 Marshall 从人胃黏
膜中分离出 Hp 后，Hp 与胃十二指肠疾病的关系成为了消化
病研究领域中最热门的研究课题之一。消化性溃疡患者 Hp 的
检出率显著高于对照组的普通人群，Hp 在 DU 患者中的检出
率为 90%，在 GU 患者中的检出率为 70%～80%。成功根除
Hp 后，溃疡的年复发率降至 5% 以下。HP 感染导致消化性
溃疡的发病机制尚未阐明。一般认为，消化性溃疡的发生是
Hp、宿主和环境因素三者相互作用的不同结果。

2. 非甾体抗炎药（non-steroidal anti-inflammatory drug,
NSAID） NSAID 是引起消化性溃疡的另一个常见的病因。
临床研究报道，长期服用 NSAID 患者中 10%～25% 可发现
PU，1%～4% 患者发生出血、穿孔等并发症。半数内镜下见
胃黏膜糜烂、出血。NSAID 引起的溃疡以 GU 较 DU 多见。
除与 NSAID 种类、剂量、疗程有关外，同时还与高龄、同时
服用糖皮质激素、抗凝药等有关。

NSAID 和 HP 是引起 PU 发病的两个独立因素，至于两
者是否有协同作用目前尚无定论。

3. 胃酸/胃蛋白酶 1910 年 Sehwartz 就已提出无酸无溃
疡概念，至今为人们所公认。PU 的最终形成是由于胃酸-胃蛋
白酶自身消化所致，而胃蛋白酶只有 pH<3 时才有活性，对
黏膜有侵袭作用，胃液 pH 升高到 4 以上时，胃蛋白酶就失去
活性。因此胃酸在溃疡形成过程中起决定性作用，是溃疡形成
的直接原因。胃酸的损害作用只有在黏膜防御和修复功能遭到
破坏时才能发生。

4. 其他因素

（1）吸烟：统计表明吸烟者发病率为非吸烟者 2 倍，其溃

疡愈合过程延缓，复发率显著增高。

（2）遗传：遗传因素的作用有待进一步研究。消化性溃疡的家族史可能是 Hp 感染的"家族聚集"现象；O 型血者由于胃上皮表面表达更多黏附受体而有利于 Hp 的定植等。

（3）应激性溃疡：急性应激引起应激性溃疡已是共识。长期精神紧张、焦虑或情绪波动者易患慢性溃疡。

（4）胃十二指肠运动异常：DU 患者胃排空加快。GU 患者排空延缓并有胃十二指肠反流。

【临床表现】 中上腹疼痛是消化性溃疡的主要症状，典型的消化性溃疡临床特点：① 慢性过程，病史可达数年至数十年。②周期性发作，发作和缓解交替出现，发作常有季节性，多在秋冬或冬春之交发病，可由精神应激或饮食诱发。③节律性疼痛，GU 疼痛餐后半小时出现，持续 1～2 小时，逐渐消失，直至下次进餐后重复上述症状。DU 疼痛在餐后 2～3 小时出现，持续至下次进餐，进食或服用制酸剂后缓解。DU 可发生夜间疼痛，多出现在午夜或凌晨时分。GU 位于幽门管处或同时并存 DU 时，其疼痛节律可与 DU 相同。

1. 症状 上腹疼痛为主要症状，多为灼痛，也可胀痛，饥饿样不适感，尚可有反酸、嗳气、胃灼热、上腹饱胀、恶心、呕吐、食欲减退等消化不良症状。部分患者无上述典型的疼痛，仅表现为无规律性的上腹不适或隐痛。

2. 体征 无并发症的患者缺乏特征性体征。GU 以左上腹部压痛多见，DU 以右上腹部压痛多见。少数患者可因慢性失血或营养不良而有贫血表现。

3. 特殊类型的溃疡

（1）复合性溃疡：胃十二指肠同时存在溃疡，约占全部PU 的 5%。DU 先于 GU。

（2）幽门管溃疡：多见于 50～60 岁，其病理生理与 DU 相似，胃酸一般过多。餐后就出现腹痛，呕吐多见，易出现幽门梗阻、出血、穿孔。

（3）球后溃疡：位于球部以下十二指肠乳头以上，具有DU 的临床特点，夜间疼痛和腰背部放射明显。易出血，治疗效果差。

（4）巨大溃疡：直径大于 2cm 溃疡，易发展为穿透性，治疗效果差，应与恶性溃疡鉴别。

（5）老年人消化性溃疡：多不典型，疼痛无规律性，贫血等症状较突出，位于胃体上部高位的溃疡以及巨大的溃疡较多见，须与胃癌鉴别。

（6）无症状性溃疡：15％患者无任何症状或以出血、穿孔等并发症为首发。NSAID 引起的溃疡近半数无症状，以老年人较多见。

【并发症】

1. 上消化道出血　PU 是上消化道出血最常见原因，占并发症 50％。

2. 穿孔　1％～2％PU 患者发生穿孔，通常发生于溃疡的极度活动期。十二指肠溃疡穿孔较胃溃疡多见。

3. 幽门梗阻　由 DU 或幽门管溃疡引起，急性发作由炎症水肿和幽门管痉挛引起暂时性梗阻；慢性梗阻由于瘢痕收缩而呈持久性梗阻。表现为恶心、呕吐大量宿食，吐后症状缓解。体检可见胃型、蠕动波、空腹时震水音阳性。严重呕吐可致失水及低氯、低钾性碱中毒。

4. 癌变　GU 癌变多发生于溃疡边缘，发病率为 1％以下，DU 一般不癌变。

【诊断和鉴别诊断】

1. 诊断　慢性病程，周期性发作及节律性上腹痛等典型表现，一般可作出初步诊断。但消化性溃疡的确定诊断，尤其是症状不典型者，需通过内镜检查和（或）钡餐 X 线发现龛影才能建立。

2. 鉴别诊断

（1）胃癌：内镜下或 X 线检查发现胃的溃疡，必须进行良恶性的鉴别。活组织检查可确诊。对于怀疑胃癌而一次活检阴性者，必须在短期内复查胃镜进行再次活检。对于初诊为胃溃疡者，在正规疗程结束后进行胃镜复查，必须重复活检加以证实。

（2）胃泌素瘤（Zollinger-Ellison 综合征）：是胰腺非 β 细胞瘤，分泌大量胃泌素所致。肿瘤很小（<1cm），生长缓慢，半数为恶性。临床特点：①多发性胃、十二指肠溃疡，部位不典型；②手术治疗后易复发溃疡；③对常规内科治疗无效；④伴有不明原因腹泻；⑤伴有不明原因高钙血症；⑥高胃酸分泌，BAO 和 MAO 升高，BAO>15mmol/h，MAO>60mmol/h，BAO/MAO>60%，血清胃泌素>150pg/ml，常>500pg/ml。

（3）功能性消化不良：是指有消化不良的症状而无溃疡及其他器质性疾病。症状可有腹痛、上腹饱胀、嗳气等，酷似消化性溃疡。鉴别主要靠胃镜，无明显胃病变。可出现胃电图异常和胃排空障碍。

（4）胆囊炎及胆石症：疼痛与进食有关，疼痛位于右上腹，典型胆绞痛，Murphy 征阳性，可有发热及黄疸，胆囊造影、B 超及内镜逆行胆胰管造影（endoscopic retrograde cholangiopancreatography，ERCP）检查可以确诊。

（5）慢性胃炎：某些慢性胃炎可具有溃疡病样临床表现，但慢性胃炎的上腹痛大多无节律性，有的进食后加重，鉴别主要靠胃镜。

二、检验诊断

消化性溃疡与幽门螺杆菌感染等因素有关，且患者胃酸、胃蛋白酶发生变化，在一定条件下还易出现消化道出血。故其检验指标变化包括：①幽门螺杆菌有较高检出率；②胃液某些成分的变化；③血清胃泌素增高；④粪便物理性状和隐血试验改变等。

【幽门螺杆菌（Hp）检验】　自从 20 世纪末 Eizzero 和 Salomon 首先在胃黏膜发现螺旋形细菌以来，许多学者对这种细菌做了研究，都未能揭示其病理学意义。直到 1983 年和 1984 年，Marshall 和 Warren 在胃炎和胃肠道疾病患者的胃黏膜发现弯曲菌（*Campylobacter*-like organism，CLO），并在微需氧条件下培养出该菌，命名为幽门弯曲菌（*Campylobacter pylori*，CP）。后更名为幽门螺杆菌（*Helicobacter pylori*，Hp），并证实 Hp 与慢性胃炎和消化性溃疡密切相关，可能为其病原体。此后，Hp 引起胃肠学家、病理学家和微生物学家们的极大兴趣。经过十余年的努力，Hp 的实验室诊断从组织学、微生物学、超微结构检查、尿素酶快速诊断发展到 ^{13}C 与 ^{14}C 尿素呼气试验、血清学免疫抗体检测和聚合酶链反应（PCR）。

1. 检测方法　目前国内外诊断 Hp 的方法主要是三大类，一是直接从胃黏膜中检测 Hp 病原体，包括组织涂片和细菌培养；二是尿素酶试验或呼气试验检测 Hp 代谢产物；三是采用免疫学方法检测血清 Hp 抗体等。

（1）组织涂片法：Hp 单一或成丛地分布在胃上皮细胞腔面，包括胃陷窝，常位于黏液深层，接近胃窦上皮细胞平滑膨出的胞质膜。将胃黏膜活检组织黏膜面均匀涂在洁净的玻璃片上，经自然干燥，然后可分别采用几种染色法，如 Warthin - Starrg 银染色、Giemsa 染色、Brown-Hopps 染色、吖啶红染色等，再于油镜下观察，Hp 为弧形成螺旋状弯曲样。可根据 Hp 分布的数量和密度进行半定量，Marshall 将 Hp 感染分为四级：①0 级为无特征性细菌；②Ⅰ级为仔细寻找偶有细菌发现；③Ⅱ级为大多数高倍视野发现散在分布的或偶有成丛的细菌；④Ⅲ级为大多数高倍视野发现大量的细菌。电子显微镜下，Hp 长为 $3\mu m$，宽约 $0.5\mu m$，弯曲细长或螺状，包膜光滑，有 4 根从细菌一端发出的鞘型鞭毛，每根鞭毛有一个终球。

（2）细菌培养：经内镜获取患者胃窦、胃小弯、十二指肠球部的黏膜组织，标本研碎后接种在绵羊血琼脂或巧克力琼脂培养基上，最理想的培养基（含万古毒素 6mg/L、萘啶酸 20mg/L、二性毒素 2mg/L）可抑制污染细菌而不抑制 Hp 生长。Hp 在微需氧条件（CO_2 10%，O_2 5%）、37℃培养 5～7 天，出现典型 Hp 菌落为阳性，7 天后幼稚菌不生长为阴性；Hp 菌落呈直径 1mm，没有色素的透明薄层。在人工介质中，细菌常比新鲜组织革兰染色中所见的 Hp 大，弯曲度较小。生化试验为氧化酶试验阳性，触酶试验阳性，H_2S 试验阳性，尿素酶试验阳性，吲哚试验阴性，硝酸盐试验阴性，不发酵葡萄糖；对萘啶酸耐药。

（3）尿素酶试验（urease-test，RUT）：根据 Hp 产生尿素酶能力特别强的特性，将胃黏膜活检组织样品置于含尿素和 pH 指示剂的培养基中，尿素酶降解尿素成 NH_3 与 CO_2，使培养基 pH 升高。因此活检标本中的 Hp 检测能藉 pH 指示剂显色而判断。

（4）尿素呼气试验：Hp 能快速水解含核素标记碳的尿素，从呼出的 CO_2 中检测标记碳含量的变化来检测是否感染有 Hp。

1)[13]C-尿素呼气试验：患者口服[13]C-尿素，胃和十二指肠中 Hp 所含的高效尿素酶将尿素分解，其产物[13]CO_2 出现在 Hp 感染患者呼出气的 CO_2 中，由质谱仪检测其含量，Hp 阳性患者其呼出气[13]CO_2 持续时间＞60 分钟。

2)[14]C-尿素呼气试验：是近年发展起来的非侵入性的 Hp 重要检查方法。原理为 Hp 具有高活性的尿素酶可分解尿素产生 NH_3 和 CO_2，如胃内有 Hp 感染，带示踪剂的尿素被 Hp 所产生的尿素酶分解，其中^{14}C以$^{14}CO_2$形式通过呼气排出。试验方法：一般在内镜检查当天进行，患者禁食 6 小时以上，用温水送服^{14}C-尿素胶囊 1 粒，然后静坐 20 分钟后，通过吹气导管向盛有 CO_2 吸收剂的闪烁瓶内徐徐吹气，直至液体由紫红色变为无色透明时停止吹气即采样完毕。样品测定：向样品液闪瓶内加入闪烁剂 4.5ml，用^{14}C-液体闪烁计数仪计数 2 分钟，得出每分钟计数（dpm），减去本底样品 dpm，再除以厂家提供的校正系数，即得出样品每分钟衰变数；以 200dpm 为 Hp 阳性，≤150dpm 为 Hp 阴性。

（5）血清 Hp 抗体：检测方法有 ELISA 法、补体结合试验、单克隆抗体测定法、免疫印迹试验、被动血凝试验和细菌凝集试验等，其中以 ELISA 法应用最广。血清学检测是一种非损伤性的检测方法。

2. 参考值　阴性。

3. 临床应用价值　流行病学研究表明，中国无症状或健康人群 Hp 总感染率为 33.9%～49.6%；胃溃疡为 70%～85%，十二指肠溃疡为 95%～100%。

（1）组织涂片法：是检测 Hp 感染的"金标准"之一。Warthin-Starrg 银染色法是经典的最常用的 Hp 染色法，染色后的 Hp 呈黑色颗粒状外观，可与银沉淀颗粒混淆。Giemsa 染色时 Hp 外观平滑呈纯紫色；虽有背景染色，但细菌形态清晰、染色单一易辨认。Brown-Hopps 染色能极清楚地观察胃腔内黏液（黄色或稻草色）里的紫红色细菌，确定黏液内和黏液外细菌的相对密度和黏液层的厚度，有利于估计入侵细菌的数量。吖啶红是一种能与核酸结合的荧光色素，Hp 在黏液层腺体表面呈淡橘红色荧光，某种情况下，也可见于细胞内黏液；吖啶橙可对 Hp 的特征性形态学做更好地鉴定。

（2）细菌培养：是诊断 Hp 感染最可靠的方法，也是验证其他诊断方法的"金标准"。治疗慢性胃炎、消化性溃疡等慢性胃病以抗菌疗法为主时，为了帮助选择合适的抗 Hp 药物，需做药敏试验；而通过培养方法获得患者自身菌株是任何其他方法所不能取代的。张振华等研究显示 Hp 菌株对红霉素、链霉素、四环素、庆大霉素、青霉素 G 及呋喃唑酮敏感，其中特别是四环素、青霉素 G 和呋喃唑酮的敏感性尤甚，MIC 分别是 $0.2\mu g/ml$、$0.1\mu g/ml$ 和 $0.2\mu g/ml$；Hp 对 TMP（磺胺增效剂）、多黏菌素 B、万古菌素及甲硝唑耐药，大部分菌株的 MIC 均$>100\mu g/ml$。

（3）尿素酶试验（RUT）：在培养基中反应 15 分钟对 Hp 的检出率为 67%，反应 1 小时内检出率为 72%，反应 3 小时内检出率为 90%。Varira 等改良后 RUT 在 4 小时 Hp 检出特异度为 100%，敏感度为 89%，对窦部活检标本的特异度和敏感度分别为 100% 和 92%。假阴性结果可能由于标本里的细菌数量少。研究显示 4 小时 RUT 阳性即可开始治疗。上述结果表明尿素酶试验快速诊断 Hp 感染是一种方便可靠的方法。

（4）尿素呼气试验：具有快速、可靠、安全、无痛苦的优点，国内外已将其作为追踪观察治疗效果的最好方法，适用于大规模流行病学调查。它优于血清学检测的一个明显特征，是能确定目前有无 Hp 感染，而不只是曾否感染过。该试验检测 Hp 的敏感度为 98.04%，特异度为 100%，准确度为 97.78%。Graham 等研究显示 26 例患者中，每例阳性呼气试验者的黏膜活检标本培养呈阳性或 Warthin-Starry 银染色呈阳性，或两者都呈阳性；14 例患者呼气试验提示 Hp 感染者中，13 例银染色发现细菌，13 例培养阳性；12 例十二指肠溃疡患者中，10 例该试验发现 Hp 感染，2 例呼气试验阴性患者，即没有培养阳性，也没有组织学阳性。尿素呼气试验的缺点是不能评价黏膜状况；确认 Hp 是否根治时，该试验应在治疗结束至少 4 周后进行，接受质子泵抑制剂治疗应在试验前停服药物两周，以确保准确性。

（5）血清 Hp 抗体：阳性结果只能提示曾经感染，不能证实是否存在 Hp 现症感染。Hp 感染后很快会激发机体产生特异性体液免疫，血清中出现 IgG、IgA、IgM 抗体，国内外多采用 ELISA 法检测 Hp IgG 抗体。广州地区一项流行病学调查 Hp 感染率研究对 1848 例人群 Hp 感染分析，并经组织病理学和细菌培养比较，认为测定 Hp IgG 抗体诊断 Hp 感染的敏感度和特异度分别达到 100％和 91％。刘勤俭等对 235 例人群及 20 多个家庭 Hp 感染调查时，用间接 ELISA 法检测血清 Hp IgG 抗体，其敏感度和特异度分别达 94％和 85％。本法克服了快速尿素酶法需胃镜取材的缺点，因而较适合临床 Hp 感染的初筛检查和流行病学研究。在未治疗的 Hp 患者中，抗体阳性、且可随时间推移抗体水平逐步升高者，Hp 根除后抗体水平可逐渐下降；但是需要长期随访，才能最后断定下降的程度；故抗体滴度不适于用作监测抗 Hp 疗效的手段。由于 Hp 感染的自然清除罕见，因此一般可以假定血清学试验阳性表明现时有感染，除非已采用了抗 Hp 疗法。血清学方法简便，成本较低，该法是最简便、成本最低廉、仅有极小侵袭性的方法。采血的侵袭性远小于做胃镜检查，所以患者更易于接受血清 Hp 抗体检测，因此在一定条件下仍有它的使用价值。

4. 检测方法评价

（1）组织涂片法：该法简便、快速，检测敏感度可达 80％以上，但也有低于 50％的检出率，除与检验师经验有关外，还与取材部位和 Hp 数量有关。新近何松等对 52 例慢性胃炎患者在切取胃窦部病变区组织活检的同时，内镜下用生理盐水对病灶冲洗，将总洗液离心后制成涂片比较。结果发现洗液涂片 Hp 阳性率明显高于切片方法（53.9％：38.5％），认为冲洗法覆盖面大，可反复冲洗，取材较活检更全面，可提高 Hp 检出率。

（2）细菌培养：一个需要注意的问题是 Hp 活检标本长期

暴露在大气中易死亡，因此应即时进行接种或将标本存放于运输培养液中运送，及时送检。与组织涂片法一样，Hp 的不均匀分布可能导致假阴性结果。从理论上讲，这似乎不应成为问题，因为一个活菌即能形成一个菌落，实际上因为菌落非常细小，或因被杂菌遮盖，很难绝对避免疏忽遗漏。其他涉及 Hp 分离培养是否成功的因素还可能包括患者近期应用了抗生素、作胃镜检查时摄入了局部麻醉药、活检钳污染了杂菌或戊二醛等。细菌培养需要有一定的实验条件和技术，常规用 6%～10%脱纤维羊血布氏琼脂培养基；也有应用卵黄和西红柿汁代替动物血液分离 Hp 成功的介绍。

（3）尿素酶法：该试验是所有检测手段中最为简便迅速的一种方法，数分钟即可做出诊断。检测结果与直接涂片法、细菌培养法结果一致或近似。活检标本的尿素酶活性主要与 Hp 感染的数量多少有关，量少时可能造成假阴性反应，而其他产生尿素酶的细菌也可能造成假阳性，但仍不失为一种检测 Hp 感染的有效手段。

（4）^{13}C 或 ^{14}C 呼气试验：1987 年 Graham 等首先报道了 ^{13}C-尿素呼气试验诊断 Hp 感染，该方法准确、特异、快捷；国内北京协和医院江骥等（1996 年）对 53 例成人进行胃镜下活检，并做快速尿素酶检测、涂片染色和细菌培养，并同时做 ^{13}C-尿素呼气试验，结果该试验灵敏度为 95.83%，特异度为 93.10%。^{13}C 是非放射性核素，无放射性，因试验时患者无不适感觉，故幼儿也可受试；但因需昂贵的质谱仪，且操作复杂，使应用受到限制。

（5）血清 Hp 抗体：ELISA 检测的敏感度和特异度均较高。上海消化病研究所等单位（1997 年）用血清抗体检测法与细菌培养、尿素酶试验和组织切片染色检查结果比较，该法敏感度为 80%～96%，特异度为 73%～87%。

小结：综上所述，Hp 感染的诊断方法比较多，包括侵袭性和非侵袭性两类；侵袭性方法需胃镜检查取活检组织标本作细菌培养、涂片染色和 RUT，其中前者被认为是诊断 Hp 感染的"金标准"，后两者也可作为"金标准"；此外活检组织还可做 PCR 扩增法。但这些方法具有创伤性，尤其不适合孕妇、老人、儿童，且其结果受 Hp 感染灶在胃黏膜分布不均匀的影响，易造成假阳性。非侵入性检查因其无痛苦、便捷等优势，越来越被临床医生及患者接受，成为检测 Hp 的主要方法，目前临床常用方法包括^{13}C 或^{14}C 呼气试验、血清 Hp 抗体检测等；其中^{13}C、^{14}C 呼气试验准确可靠，其与诊断 Hp 感染的"金标准"的准确性和可靠性相似，但是^{13}C 呼气试验价格昂贵，^{14}C 存在一定放射性；血清 Hp 抗体检测不能证实是否存在 Hp 现症感染，因此其应用受到一定限制。

【一般检验项目】

1. 大便常规及隐血试验

（1）检测方法：包括一般性状检验如颜色、性状、寄生虫体等，采用肉眼检查；显微镜检查各种细胞、寄生虫卵、真菌、细菌、原虫及食物残渣等。隐血试验方法参见第一节慢性胃炎的检验诊断。

（2）参考值：随食物种类、食量、消化器官的功能状态而异；黄褐色，质软；隐血试验为阴性。

（3）临床应用价值：活动性十二直肠溃疡（gastric ulcer, DU）或胃溃疡（duodenal ulcer, GU）常有少量渗血，粪便为柏油样黑便，镜下可见红细胞；隐血试验为阳性，但一般短暂，多在 1～2 周内阴转。如 GU 患者隐血试验持续阳性，应怀疑有癌肿的可能。

（4）检测方法评价：大便常规作为检验科三大常规之一，对胃肠道疾病的辅助诊断有重要意义，各级医院均可开展。不过粪便检验应取新鲜的标本，盛器要洁净，不能混有其他物质如尿液、消毒剂及污水等；采集标本时应选取含有黏液、脓血等病变成分的粪便，并于 1 小时内检验完毕；显微镜检验依赖检验人员的实践经验，其结果较为可靠。隐血试验测定方法评价见第一节慢性胃炎的检验诊断。

2. **胃液分析**　GU 患者基础和刺激后的胃酸分泌量正常或稍低于正常；DU 患者的基础胃酸和最大胃酸分泌量常大于正常人，以夜间及空腹时更明显。但消化性溃疡患者胃酸分泌量有很大的个体差异，与正常人有明显的重叠，故不能作为确定诊断的指标。一般胃液分析结果不能真正反映胃黏膜泌酸能力，现多用五肽胃泌素或增大组胺胃酸分泌试验，分别测定 BAO 及 MAO、PAO。若症状典型，MAO 超过 40mmol/h，提示活动性十二指肠溃疡。BAO 和 MAO 可用于消化性溃疡的鉴别诊断：①胃泌素瘤可致消化性溃疡，如 BAO 超过 15mmol/h，MAO 超过 60mmol/h，或 BAO/MAO 比值大于 0.6，提示胃泌素瘤的诊断；②区别胃溃疡是良性或恶性，胃癌引起的恶性溃疡 BAO 降低，甚至为零，MAO 降低可甚至低于 1.0mmol/h。

胃液分析方面详见第六章第一节胃泌素瘤的检验诊断。

3. **血清胃泌素**

（1）测定方法：放射免疫法（RIA）。

（2）参考值：空腹时为 50～150pg/ml。

（3）临床应用价值：胃酸对胃泌素分泌具有负反馈调节作用，血清胃泌素值一般与胃酸分泌成反比，消化性溃疡时血清胃泌素较正常人稍高，DU 患者进餐后血清胃泌素升高水平要高于正常人进餐后的变化，但诊断意义不大。胃泌素瘤时胃酸、胃泌素都增高。

（4）测定方法评价：目前大多使用 RIA 测定，其灵敏度、特异性较好，线性范围较宽；但存在放射性污染，故限制其应用。

4. **胃泌素激发试验**　怀疑本病尤其是 DU 且空腹血清胃

泌素轻度升高者，需要与胃泌素瘤鉴别时，可采用该类试验。

（1）测定方法

1）促胰泌素激发试验：在 30 秒内静脉注射促胰泌素液，于注射前 5 分钟、注射时及注射后 2、5、10、15、20 分钟分别取血测定胃泌素浓度。

2）钙激发试验：用钙离子可刺激肿瘤释放胃泌素。常用葡萄糖酸钙 12～15mg/kg，静脉滴注，持续 3 小时，每隔 30 分钟分别测定血清胃泌素的浓度。

3）标准试餐试验：常以面包一片、牛奶 200ml、煮鸡蛋 1 只、干酪 50g（含脂肪 20g，蛋白质 30g，碳水化合物 25g）为标准试餐作刺激剂。进餐后每隔 15 分钟分别测定血清胃泌素的浓度。

（2）参考值

1）促胰泌素激发试验：注射后血清胃泌素比注射前降低、不变或略有升高。

2）钙激发试验：注射后血清胃泌素上升的幅度＜400pg/ml。

3）标准试餐试验：注射后血清胃泌素上升幅度在消化性溃疡比胃泌素瘤患者要高。

（3）临床应用价值

1）胰泌素试验：DU 和胃窦 G 细胞增生患者胰泌素试验时胃泌素和胃酸均可降低，或无变化或仅轻度升高。胃泌素瘤患者注射后 5～10 分钟血清胃泌素值可升至 500pg/ml。

2）钙激发试验：用钙离子可刺激肿瘤释放胃泌素，胃泌素瘤患者常于滴注后 3 小时血清胃泌素值达高峰，升高幅度常＞400pg/ml。DU 患者可少量升高，胃窦 G 细胞增生者其结果无一定规律性。有高钙血症者忌做此试验。

3）标准试餐试验：DU 患者呈中度增加；胃窦 G 细胞增生者可增加 2 倍以上；胃泌素瘤患者于试餐后血清胃泌素无增

加或极少增加，增加值小于空腹血胃泌素的 50%。

（4）测定方法评价：胃泌素激发试验用于鉴别胃泌素瘤时，很有意义。促胰泌素试验为目前公认的最可靠和简单易行的激发试验，并且是最有价值的试验，很少有不良反应，阳性率为 87%（最高达 96%~98%），假阳性反应基本不存在；在进行促胰泌素实验时，必须用高纯度的 Kabi 促胰泌素，而不能用纯度较差的 Boot 促胰泌素，后者含有较多胃泌素免疫反应物质，可造成假阳性反应。钙激发试验的敏感性和特异性均不如促胰泌素试验。资料表明对标准试餐试验的价值评价应该慎重。

5. 血清尿素（urea）　上消化道出血或高位小肠出血可导致血清尿素增高，谓之肠道性氮质血症；而下消化道出血时，血清尿素一般不增高或增高不明显。肠道性氮质血症是在上消化道出血后，由于血液蛋白消化产物在肠中吸收而引起。一次出血后数小时内，血中尿素即可增加，24~48 小时内达高峰（10.7~14.3mmol/L），一般在 3~4 天内降至正常。

血清尿素参考值为 2.86~8.20mmol/L，其测定方法及其评价请参见第二章第十五节肝肾综合征的检验诊断。

6. 血清肌酐（CR）　常与血清尿素同时测定，可用于鉴别消化道出血时是否同时存在肾功能不全。若患者原先存在肾功能不全，则血清 CR 也增高。

血清 CR 参考值为男性 49~97μmol/L，女性 42~80μmol/L；其测定方法及其评价请参见本书第二章第十五节肝肾综合征的检验诊断。

【检验综合应用评价】　消化性溃疡的诊断主要依靠胃镜检查。但随着 Hp 被证实与消化性溃疡密切相关，Hp 检验及其药敏试验有助于诊断、选择不同治疗方案及评估预后；Hp 的分子生物学检验有利于其流行病学、发病及遗传机制等评定的研究；故 Hp 检验可作为消化性溃疡患者的常规项目。胃溃疡时，胃液成分可发生某些变化，但实际意义不大；疑合并上消化道出血时，建议检验大便常规、隐血试验、血清尿素；测定血清肌酐有助于鉴别血清尿素增高是消化道出血还是肾功能不全所致；与胃泌素瘤鉴别时，可测定胃液 BAO 和 MAO、血清胃泌素、胃泌素激发试验等。

（韩清锡　王瑜敏　金抒清）

第三节　胃　　癌

一、疾病概述

胃癌（carcinoma of stomach）是指发生在胃上皮组织的恶性肿瘤。它是消化道恶性肿瘤中最多见的癌肿。世界上胃癌发病率约为 17.6/10 万，胃癌的发病率在不同国家、不同地区差异很大。我国属高发区，据统计，我国胃癌年平均死亡率男性为 20.9/10 万，女性为 10.2/10 万，其中以西北地区最高，中南及西南最低。

【病因和发病机制】　病因尚未完全阐明，根据流行病学及病因学的调查研究认为胃癌的发生是多因素的，具体有下列因素。

1. 外因　胃癌发病与环境因素有关，其中包括食物、土壤、水源等。

（1）N-亚硝基化合物：亚硝胺类化合物的致癌作用在 1956 年已被发现，并在以后的研究中成功诱发胃癌。

（2）幽门螺杆菌（Hp）感染：近年来的流行病学调查表明胃癌发病率与 Hp 感染率呈正相关。WHO 已将其列为第一类胃癌危险因子，Hp 感染者胃癌危险性较非感染者增高 6 倍。Hp 感染的致癌机制复杂，目前认为 Hp 主要通过以下途径致癌：①通过引起炎症反应，继而产生基因毒性作用；

②Hp感染诱导胃黏膜上皮细胞凋亡和增殖失平衡，促进癌变发生；③Hp 的 DNA 整合宿主的 DNA；④Hp 感染导致胃内抗坏血酸明显减少，削弱其清除亚硝酸盐、氧自由基的作用。目前大量研究资料支持第一种致癌途径：即以慢性活动性胃炎-慢性萎缩性胃炎-肠化-不典型增生-胃癌的模式。大多数学者认为 Hp 主要是作为启动因子作用于癌变的起始阶段，其他阶段是否起作用尚不清楚。

（3）真菌：已证实杂曲霉菌及其代谢产物与 N-亚硝基化合物有协同致癌作用，因此长期食用发霉的食物也可能是致癌的重要因素。

（4）其他因素：如水源、土壤、水源中的有机物或微量元素缺乏或过多与癌肿发生可能有一定关系，如泥炭土壤、煤矿或石棉矿区居民胃癌发生率高于沙地或黏土地带居民。某些微量元素可能参与胃癌的发生。另有资料表明，吸烟者胃癌发生率明显高于不吸烟者。

2. 内因　胃癌的发病有家族聚集倾向。据统计，胃癌患者家族中的发病率比对照组高 4 倍。如日本高发区的土人移居美国后，其发病率仍高于当地的白种人，表明胃癌的发生与遗传因素有关。

3. 癌前疾病　指能演变为胃癌的良性胃部疾病。如胃溃疡、慢性萎缩性胃炎、胃息肉、残胃等。

【病理】　胃的任何部位都可发生癌变，但以胃窦部最常见，其次是贲门部。胃体部和累及全胃者相对较少。

1. 大体形态　对于中晚期胃癌，目前仍多沿用 Borrmann 分型，可分为：①Ⅰ型：隆起型，呈息肉样或菜花样突入胃腔，肿瘤表面可有溃烂；②Ⅱ型：溃疡型，呈单个或多个溃疡，溃疡发生于突入胃腔的癌组织上；③Ⅲ型：溃疡浸润型，溃疡周围黏膜因癌组织浸润而隆起；④Ⅳ型：浸润型，胃壁因癌组织浸润而增厚，局限性者即为硬癌，弥漫性者即为皮革状胃。

2. 早期胃癌 指癌浸润仅达黏膜层和（或）黏膜下层，而不论有无淋巴结转移，癌病灶在 10mm 内的称小胃癌，在 5mm 内的称微小胃癌。

3. 组织学分类 可分为以下四类：①腺癌：最多见，癌细胞呈立方形或柱状，排列成腺管，称管状腺癌；而有些向腺腔内突出呈乳头状结构，称乳头状腺癌；②黏液腺癌：瘤细胞多呈圆形，分散于黏液基质中，有的胞质内亦有大量黏液，多时呈印戒样细胞，称印戒细胞癌；③低分化癌：癌细胞形状不一，胞质少，核常呈异形性，很少有腺管；④未分化癌：细胞体积小，呈圆形，胞质少，核深染，细胞呈弥漫分布。

4. 转移途径

（1）淋巴转移：此为最早、最多见的转移途径，最初多局限于胃大、小弯和胃周围的淋巴结，然后至远处淋巴结如左上锁骨上淋巴结（virchow 淋巴结）、腋下淋巴结等。

（2）直接蔓延：病变直接侵及邻近器官，如肝脏、脾、胰、横结肠等。

（3）血行扩散：癌细胞经门静脉转移至肝脏，并经肝静脉转移至肺、脑、骨骼等。

（4）腹腔内癌细胞种植：如癌细胞脱落种植于直肠周围及卵巢等，后者称 Krukenberg 瘤，但有报道该瘤有卵巢的包膜，而认为非直接种植所致。

【临床表现】 早期胃癌多无症状，可有食欲缺乏或只有轻微上腹不适、疲倦等，其程度与肿瘤体积不成比例，局部可无体征，常误诊为慢性胃炎，直至癌肿发展至中晚期，方相继出现下述症状和体征。

1. 症状

（1）上腹疼痛：初为隐痛，后逐渐加重呈中至重度，多于饭后发生，无间歇期，服制酸剂不能缓解，但位于幽门部溃疡癌的症状规律与消化性溃疡相似。

（2）食欲缺乏：胃癌患者常有食欲缺乏，尤其既往食欲良好者，近期内出现食量锐减进行性消瘦，精神萎靡、疲乏无力，均应疑及本病。

（3）消化道出血：多为小量呕血或黑便，少数以急性上消化道大出血为首症，乃癌肿溃破累及血管所致。

（4）进行性贫血：少数患者以贫血为首症就诊，多为癌肿所致的慢性进行性失血。

（5）其他：因肿瘤的部位、大小、转移与否而出现不同的症状，如病变靠近食管，侵及食管壁及黏膜下扩散至食管时，可发生吞咽困难；幽门部癌可引起幽门梗阻导致呕吐，没有梗阻也可以引起呕吐，此种呕吐系胃壁内固定肿块所致胃运动紊乱引起，肺转移出现咳嗽、呼吸困难；肝转移导致肝区痛；骨转移出现骨痛等。

2. 体征　胃癌早期体格检查可无任何发现，后期可有体重下降、贫血、发热、衰竭、恶液质等。上腹部可扪到质硬的肿块，常有压痛，幽门部肿块可出现胃蠕动波、震水音。肝脏可因癌转移而肿大，质硬、表面不平。侵及门静脉或脾静脉时出现脾肿大。淋巴结转移可引起左锁骨上淋巴结肿大，癌细胞转移至卵巢时，下腹部可触及质硬的包块，常伴有血性腹水。

某些肿瘤副综合征可能比胃癌先出现，如复发性血栓静脉炎（Trousseau 综合征）、黑色棘皮症（色素沉着皮肤病变）、皮肌炎、膜性肾病等。

【诊断和鉴别诊断】

1. 诊断　胃癌的早期诊断是本病根治的前提，也是当前我国防治胃癌的关键。为了早期诊断，应对以下高危人群进行重点检查：①40 岁以后才开始出现胃部不适、疼痛或食欲缺乏者；②慢性萎缩性胃炎伴有肠化生，特别是含硫酸黏液的大肠型化生及异型增生者；③胃溃疡而胃酸真性缺乏者或经严格内科保守治疗，症状不缓解，或大便潜血不阴转者；④胃息肉特别是多发性息肉和菜花样息肉者；⑤恶性贫血患者。对上述患者仔细进行全面检查，包括 X 线钡餐、胃镜及活组织检查等，有时需反复进行，才能明确诊断。

2. 鉴别诊断

（1）胃溃疡：胃溃疡与胃癌在症状上很难鉴别，必须依赖钡餐检查和内镜检查，特别是后者可在直视下取组织做病理检查。

（2）慢性胃炎：慢性胃炎的症状与胃癌很相似，加之胃窦胃炎的 X 线征象如黏膜粗乱、充盈缺损等更易混淆。胃镜检查及活检有助于最后鉴别。

（3）邻近器官的肿瘤：如肝脏、胰腺、结肠、肾脏等脏器肿瘤，亦可在上腹部扪到包块，并因包块压迫胃而出现一系列食欲缺乏、幽门梗阻等症状，加之 X 线钡透亦可有假象，酷似胃癌，可通过胃镜检查予以鉴别。

二、检验诊断

胃癌的检验诊断可出现如下变化：①血清胃癌肿瘤标志物如癌胚抗原、糖类抗原 CA19-9 等增高；②晚期可出现不同程度的贫血、血便；③胃液分析中如胃酸常下降或无酸；④细胞 DNA 定量分析和癌基因及其产物显示异常等。

【血清肿瘤标志物】

1. 癌胚抗原（carcino-embryonic antigen，CEA） CEA 首先从结肠癌提取物中被发现，并存在于 2～6 个月龄的胚胎组织中，而正常组织中含量很低。CEA 本质是糖蛋白。

（1）测定方法：常采用酶化学发光法。

（2）参考值：化学发光法血清 CEA<5μg/L；>5μg/L 为可疑。

（3）临床应用价值：1/3～2/3 的胃癌血清标本中检出

CEA，40％～70％胃癌者血清CEA水平高于正常。CEA是一种非器官特异性肿瘤相关抗原，其诊断特异性不强，但连续监测对疗效及预后判断有一定价值。胃癌时由癌细胞分泌产生的CEA进入局部体液及血液中，因此血清及胸、腹水、消化液内均可出现CEA增高。胃癌组织CEA含量显著高于萎缩性胃炎、浅表性胃炎和正常对照，并与胃液中CEA含量呈正相关。

在其他如良性肿瘤、结肠息肉、溃疡性结肠炎、胰腺炎、酒精性肝硬化、活动性肝病等患者中，部分患者的含量也可增高，但其值远低于恶性疾病，一般小于$20\mu g/L$。对于一些难以鉴别的病例可做动态观察，其值逐渐上升或持续高水平则良性的可能性较小。

（4）测定方法评价：CEA参考值因方法不同而稍有差异。其含量无性别差异，但随年龄增高稍有上升，吸烟者有轻度增高。

2. 血清糖类抗原19-9（CA19-9）　是从结肠癌细胞株中提取，其抗原决定簇是唾液酸化Ⅱ型乳酸岩藻糖。

（1）测定方法：常采用化学发光法检测。

（2）参考值：0～37U/ml。

（3）临床应用价值：资料表明消化道恶性肿瘤CA19-9增高，其中胃癌阳性率为30％～40％。手术、放疗或化疗有效者，血清CA19-9迅速降低；治疗无效、复发或转移时，则血清CA19-9又复升高，因此动态观察可判断疗效，推测预后。文献报道组织CA19-9阴性胃癌及良性疾病的血清CA19-9水平均在正常范围，而组织CA19-9阳性胃癌者血清CA19-9水平较高，组织CA19-9阳性伴有淋巴结转移比无淋巴结转移者更高。胃癌胃切除标本免疫组化检查发现一半以上病例CA19-9阳性，且淋巴结转移灶癌细胞均呈阳性，而CA19-9阴性的病例淋巴结转移灶癌细胞为阴性。血清CA19-9与CEA、CA50等有一定相关性，联合检测可提高诊断准确率。

（4）测定方法评价：目前化学发光法测定 CA199 的方法具有灵敏、广谱、快速、简便等特点，较广泛地应用于临床。

3. 血清糖类抗原 50（CA50）　CA50 在血清中存在形式是糖蛋白，是去岩藻糖基的 CA19-9，唾液酸化的Ⅰ型乳糖系四糖，在组织中的存在形式是神经节苷脂。

（1）测定方法：常采用化学发光法。其他还有基于双抗体夹心原理的酶联免疫吸附试验、放射免疫法、金标法测定。

（2）参考值：＜40U/ml。

（3）临床应用价值：血清 CA50 在胃癌患者中的阳性率为41%～71%。同其他肿瘤标志物一样，CA50 也为器官非特异性，在许多其他消化道癌症时均有较高的阳性率，如食管癌为41%～71%、胆管癌为 58%～70%、肝癌为 14%～78%，胰腺癌有更高的阳性率等。有人认为 CA19-9 和 CA50 有互补作用，同时测定可以提高诊断的特异性和敏感性。CA50 在消化系统的良性病变如胰腺炎、胆管病、肝病中也有一定的阳性率。

（4）测定方法评价：目前测定 CA50 的方法具有灵敏、广谱、快速、简便等特点，较广泛地应用于临床。

4. 血清糖类抗原 72-4（CA72-4）　1981 年美国 Colcher 等人用乳腺癌肝转移的癌细胞膜成分免疫小鼠，所得 IgG 型单克隆抗体 B72.3 所识别的肿瘤相关糖蛋白抗原。

（1）测定方法：采用电化学发光法（electrochemistry chemiluminescence method，ECL）测定。该法是源于电化学法和化学发光法，但又不等同于它们的一种新型的分析方法，是发生在电极表面、由稳定的前体产生的具有高度反应性的化学发光反应。发光反应发生在阳极表面 3nm 的激发区内。其化学发光基于三氯联吡啶钌［$Ru(bpy)_3^{2+}$］络合物和三丙胺（TPA·）两种电化学活性底物在反应中引起的光子发射。发生在电极表面的化学发光反应使电极表面的氧化还原反应循环进行，测定信号不断地放大，从而使检测灵敏度大大提高。

（2）参考值：该法≤6.9U/ml。

（3）临床应用价值：胃癌时阳性率约为40%，含量超过10U/ml时，应考虑发生胃肠消化道癌症的可能性。它与一些在正常组织有表达的糖类抗原，如CA125、CA19-9等相比，特异性更强，因而与其他标志物相比，在对良性病变的鉴别诊断方面，CA72-4有较高的特异性。血清CA72-4与CEA具有互补作用；CA72-4、CA19-9对胃癌的阳性率分别为42%～47%和46%，而联合检测时阳性率可达63%。胃癌术后监测CA72-4水平还有助于早期发现胃癌复发。对于有些恶性瘤转移的患者，CA72-4水平会超过参考值上限数倍。同时有报道一部分良性疾病也偶见CA72-4出现，健康人和良性胃肠道疾病的阳性率分别为3.5%和6.7%。因而需结合临床及其他检测手段，不能将CA72-4作为唯一的确诊依据。

（4）测定方法评价：电化学发光分析法是目前唯一能进行全自动检测CA 72-4的方法。由于ECL是一种电促发光技术，采用特殊的化学发光剂作为标记物，既避免了放射性核素的半衰期短及放射性危害，又克服了酶标记的不稳定性，而标记物[Ru (bpy)$_3^{2+}$]很稳定，在室温下半衰期大于1年，经化学修饰形成有活性的N-羟基琥珀酰氨酯或磷酰胺基团很容易与蛋白质、激素、核酸、半抗原等分子结合，从而达到更广泛的分析适用性。由于ECL技术比ELISA、RIA及传统的化学发光具有更显著的优越性，且其设计上的灵活性使分析者可灵活选择测定模式，因而在免疫分析中具有非常诱人的前景。

5. **胃液胎儿硫糖蛋白**　芬兰Hakkinen等于1969年报道胃癌患者胃液中含有一种特殊的硫糖蛋白，属于胚胎抗原。

（1）检测方法：可用琼脂免疫扩散法检测。

（2）参考值：阴性。

（3）临床应用价值：有报道用免疫扩散法对患者胃液进行

定性测定，300 例胃癌患者中阳性率为 93％。首都医院报道胃癌的阳性率为 84.8％，其中有 4 例表浅性胃癌全部阳性。但 29 例胃溃疡中 6 例阳性，阳性率达 20.7％。非胃癌的慢性胃部病变者，阳性率为 9.4％，胃息肉患者 5.0％阳性。此种抗原与病程及预后的关系尚不清楚。

（4）检测方法评价：琼脂免疫扩散法是以沉淀环直径与抗原含量的直线性关系来绘制标准曲线的，如曲线绘制不精密，误差也会相应增大。该法加血清要求严格；在测量沉淀环直径时，除用米尺外，如改用目镜测微器，其误差小于 0.1mm，效果更好一些，但这样给工作带来很大不便；琼脂扩散板在温箱内要保持水平状态，扩散时间不得超过 48 小时，否则沉淀环可呈椭圆形，不易测量直径。该法重复性不理想。

【一般检验项目】

1. 血红蛋白

（1）测定方法：目前常用仪器法，其原理为被稀释的血液加入溶血剂后，红细胞溶解，释放出血红蛋白（hemoglobin，Hb），大多数系列血液分析仪溶血剂内均含有氰化钾，与 Hb 作用后形成氰化血红蛋白，进入 Hb 测试系统，在特定波长（一般在 530～550nm）下比色，吸光度的变化与液体中 Hb 含量成比例，仪器便可显示 Hb 浓度。其他方法还有高铁氰化红蛋白测定法（cyanmethemoglobin method，HICN）和十二烷基硫酸钠（sodium dodecyl sulfate，SDS）血红蛋白测定法等。

（2）参考区间：男性为 130～175g/L，女性为 115～150g/L（国家卫生和计划生育委员会制定）。以 Hb 为标准，则成年男性 Hb＜130g/L，成年女性 Hb＜115g/L，即可以认为有贫血。根据 Hb 减低的程度，将贫血分为以下 4 级：①轻度贫血：Hb 在参考区间低限～90g/L；②中度贫血：Hb 90～60g/L；③重度贫血：Hb 60～30g/L；④极重度贫血：Hb＜30g/L。

（3）临床应用价值：Hb 对胃癌早期诊断虽帮助不大，但晚期 Hb 降低，可判断有无贫血以及贫血的程度。

（4）测定方法评价：近年来，多参数血细胞分析仪的应用使 Hb 测定逐步以仪器法取代手工法，其优点是操作简单、快速，同时可以获得多项红细胞的参数，但由于各型号仪器使用的溶血剂不同，形成 Hb 的衍生物不同。某些溶血剂形成的衍生物稳定性较差，因此要严格控制溶血剂加入量及溶血时间，特别对半自动血细胞分析仪要严格控制实验条件。有些溶血剂内虽加入了氰化钾，但其衍生物并非是 HICN，仪器要经过 HICN 标准液校正后，才能进行 Hb 测定。HICN 法被列为国际 Hb 测定的参考方法，十二烷基硫酸钠血红蛋白测定法为次选方法。但 SDS 本身质量差异较大且 SDS 破坏白细胞，不适于同时含有计数白细胞和 Hb 定量两种功能的血细胞分析仪使用。

（5）标本：EDTA·K_2 抗凝静脉全血。

2. 胃液分析　胃癌患者胃酸常常降低，胃酸低下的程度常与胃癌的大小及部位有关，胃癌体积越大，低酸或无酸倾向愈大。胃癌时胃液 pH 常＞2.0，基础胃酸分泌量降低，甚至为零，且最大胃酸分泌量降低，可不足 1.0mmol/h。

胃酸分泌量参考值及胃液分析方法请参见本章第一节慢性胃炎的检验诊断。

3. 大便隐血试验　正常人大便隐血试验阴性，在早期表浅型胃癌的阳性率为 20％，随着癌瘤的进展，其阳性率可达 80％以上。

大便隐血试验方法请参见本章第一节慢性胃炎的检验诊断。

【检验综合应用评价】　胃癌的诊断主要依靠胃黏膜活检组织学检查和胃镜；胃癌的血清肿瘤标志物是一类非器官特异性肿瘤相关抗原，其诊断特异性不强，但连续监测对疗效及预后判断有一定价值，多项标志物联合检验可提高诊断特异度和灵敏度。晚期胃癌患者可检测血红蛋白、红细胞计数、大便隐血试验；胃液分析实际意义不是很大。

第四节　吸收不良综合征

一、疾病概述

【病因】

1. 消化机制障碍　包括：①原发性胰腺外分泌功能不足；②胃手术；③胃泌素瘤。

2. 胆盐浓度降低　包括：①肝脏疾病；②小肠细菌过度生长；③回盲部疾病或回肠切除。

3. 肠黏膜异常　包括：①双糖酶缺乏；②单糖转运障碍；③叶酸或钴胺素缺乏；④非热带性口炎性腹泻；⑤非肉芽肿性回空肠炎；⑥淀粉样变性；⑦克罗恩病；⑧嗜酸性粒细胞性肠炎；⑨放射性肠炎；⑩β-脂蛋白缺乏症等。

4. 吸收面积不足　包括：①短肠综合征；②空-回肠短路。

5. 感染　包括：①热带口炎性腹泻；② Whipple 病；③急性感染性肠炎；④寄生虫感染。

6. 淋巴管阻塞　包括：①淋巴瘤；②结核病；③淋巴管扩张。

7. 心血管疾病　包括：①充血性心衰；②缩窄性心包炎；③肠系膜血管减少。

8. 药物引起的吸收不良　如考来烯胺、新霉素、秋水仙碱等。

9. 原因不明的吸收不良　包括：①类癌综合征；②糖尿病；③肾上腺功能不全；④甲状腺功能亢进和甲状腺功能减退；⑤肥大细胞增多症；⑥低丙种球蛋白血症。

【临床表现】 吸收不良综合征的临床表现，除了导致吸收不良的原发性疾病的特有症状和体征外，主要是各种各样营养素吸收障碍所引起的一系列病理生理改变。常见的症状和体征如下：

1. 腹泻和腹痛 大多数患者的腹泻可为经常性或间歇发作，由于脂肪吸收障碍，可导致脂肪痢，其典型者的粪便为淡色、量多，油脂状或泡沫状，常飘浮于水面，且多有恶臭。脂肪酸和胆盐吸收障碍患者的腹泻可呈现稀便状。但临床上5%～20%的病例可无腹泻，甚至表现出便秘的症状。腹痛多为胀痛，少有绞痛，常在排便前出现，可伴有轻度压痛及胃胀气。

2. 消瘦、乏力、易疲劳 这是由于脂肪、蛋白质和碳水化合物吸收障碍致使热量吸收减少所致，但脱水、低钾、食欲缺乏也是重要因素。严重患者可呈现恶病质，体重减轻 10～20kg 以上。

3. 维生素和矿物质吸收障碍的表现 铁吸收障碍可致缺铁性贫血。维生素 B_{12} 和叶酸吸收障碍可致巨细胞性贫血。钙、镁、钾、维生素 D 吸收障碍可致感觉异常、手足抽搐，维生素 K 吸收障碍可使患者有出血倾向，出现瘀斑、黑便和血尿。维生素 B 族缺乏可致舌炎、口炎、口角炎、脚气病等。

4. 水肿、腹水、夜尿、发热 主要表现为低蛋白血症，可出现周围水肿和腹水、水吸收障碍性夜尿症。由于吸收不良，免疫功能下降，故易于感染，可有发热表现。

5. 牛乳不耐症 由于乳糖吸收障碍所致，表现为绞痛、胃胀气和腹泻。此种患者黏膜服糖酶水平可下降，Flat 乳糖耐量试验阳性。

【诊断】 根据临床表现可疑吸收不良综合征者，先作粪便脂肪及 X 线钡餐检查，确定吸收不良存在；进一步检查寻找吸收不良的病因，验证诊断（图 1-1）。

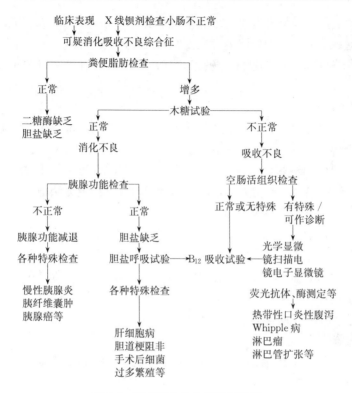

图 1-1　吸收不良综合征诊断流程

二、检验诊断

临床检验主要包括：①直接测定粪便中的脂肪含量是确诊吸收不良的最可靠的试验，此外还包括其他一些吸收试验如蛋白吸收试验、糖类吸收试验等；②粪便某些性状发生改变；③出现不同程度贫血和低蛋白血症；④营养物质（如铁、维生素 B_{12}、叶酸等）吸收不良，导致血液中这些物质浓度降低等。

【一般检验项目】

1. 大便常规检验　粪便涂片及苏丹Ⅲ染色后显微镜检查是筛选粪便脂肪的一种相对简单和直接的方法，但它为定性试验。显微镜检查有脂肪球和未消化的肉纤维，说明胰腺功能减退；未消化食物残渣的存在说明肠道蠕动高度亢进，或者肠道通路有所缩短（例如胃肠瘘）；显微镜检查还可鉴定寄生虫卵或寄生虫；黄疸患者出现多脂性粪便，提示胆汁性肝硬化或胰腺癌。

大便常规检验方法及其评价请参见本章第三节胃癌的检验诊断。

2. 血红蛋白　约70％患者出现贫血，可为巨细胞性、小细胞性或混合性贫血。血红蛋白参考值及其测定方法请参见本章第三节胃癌的检验诊断。

3. 血清清蛋白（albumin，ALB）　可了解体内蛋白质代谢情况，评价身体的营养状况，轻度、中度、重度营养不良时ALB分别为30～35g/L、21～30g/L、＜21g/L。清蛋白减少的原因是由于蛋白质吸收不良，见于原发性吸收不良综合征、慢性腹泻、慢性胃炎、慢性肠炎、慢性胰腺炎、消化系统肿瘤等。

血清清蛋白测定方法及其评价参见第二章第二节慢性肝炎的检验诊断。

【脂肪吸收试验】

1. 粪脂肪定性

（1）检测方法：采用苏丹Ⅲ染色，包括：

1）中性脂肪检测：将粪便标本置于玻片上，用生理盐水稀释并混匀，加数滴苏丹Ⅲ95％乙醇饱和溶液混合，盖上盖玻片，在光学显微镜低倍视野下见橘红色小圆球，即为阳性。

2）脂肪酸检测：将粪便置于玻片上，加几滴冰醋酸和苏丹Ⅲ溶液，充分混匀，覆上玻片，加热至沸，趁温热时低倍显微镜镜检，阳性时见橘红色小圆球。

（2）参考值：阴性。

（3）临床应用价值：粪脂肪苏丹Ⅲ染色是检测粪便脂肪最

简单的定性试验，可作为粪脂肪测定的初筛试验。检出中性脂肪阳性提示胰源性脂肪泻，根据脂肪滴的多少可粗略估计脂肪泻的严重程度，检出脂肪酸阳性提示肠源性脂肪泻。　一般每天排出脂肪小于摄入的 6%，粪脂肪定性检测阴性。若每天饮食中含脂肪 60～100g，则轻度至中度脂肪吸收不良者，每天排出脂肪可占摄入的 6%～10%，其粪脂肪定性阳性率约为75%。对于中度至重度脂肪吸收不良患者，每天排出脂肪可大于摄入的 10%，阳性率达 94%～100%。但有 14% 的个体可出现轻度镜下粪脂肪滴，因此粪脂肪定性阳性时，需要进一步做粪脂肪定量测定，以便确定脂肪吸收不良及其程度。

（4）测定方法评价：服用矿物油泻剂，粪脂肪定性可呈阳性，进食脂肪量不够或轻度脂肪泻者可呈假阴性，粪便检测时，检验人员的经验也至关重要。

2. 粪脂定量和脂肪吸收试验

（1）试验方法：粪脂定量常用的方法有称量法和滴定法。称量法是将粪便标本经盐酸处理后，使结合脂肪变为单纯脂肪，再用乙醚萃取总脂肪（中性脂肪、已形成的游离脂肪酸）。经蒸发除去乙醚后在分析天平上精确称其重量；游离脂肪酸可用乙醇溶解，用氢氧化钠乙醇溶解进行滴定，计算硬脂精酸含量。滴定法也称 Van de kamer 法，其原理是将粪便中脂肪与氢氧化钾溶液一起煮沸，冷却后加入过量的盐酸，使脂肪皂化为脂肪酸，再以石油醚提取脂肪酸，取一份提取液蒸干，其残渣以中性乙醇溶解，以氢氧化钠滴定，计算总脂肪酸含量。

脂肪吸收试验需连续进食标准试验餐（含脂量 60～100g/d）3 天，收集 3 天即 72 小时粪便，测定其脂肪含量，取其平均值。脂肪吸收率计算方法为：脂肪吸收率＝（摄入脂肪量－粪脂量）/摄入脂肪量×100%。

（2）参考区间：每天摄入脂肪 60～100g 时，粪脂量均小于 5g/d，脂肪吸收率大于 95%。

（3）临床应用价值：如粪脂定量大于 6g/d，或脂肪吸收率小于 95％，即可认为有脂肪吸收不良。直接测定粪便中的脂肪含量是确诊吸收不良最可靠的试验；脂肪泻是吸收不良的绝对证据，但不一定总是存在。脂肪定量试验方法简便，绝大多数脂肪泻患者可据此作出诊断，被公认为脂肪吸收试验的"金标准"；对于能走动的门诊患者，进行粪便脂肪检测是可行的，且也很有价值。

（4）测定方法评价：粪脂肪定量试验的诊断灵敏度不够高，在轻症或脂肪摄入量小于 60g/d 者，粪脂量不一定增高。此外，脂肪吸收试验虽能准确反映脂肪吸收状况，但无定位诊断价值。

3. ^{14}C-三油酸甘油酯呼气试验

（1）试验方法：三油酸甘油酯是甘油三酯的一种，正常时三油酸甘油酯在小肠被胰脂酶水解，吸收后进一步代谢释放出 CO_2，从肺呼出。口服定量的 ^{14}C 标记三油酸甘油酯，于服后 3～8 小时，呼出气中 $^{14}CO_2$ 被氢氧海胺（CO_2 吸收剂）吸收，用液体闪烁计数器计数；测定每小时呼出的 $^{14}CO_2$ 放射性占口服总放射性的百分率。

（2）参考区间：（76±13）％口服量/CO_2毫摩尔量×10^{-4}。

（3）临床应用价值：脂肪吸收不良者口服 ^{14}C 标记的三油酸甘油酯后，6 小时内呼出 $^{14}CO_2$ 低于参考值；其诊断敏感度为 85％，特异度为 95％。近年来很多作者认为，$^{14}CO_2$ 呼气试验诊断脂肪吸收不良的价值较肯定，比粪便脂肪定量方法简便，但同样不能提示吸收不良的病因。假阳性可出现在胃排空障碍（如胃手术后）、有 $^{14}CO_2$ 稀释状态（如肥胖、高脂血症和腹水）、代谢损害（如严重肝病）和 CO_2 潴留（如慢性肺疾病）者；假阴性从理论上讲出现在高热、饥饿和甲状腺功能亢进时。

（4）测定方法评价：其主要缺点是非该病者可出现假阳

性、轻度脂肪泻者可出现假阴性。由于价格昂贵，放射性核素尤甚，至今本试验仅用于试验研究。

4. ^{131}碘-甘油三酯或^{131}碘-油酸吸收试验

（1）试验方法：试验前口服复方碘溶液（卢戈溶液）以封闭甲状腺吸^{131}碘的功能，然后服^{131}碘-甘油三酯（或^{131}碘-油酸）及花生油和水（三者各为 0.5ml/kg）后，留 72 小时内的粪便，并计算由粪便排出的放射量占摄入放射量的百分比。

（2）参考区间：粪便^{131}碘-甘油三酯排出率小于 5％，^{131}碘-油酸排出率小于 3％。

（3）临床应用价值：粪便^{131}碘-甘油三酯排出率大于 5％，或^{131}碘-油酸大于 3％，均提示对脂类物质吸收不良。^{131}碘-甘油三酯在十二指肠及空肠被胰脂肪酶分解后吸收，故^{131}碘-甘油三酯排出率增高可反映胰腺功能不良。^{131}碘-油酸不需分解，直接由小肠吸收，其排出率增高反映小肠吸收功能不佳。

（4）试验方法评价：本试验方法简便，但准确度不如粪脂化学测定法。

【糖类吸收试验】

1. 右旋木糖吸收试验　是一种检查近端小肠吸收功能的间接而相对特异的试验。

（1）试验方法：患者空腹口服右旋木糖 5g 后，收集其 5 小时的尿标本，测定尿液中木糖含量。木糖测定原理是基于在酸性条件下五碳糖分子中的羟基脱水成为糖醛，进而在铁离子的催化下，与 3,5-二羟基甲苯反应，生成绿色的复合物。

（2）参考区间：如受试者肾功能正常，正常人 5 小时尿中木糖排出量＞1.2g，木糖排泄率＞30％。5 小时尿中木糖排出量 0.9～1.2g 为可疑，＜0.9g 表示吸收不良。

（3）临床应用价值：本试验用于区别正常人和肠黏膜吸收不良患者时，敏感度为 91％，特异度为 98％。异常结果常见于原发性空肠疾病，而极少见于其他原因的吸收不良。对脂肪吸收不良者，可利用本试验来鉴别患者是小肠病变还是胰功能不全，前者右旋木糖吸收减少，后者右旋木糖吸收正常。

（4）试验方法评价：虽然该试验在儿科中很常用，但是在年幼儿童中完成尿样本收集颇为困难，故有些研究工作者倾向于检测血液中右旋木糖，但血液右旋木糖的参考值与异常值重叠相当大，除非给予 0.5g/kg 的剂量。

2. 氢呼气试验　氢呼气试验（hydrogen breath test，HBT）最初用于诊断乳糖吸收不良症，因其具有简便、迅速及无创伤等优点，现已作为一种非侵入性胃肠功能检查方法，受到儿科与消化科医师的重视。

（1）试验方法

1）受试者条件及试验前准备：受试者应近 4 周内未使用抗生素、乳果糖、制酸药或其他促进胃肠动力的药物如多潘立酮等；无糖尿病、甲状腺疾病、硬皮病、假性肠梗阻等引起胃肠动力不良的疾病；既往无胃肠道或腹部外科手术史；无肾功能不全；无其他部位的感染。

试验前 24 小时禁用镇静安眠药及产氢食物（乳类、麦面制品和豆类制品）；避免试验前一天晚餐过饱，空腹需 12 小时以上；试验当天禁止吸烟及剧烈运动。

2）试验原理：人呼出气体中的氢气可由肠道细菌发酵未被吸收的碳水化合物而产生。正常人绝大多数可吸收的碳水化合物在到达结肠前已被完全吸收，而肠道病变或缺乏膜接合双糖酶等所致的吸收障碍患者，或给予在小肠内不被消化吸收的糖（如乳果糖等）时，糖类物质可直接进入结肠，被细菌发酵代谢产生氢气，其中约 14% 的氢弥散入血，循环至肺而呼出。

3）呼出气氢检测方法：测定空腹基础呼气氢浓度后，摄入一定量的试验糖，每隔一定时间收集呼出气体并检测其中的氢浓度，所用仪器有化学传感器式、电子感应式等，敏感度多为 1ppm（百万分比浓度）。某些仪器可立即检测出氢浓度（如

EC60 胃肠氢气检测仪），不需要收集与存放气体的设备，较为简便及快捷。

（2）参考区间：正常人呼出气中仅含极微量氢气，当肠内有 2g 以上的糖类物质发酵，即可检测到呼出气中氢含量明显增加，在一定时间内如增至≥20×10^{-6} 为阳性。

（3）临床应用价值：该试验对诊断乳糖或其他双糖吸收不良、小肠内细菌过量或小肠蠕动过快有价值。氢呼气试验具有简便、迅速、无创伤等优点，可用于多种胃肠道疾病的诊断。该试验最早用于诊断乳糖吸收不良症，被认为是其诊断的"金标准"，因为当小肠乳糖酶缺乏时，乳糖（或牛乳）摄入后不被小肠吸收。该方法与诊断乳糖吸收不良症的其他方法，如空肠黏膜活检标本乳糖酶活性测定或间接的乳糖耐受试验等相比，结果相似。

（4）试验方法评价：影响呼气中氢浓度的因素较多，试验前口服抗生素或灌肠、近期内腹泻、胃排空延迟、结肠内 pH 低下、肠道内缺乏发酵产氢菌群等抑制氢的生成；试验前服用镇静药、睡眠状态、抽烟、剧烈活动、进食富含纤维素的食品等可增加呼气中的氢含量。

3. 乳糖耐受试验

（1）试验方法：口服乳糖 50g 后，每 30 分钟采血测定血清葡萄糖，共 2 小时。

（2）参考区间：正常人口服乳糖后 20～30 分钟，血糖比空腹增加 1.1mmol/L 以上。

（3）临床应用价值：乳糖酶缺乏患者口服乳糖后，血糖的升高值＜1.1mmol/L，血糖曲线低平。该试验对乳糖酶缺乏者的诊断具有特异性，正常人乳糖摄入后被小肠黏膜刷状缘的乳糖酶水解为葡萄糖和半乳糖而吸收，故血清中葡萄糖浓度增高。

（4）试验评价：本试验需要多次抽血，此外单糖吸收障碍时也可出现曲线低平，有时小肠黏膜活检存在乳糖酶缺乏，但该试验也不一定有异常，因而现在多被更简便而敏感的氢呼气试验所代替。

【蛋白吸收试验】

1. 肠道蛋白排出量和吸收率

（1）试验方法：受试者连续 5～6 天进食含有一定量蛋白质（60～100g）的试验餐，含卡红作为标记，分别留取进食后 72 小时的全部粪便，收集粪便直到粪便中出现卡红，试验结束；用 20％硫酸保存并匀浆，取大便溶液直接注入凯氏烧瓶中，用凯氏定氮法测定粪便中含氮量，计算出 24 小时粪便中平均氮排出量和氮吸收率。

（2）参考区间：24 小时粪便中平均氮排出量＜2g，氮吸收率＞90％。

（3）临床应用价值：24 小时粪便中平均氮排出量超过 2g，吸收率低于摄入量的 90％，即可确定为蛋白吸收不良。

（4）测定方法评价：此法虽然古老，但结果可靠。粪便中氮含量可能受到肠道细菌及其他含氮物质等的影响。由于本法较繁琐，受条件设备限制，近年来较少应用。

2. 胰功肽试验（N-苯甲酰-L-酪氨酰对氨苯甲酸试验，简称 BT-PABA 试验） BT-PABA 口服后，在小肠经糜蛋白酶分解，游离的对氨苯甲酸易被小肠吸收，经肾排出，收集 6 小时尿测定其排出量，可反映胰腺外分泌功能。这是一种间接测定胰腺外分泌功能的方法。当胰腺外分泌功能减退，糜蛋白酶分泌不足时，BT-PABA 裂解减少，可致尿中 PABA 排出量减少，排出率低于 60％。由于其敏感性和特异性较低，目前更多的用于监测慢性胰腺炎的病情和疗效观察。

关于 BT-PABA 试验请详见第三章第二节慢性胰腺炎的检验诊断。

【维生素 B_{12} 及其吸收试验】

1. 血清维生素 B_{12}

（1）测定方法：化学发光分析法。

（2）参考区间：成人为 $300\sim900ng/L$。

（3）临床应用价值：如果血清维生素 B_{12} 水平低，则说明维生素 B_{12} 吸收不良。因为体内维生素 B_{12} 贮存量大，所以其水平低下提示慢性疾病。

（4）方法学评价：化学发光法重现性好，灵敏度高，对低浓度样品检测结果明显高于其他方法。

2. 维生素 B_{12} 吸收试验　该试验有助于确定吸收不良的原因。放射性核素标记的维生素 B_{12} 在尿中的排出量减少（$\leqslant$ 5%），表示肠道维生素 B_{12} 吸收不良；如果用内因子结合标记维生素 B_{12} 能使排出量接近正常（>9%），则这种吸收不良是由胃内因子活性缺乏而引起的，常是真正的恶性贫血。

维生素 B_{12} 吸收试验方法请参见本章第一节慢性胃炎的检验诊断。

【胆酸盐吸收试验】

1. ^{14}C-甘氨胆酸呼气试验

（1）试验方法：正常人口服 ^{14}C-甘氨胆酸后，胆酸绝大部分在回肠末端吸收，循环至肝脏再排入胆道，即进入胆盐的肠肝循环，仅很小部分排入结肠，其中一部分从粪便排出，另一部分被结肠菌群代谢，产生 $^{14}CO_2$，通过肺排出。

（2）参考区间：4 小时肺内 $^{14}CO_2$ 的排出量小于总量的 1%，24 小时排出量小于总量的 8%。

（3）临床应用价值：在回肠末端病变或切除术后，胆盐的肠肝循环受到损害，较大量的甘氨胆酸不被吸收而达到结肠，呼气中 $^{14}CO_2$ 和粪便中 ^{14}C 均增加。小肠细菌过度生长者，^{14}C-甘氨胆酸在小肠内就被细菌分解，呼气中 $^{14}CO_2$ 增加并提前出现，可达正常人的 10 倍。

（4）测定方法评价：本方法诊断灵敏度较好，但特异度不高，不易鉴别回肠病变与小肠细菌过度生长而继发的回肠吸收胆盐减少。

2. ^{75}Se 同型胆酸试验　采用具有放射性的牛磺胆酸类似物，其在体内具有与牛磺胆酸相似的肠肝循环，但不受肠内细菌分解。

（1）试验方法：服用一定量 ^{75}Se 同型胆酸，连续几天给患者进行 γ 照相机扫描，定量计算体内存留的具有放射性的胆酸量。

（2）参考区间：24 小时存留 80％，72 小时存留 50％，7 天存留 19％。

（3）临床应用价值：慢性胆盐吸收不良患者存留不到 5％。

（4）试验方法评价：本试验临床应用并不普遍，但有助于诊断胆酸吸收不良性腹泻。

【其他血清营养物质】

1. 血清铁蛋白（serum ferritin，SF）和铁　肝脏含铁蛋白约占体内贮存铁的 1/3，机体贮存铁的能力很强，可在体内反复利用，所以一般不致缺铁。

（1）测定方法：血清 SF 常采用荧光酶免疫技术，其原理为包被在微粒子上的抗铁蛋白抗体与血清中的铁蛋白、碱性磷酸酶标记抗铁蛋白抗体形成抗体-抗原-抗体复合物，该复合物中的碱性磷酸酶水解发光底物 4-甲基伞型酮磷酸盐，形成荧光产物 4-甲基伞型酮，测定其荧光强度，根据标准曲线计算待测标本中的铁蛋白的含量。

血清铁的测定方法常用分光光度法和原子吸收分光光度法。分光光度法中亚铁嗪法的测定原理为血清中的铁与运铁蛋白结合成复合物，在酸性介质中铁从复合物中解离出来，再被还原剂还原成二价铁，并与亚铁嗪直接作用生成紫红色复合物，在 562nm 处有吸收峰，与同样处理的铁标准液比较，即可求得血清铁含量。

（2）参考区间：血清铁蛋白为 $12\sim280ng/ml$（各实验室应建立自己的参考值）；血清铁为 $11\sim30\mu mol/L$。

（3）临床应用价值：SF 是检查体内铁缺乏的最灵敏的指标，如果患者饮食正常且无慢性失血或地中海贫血，而血清铁蛋白或铁水平偏低，说明存在铁缺乏状态，常据此判断铁吸收不良。

（4）测定方法评价：荧光酶免检测方法简便、灵敏，易于自动化分析，但需要特定的仪器及试剂较贵。放射免疫分析灵敏度较高，但操作繁杂，并且有放射性污染，已逐步为前者代替。血清铁的测定方法中原子吸收分光光度法为目前的参考方法，但需要昂贵的仪器设备，操作过程也比较复杂，目前临床常用的仍然是分光光度法，该法可以自动化分析。

2. 血清叶酸

（1）测定方法：化学发光分析法。

（2）参考区间：$13.62\sim47.67nmol/L$。

（3）临床应用价值：如果患者饮食正常且不过量饮酒，而其血清或红细胞中叶酸水平低，则说明有叶酸吸收不良。

（4）方法学评价：化学发光法重现性好，灵敏度高，对低浓度叶酸样品检测结果明显高于其他方法。

【检验综合应用评价】 粪脂肪定性只能作为初筛试验，若为阳性，需进一步做粪脂肪定量测定，该指标是在吸收不良综合征检验中最为重要和可靠的试验，可以确定脂肪吸收不良及其程度，如粪脂定量大于 $6g/d$，或脂肪吸收率小于 95%，即可认为有脂肪吸收不良，被公认为脂肪吸收试验的"金标准"；$^{14}CO_2$ 呼气试验诊断脂肪吸收不良的价值较肯定，比粪便脂肪定量方法简便，但同样不能提示吸收不良的病因，且假阳性较高；^{131}碘-甘油三酯排出率增高可反映胰腺功能不良；^{131}碘-油酸排出率增高反映小肠吸收功能不佳。右旋木糖吸收试验是一种检查近端小肠吸收功能的间接而相对特异的试验。氢呼气试验最早用于诊断乳糖吸收不良症，被认为是其诊断的"金标准"，并对其他双糖吸收不良、小肠内细菌过量、或小肠蠕动过快都有价值。蛋白吸收试验实际临床意义不大，较少采用。疑胆汁酸吸收不良可进行 ^{14}C-甘氨胆酸呼气试验、^{75}Se 同型胆酸试验。其他营养物质吸收不良时可测定血清叶酸、维生素 B_{12}、铁等，可协助判断病因。

（陈向荣　王瑜敏　吴　芳）

第五节　嗜酸性粒细胞性胃肠炎

一、疾病概述

嗜酸性粒细胞性胃肠炎亦称嗜酸性胃肠炎（eosinophilic gastroenteritis，EG）。其人群的发病率很难确定，根据有限的资料显示，本病主要发生在 20～30 岁的青年人当中，但老年人和儿童也可发病；男性和女性的发病率比例约为 2：1。

【病因】　嗜酸性粒细胞性胃肠炎的病因不甚明确，一般认为是对外源性或内源性过敏原的变态反应所致。近半数患者个人或家族有哮喘、过敏性鼻炎、湿疹或荨麻疹病史；部分患者的症状可由某些食物如牛奶、蛋类、羊肉、海虾或某些药物诸如磺胺、呋喃唑酮和吲哚美辛等诱发；某些患者摄食某些特异性食物后，血中 IgE 水平增高，并伴有相应的症状，因而认为本病与特殊食物过敏有关。

【发病机制】　食物过敏引起嗜酸性粒细胞性胃肠炎的机制可能为：①由于病灶中存在大量嗜酸性粒细胞浸润，有人认为食物过敏原与胃肠道敏感组织接触后，在胃肠壁发生抗原抗体反应，由于嗜酸性粒细胞表面有 C_3 受体，吸引嗜酸性粒细胞进入抗原-抗体复合物沉积的部位；②有学者认为系由于淋巴细胞衍生的嗜酸性趋化因子（ECF）吸引嗜酸性粒细胞所致；

③为胃肠组织中肥大细胞通过 Fc 受体与食物抗原引起的 IgE 抗体相结合后，再遇相应的抗原，促使肥大细胞脱颗粒，释放组胺、ECF 和缓激肽等物质，ECF 可吸引嗜酸性粒细胞，组胺进一步加强其趋化性。有人则持相反意见，认为：①并非每个患者都有过敏史；②有些人在控制可疑过敏食物的摄入后，并不能使其胃肠道症状缓解；③血清 IgE 水平仅在少数病例中增高，其他免疫指标如 IgG、补体、淋巴细胞计数等均未见异常。

【病理】　嗜酸性粒细胞可累及从食管到直肠各段，其中以胃和小肠受累最多见。肝脏、大网膜等处亦可受到侵犯，按浸润范围可分为局限或弥漫型。

一般情况下，局限型以胃窦部最多见，肉眼所见为坚实或橡皮样、平滑、无蒂或有蒂的息肉状肿块，突入腔内可导致幽门梗阻。弥漫型往往仅引起黏膜水肿、充血、增厚，偶见浅表溃疡和糜烂。肠道病变多为弥漫型，受累肠壁水肿、增厚、浆膜面失去光泽、有纤维渗出物覆盖。

组织学特点包括：①由成纤维细胞与胶原纤维所构成的黏膜下基质水肿；②基质有大量嗜酸性粒细胞和淋巴细胞浸润，可同时伴有巨噬细胞、巨细胞或组织细胞浸润；③黏膜下血管、淋巴管、肌层、浆膜和肠系膜淋巴结均可受累，伴有黏膜溃疡与有蒂或无蒂的肉芽肿。嗜酸性粒细胞浸润可仅局限于胃肠壁，亦可呈穿壁性。

【临床表现】　本病缺乏特异的临床表现，常以腹痛、恶心、呕吐等起病，多呈现慢性、反复性和自发性缓解的特点。

Ⅰ型：多见于 30～50 岁。半数有过敏性疾病病史和接触过敏原病史，80％患者有胃肠道症状，主要表现为上腹部痉挛性疼痛，伴恶心、呕吐、发热，发作无明显规律性，可能与某些食物有关，用抗酸解痉剂不能缓解，但可自行缓解。根据侵犯的部位不同，其表现也不尽相同，黏膜受累严重可出现上消化道出血、腹泻、吸收不良、肠道蛋白丢失、缺铁、体重减轻等症状；肌层受累明显可致幽门梗阻或肠梗阻，并出现相应的症状和体征；浆膜层受累及可表现为腹水，腹水一般为渗出性，含有大量嗜酸性细胞。

Ⅱ型：多见于40～60岁，男女发病率无明显差别。本型病史较长，起病急，主要症状为上腹部痉挛性疼痛、恶心、呕吐。合并有消化性溃疡者多见，患者过敏史不明显，外周血象仅少数有嗜酸性粒细胞增多。对于类息肉患者，上消化道出血可为唯一症状。病变近幽门者可致幽门梗阻。病变位于直肠时，可因肿物形成、肠壁增厚、水肿导致功能紊乱而发生肠套叠或梗阻。发生在回肠部位者，发病急骤，可因右下腹痛、压痛、反跳痛或局部肌肉紧张而误诊为急性阑尾炎。

【诊断和鉴别诊断】 Leinbach 提出的诊断依据是：①进食特殊食物后出现胃肠道症状和体征；②周围血中嗜酸性粒细胞增多；③组织学证实胃肠道有嗜酸性粒细胞增多或浸润。

由于本病不易作出诊断，因此有过敏性疾患史，或进食某些食物、摄入某些药物后出现或加重胃肠道症状、腹水和周围血嗜酸性粒细胞增高、糖皮质激素治疗有效时均应考虑本病可能。配合胃肠钡餐造影或内镜检查，取活组织作病理学检查。但是活检阴性并不能排除本病。

下列疾病应与本病作鉴别：

1. 继发性周围血嗜酸性粒细胞增多症 如过敏、化学药物、霍奇金病、包囊虫病，以及钩虫、血吸虫、绦虫、囊类圆线虫所致的寄生虫病等。各有其临床表现。

2. 胃肠道癌肿与恶性淋巴瘤 也可有周围血嗜酸性粒细胞增高，但属继发性，应有癌肿与淋巴瘤的其他表现。

3. 嗜酸性肉芽肿 主要发生于胃和大肠、小肠呈局限性肿块，病理组织检查为嗜酸性肉芽肿混于结缔组织基质中。过敏史少见，周围血中粒细胞数及嗜酸性粒细胞常不增加。

4. 嗜酸性粒细胞增多症　除周围血嗜酸性粒细胞增高外，病变不仅累及肠道，还广泛累及其他实质器官，如脑、心、肺、肾等，其病程短、预后差，常在短期内死亡。因此，如有明显的胃肠道以外器官受累的临床表现，应考虑本症。

二、检验诊断

嗜酸性粒细胞性胃肠炎的实验室检验项目较少，包括外周血嗜酸性粒细胞、大便常规及隐血试验、血沉、血清铁、血清清蛋白等。

【常用检验项目】

1. 外周血嗜酸性粒细胞

（1）测定方法：该项目在五分类血液分析仪上能直接测定。手工方法有伊红染色法，其原理为用嗜酸性粒细胞稀释液将血液稀释一定倍数，同时破坏红细胞和大部分其他白细胞，并将嗜酸性粒细胞着色，然后滴入细胞计数盘中，计数一定范围内嗜酸性粒细胞数，即可求得每升血液中嗜酸性粒细胞数。

（2）参考区间：$(0.02 \sim 0.52) \times 10^9/L$，占白细胞总数的 $0.4\% \sim 8\%$（国家卫生和计划生育委员会制定）。

（3）临床应用价值：对于以黏膜病变为主及以肌层病变为主的本病患者，嗜酸性粒细胞绝对计数平均为 $(1 \sim 2) \times 10^9/L$，以浆膜层病变为主时，平均为 $8 \times 10^9/L$。

（4）测定方法评价：随着血细胞分析仪测量水平不断提高，其测量参数不断增加，嗜酸性粒细胞由于其细胞质内颗粒的特殊性，较容易与其他血细胞区别开。而手工伊红染色法操作过程有随机误差、实验器材的系统误差及检测方法本身的固有误差，不但费时费力，实验结果的精密度、准确性也不太好，但在基层医院仍较为广泛使用。

2. 大便常规及隐血试验　大便隐血阳性，并可见大量 Charcot-Leyden 结晶。

测定方法方面请参见本章第一节慢性胃炎的检验诊断。

3. 血沉

（1）测定方法：血沉（erythrocyte sedimentation rate，ESR）传统的方法是魏氏法，它是将一定量的抗凝血置于特制的刻度管内（称魏氏血沉管），垂直立于室温，红细胞会自然下沉，60 分钟测量管内血浆高度即为红细胞沉降率。目前大多数医院采用动态血沉分析仪法，通过计算处理，可报告 60 分钟的血沉值并绘制血沉-时间（H-t）曲线。

（2）参考区间：男性为＜15mm/h，女性为＜20mm/h。

（3）临床应用价值：嗜酸性粒细胞性胃肠炎时血沉出现不同程度的升高。

（4）测定方法评价：魏氏法检测血沉受到抗凝剂、用血量、血沉管位置等方面的影响，如血沉管倾斜、温度升高致使血沉加快。仪器法已避免了血沉管的影响。

（5）标本要求：抽血后要及时加入到有抗凝剂的试管中，采用 109mmol/L 枸橼酸钠与血液按 1∶4 比例混合，目前已有一次性使用的带抗凝剂的塑料血沉管。

【其他检验项目】

1. 血清铁和血清清蛋白　该病患者常伴有缺铁性贫血，以及血清清蛋白出现不同程度的下降。这些指标可以评价体内的营养状况。

测定方法方面请参见本章第四节吸收不良综合征的检验诊断。

2. 血清免疫球蛋白 E（IgE）和免疫球蛋白 G（IgG）

（1）测定方法：IgE 常用测定方法为化学发光法等。IgG 常用测定方法为速率散射免疫比浊法，其原理为光沿水平轴照射时，碰到小颗粒的免疫复合物可导致光散射，散射光的强度与复合物的含量成正比，亦即待测抗原越多，形成的复合物也越多，散射光就越强。

（2）参考区间：IgE 0～380mU/L，IgG 7.23～16.85g/L。

（3）临床应用价值：嗜酸性粒细胞性胃炎的病因不甚明确，一般认为是对外源性或内源性过敏原的变态反应所致。近半数患者个人或家族有哮喘、过敏性鼻炎、湿疹或荨麻疹病史；部分患者的症状可由某些食物如牛奶、蛋类、羊肉、海虾或某些药物诸如磺胺、呋喃唑酮和吲哚美辛等诱发；某些患者摄食某些特异性食物后，并伴有相应的症状，认为与特殊食物过敏有关。故该病某些患者血 IgE、IgG 增高。血清 IgE 参考区间变化较大，影响 IgE 水平的因素有年龄、性别、种族、寄生虫感染等。

（4）测定方法评价：化学发光法操作方便，敏感性及线性范围很高。IgG 测定采用的速率散射免疫比浊法是一种抗原抗体结合的动态测定法，能真正实现抗原过量检测，避免假阴性结果；并排除生物活性物质非特异性干扰，全程跟踪非特异性反应。所以能得到准确稳定的结果。

【检验综合应用评价】　外周血嗜酸性粒细胞分析对嗜酸性粒细胞性胃肠炎的诊断有重要的临床价值，为必选检验项目；其他指标实际意义不大。

第六节　蛋白丢失性胃肠病

一、疾病概述

蛋白丢失性胃肠病（protein losing gastroenteropathy）又称蛋白丢失胃肠综合征（protein losing gastroenteropathy syndrome），是指由于各种原因所引起的血浆蛋白特别是清蛋白从胃肠黏膜丢失而导致低蛋白血症的一组疾病。临床上主要表现为全身性水肿和低血浆蛋白血症。

【病因和发病机制】　正常人可有少量的血浆蛋白通过胃肠

道黏膜屏障进入胃肠腔，这种正常的蛋白丢失可能与黏膜上皮细胞的正常脱落有关。蛋白质自胃肠道丢失的确切机制不明，但目前倾向于多因性学说，认为与多种疾病有关：

1. 胃肠道黏膜上皮异常的疾病　如肥厚性胃炎、胃癌、溃疡性结肠炎、局限性小肠炎、克罗恩病、肠癌或任何其他炎症以及溃疡病变，均可使血浆蛋白从病变的黏膜渗入肠腔，如超过肝脏代偿能力时，即形成低蛋白血症。

2. 胃肠道或全身淋巴管异常的疾病　有胸导管淋巴阻塞、缩窄性心包炎、充血性心力衰竭、肠道淋巴管引流不畅、小肠淋巴管扩张症等。缩窄性心包炎和充血性心力衰竭引起的低蛋白血症，主要是因为中央静脉压的增高，阻碍了胸导管内淋巴的回流，从而引起肠道蛋白的丢失。小肠淋巴管扩张症，可能是一种先天性缺陷，扩张的淋巴管破裂后，可使血浆蛋白质和淋巴细胞从肠道丢失。

3. 毛细血管通透性增加的疾病　如伴有毛细血管扩张的结肠息肉病、过敏性胃肠病、胃肠道黏膜代谢障碍等，均有毛细血管透通性增加，从而导致蛋白丢失。典型的毛细血管通透性增加的疾病有成人乳糜泻。

【临床表现】　引起蛋白丢失性胃肠病的原发病很多，因此其症状和体征不尽相同。由于低蛋白血症引起胶体渗透压降低，本病患者的主要临床表现是下垂部位水肿，以双下肢水肿最常见，也可见面部和上肢水肿，但全身水肿罕见。

【诊断】　根据临床表现特别是全身水肿并伴有低蛋白血症，应考虑本病。本病的诊断应包括以下三个方面：①有低蛋白血症的存在：其临床表现为水肿、低蛋白血症；②有蛋白质从胃肠道大量丢失的证据；③病因诊断：本病的病因需要根据病史、临床特点和必要的实验室检查或特殊检查综合分析判断。

二、检验诊断

蛋白丢失性胃肠病临床检验项目较少，包括血清清蛋白、粪便^{51}Cr清蛋白、α_1抗胰蛋白酶清除率等。

【常用检验项目】　蛋白丢失性胃肠病由于：①获得性蛋白质合成减少；②先天性蛋白质合成减少；③蛋白质分解代谢增高；④从粪中丧失过多的蛋白质，故常出现血清清蛋白降低。

血清清蛋白测定方法请参见第二章第一节慢性肝炎的检验诊断。

【其他检验项目】

1. 粪便^{51}Cr清蛋白

（1）测定方法：静脉注射25μCi^{51}Cr清蛋白，收集4天无尿液的粪便，测定粪便放射性并由注射量和排泄量计算清蛋白排泄率。若同时测定血中^{51}Cr放射性，则可按以下公式计算清蛋白清除率：C＝FV/S，其中C为清除率，F为平均粪便放射性（cpm/L），V为平均粪便体积（ml/24h），S为血清放射性（cpm/L）。

（2）参考区间：清蛋白排泄率为$0.1\%\sim0.7\%$，清除率<74ml/24h。

（3）临床应用价值：本病患者排泄率为$2\%\sim40\%$，清除率>74ml/24h，表明有胃肠道蛋白丢失。

（4）测定方法评价：该方法是诊断蛋白丢失性胃肠病的经典方法；由于^{51}Cr能从尿中排出，故在收集粪便标本时，一定不能与尿液相混。

2. α_1抗胰蛋白酶清除率　α_1抗胰蛋白酶是由肝脏合成的一种糖蛋白，分子量为50 000kD，约占血清蛋白总量的4%。

（1）测定方法：由于α_1抗胰蛋白酶具有抗蛋白水解活性，故从粪便中以原形排出；分别测定血及粪便中α_1抗胰蛋白酶含量并计算α_1抗胰蛋白酶清除率（计算方法同粪便^{51}Cr清蛋白清除率)。α₁抗胰蛋白酶含量测定可采用散射免疫比浊法。

（2）参考区间：<24ml/24h。

（3）临床应用价值：α₁抗胰蛋白酶清除率>24ml/24h 为不正常，提示血浆蛋白从消化道丢失。

（4）测定方法评价：该法具有一定的假阳性和假阴性，在结果分析时需要加以注意：①腹泻本身可以造成 α₁抗胰蛋白酶清除率增加，其机制不明，故伴有腹泻时清除率>56ml/24h 才提示有蛋白丢失；②α₁抗胰蛋白酶在 pH<3.0 时失活，故本法只能反映幽门以下胃肠道的蛋白丢失；③消化道出血时α₁抗胰蛋白酶清除率可明显增高；④胎粪中 α₁抗胰蛋白酶含量很高，故本法不适用于 1 周以内的婴儿。本法的敏感性为58%，特异性为 80%。

【检验综合应用评价】 粪便[51]Cr 清蛋白为诊断蛋白丢失性胃肠病的经典方法；α₁抗胰蛋白酶清除率具有一定的临床价值，但需要结合其他资料对结果进行分析；血清清蛋白特异性较差。

（陈向荣　王瑜敏　吴　芳）

第七节　克罗恩病

一、疾病概述

克罗恩病（Crohn's disease，CD）是一种原因不明的肠道慢性炎症性疾病。1932 年首先由 Crohn 系统描述，曾称局限性回肠炎、局限性肠炎、节段性肠炎和肉芽肿性肠炎。1973年，世界卫生组织医学科学国际组织委员会将该病定名为克罗恩病。本病和溃疡性结肠炎统称为炎症性肠病（inflammatory bowel disease，IBD）。CD 在整个胃肠道的任何部位均可发生，但好发于末端回肠和右半结肠。CD 可发生于任何年龄，但多见于 15～30 岁的年轻患者，男女发病率无明显差异。本病在西方国家常见，患病率高达（10～100)/10 万人。亚洲 CD 的年发病率为（0.5～1.0)/10 万人，患病率为（3.6～7.7)/10 万人。我国还没有准确的发病率和患病率数据，但总体印象比欧美国家少见，近年我国的发病率有增加的趋势。男女间无显著差别。任何年龄均可发病，20～30 岁和 60～70 岁是两个高峰发病年龄段。

【病因和发病机制】 病因未明了，可能为多种因素综合作用。

1. 遗传 本病发病有明显家族聚集性。通常一级亲属中的发病率显著高于普通人群。单卵双生子与双卵双生子发病率分别是 20%～50% 和 0～7%，表明本病有一定遗传倾向。本病还存在种族差异，白种人发病率较高，黑人、亚洲人发病率低，同一地区犹太人发病率也高于其他民族。*NOD2/CARD15* 是位于人类染色体 16 q12 位置上的第一个 CD 易感基因，它产生 NOD2/CARD15 蛋白，此蛋白存在于单核细胞和肠细胞（尤其是潘氏细胞）中，可诱导核因子 NF-KB 激活，介导细胞凋亡以及影响肠道先天性防御因子如小肠潘氏细胞防御素的表达。基因突变引起 *NOD2/CARD15* 基因 3 个位点发生变异（Arg702Trp、Gly908Arg 和 Leu1007fsinsC），引起 NOD2/CARD15 蛋白表达下降，NF-KB 活性减弱，宿主对肠道细菌产物先天性免疫反应减弱，继发性免疫过度激活而导致 CD 发生。研究显示上述 *NOD2/CARD15* 基因 3 位点突变与白种人 CD 密切相关，而在亚洲人群中没有发现。此外，与 CD 发病有关的易感基因还有 *OCTN* 和 *DLG5*。

2. 感染 病灶常多发于细菌接触最多的部位。在克罗恩病患者肠黏膜中已检出相关的细菌及产物，如副结核分枝杆菌、单核细胞增生性李斯特菌等。致病微生物在结肠和末端回肠中异常增生，改变肠道正常菌群，经细菌及其毒素产物等反复作用下，释放一系列细胞因子，引起肠黏膜通透性增加，使肠黏膜持续性炎症和组织损伤。甲硝唑对克罗恩病有一定治疗效果，提示感染在发病中起部分作用。

3. 免疫　患者的体液免疫和细胞免疫均有异常，血清中可检测出特异性自身抗体，如抗结肠上皮抗体、抗酿酒酵母菌细胞壁抗体、抗中性粒细胞质抗体，可检测到循环免疫复合物（circulating immune complex，CIC）以及补体 C2、C4 的升高。组织培养时，患者的淋巴细胞具有毒性，能杀伤正常结肠上皮细胞，切除病变的肠段，细胞毒作用随之消失。病变肠黏膜局部浆细胞数量增多，尤其是 IgG 表达升高。同时有 T 细胞功能异常。肠病灶中 TH_1 细胞活性增加，产生 INF-γ 和 IL-2，介导细胞免疫。非干酪样肉芽肿是细胞免疫的结果。局部参加调节免疫反应的促炎细胞因子（IL-1、IL-6、IL-8、TNF-α 等）和抗炎细胞因子（IL-1ra、IL-4、IL-10、TGF-β 等）失平衡，肠黏膜中大量单核巨噬细胞浸润，细胞间黏附分子、趋化因子、集落刺激因子等表达增加，反应氧代谢产物、一氧化氮等对肠道毒性作用及其因素间相互影响，参与炎症反应和免疫反应。研究发现克罗恩病以 Th1 介导的免疫反应为主（而溃疡性结肠炎以 Th2 为主）。

4. 环境因素　CD 在发达国家多见，而在发展中国家相对少见；发展中国家如中国随着经济的发展、生活水平的提高，近年 CD 发病率有增加的趋势。母乳喂养对 IBD 的发生有保护作用。吸烟是 CD 发生的危险因素之一。

【病理】　CD 是侵犯肠壁全层的增生性病变。40%～50%的病例病变同时累及回肠和右侧结肠，最为多见；其次是单独小肠受累者，约占 1/3，主要在回肠，少数见于空肠；仅有结肠受累者占 20%～30%，以右半结肠多见。病变还可累及口腔、食管、胃、十二指肠、阑尾，以及胰腺、男女生殖器、紧邻肛门周围的皮肤（转移性克罗恩病），但较为少见。病理改变为肠壁和肠系膜淋巴结无干酪样坏死。镜下见肠道病变呈节段性分布，全壁炎，与正常肠段界限清晰，呈跳跃状。肠壁充血或增厚、僵硬，受累肠管外形呈管状，伴浆膜纤维蛋白沉着及邻近肠祥粘连。早期黏膜浅小溃疡，后期为纵形或横行的溃疡，深入肠壁的纵形溃疡形成典型的裂沟，沿肠系膜侧分布。淋巴样细胞大量聚集，结节样肉芽肿形成。由于黏膜下层水肿和细胞浸润形成的小岛突起，加上溃疡愈合后纤维化和瘢痕的收缩，使黏膜表面似卵石状。肠壁裂沟是贯穿性溃疡，使肠管和肠管、肠管和脏器或组织之间发生粘连和脓肿，形成内瘘，如直肠-阴道瘘、空肠-回肠瘘、回肠-直肠瘘、回肠-膀胱瘘、十二指肠-结肠瘘等。病变也可经腹壁或肛周组织而通向体外，形成外瘘。

【临床表现】　临床表现与肠内病变的部位、范围、严重程度、病程长短以及有无并发症有关。典型病例多在青年期缓慢起病，病程在数月至数年以上。活动和缓解交替出现，反复发作、渐进性进展。

1. 肠道症状

（1）腹痛：绝大多数均有腹痛，多为隐痛、阵发加重或反复发作。右下腹多见，与回肠末端病变有关。其次为脐周或全腹痛。腹痛与肠黏膜炎症、浆膜受累、肠周脓肿、肠粘连、肠穿孔等有关。少数首发症状以急腹症表现。

（2）腹泻：为常见症状。多数每天大便 2～6 次，可以为水样或糊状，一般无黏液脓血。如直肠受累，可有脓血及里急后重感。

（3）便血：与溃疡性结肠炎相比，便鲜血者少，量不多。

（4）腹块：部分病例出现腹块，以右下腹和脐周多见。肠粘连、肠壁和肠系膜增厚、肠系膜淋巴结肿大、内瘘及腹腔脓肿等均可引起腹块。

（5）肛门症状：偶有以肛门隐痛、肛周脓肿、肛瘘形成为首发症状。

（6）其他：恶心、呕吐、食欲缺乏等。

2. 全身症状

（1）发热：活动性炎症或组织破坏后毒素吸收均能引起发热。1/3者可有中度热或低热，急重症或伴化脓者，可有高热寒颤等毒血症状。

（2）营养不良：因肠道吸收障碍和消耗过多，常引起患者消瘦、贫血、低蛋白血症等表现。

3. 肠外表现　可有关节痛、口疱疹性溃疡、结节性红斑、坏疽性脓皮病、炎症性眼病、硬化性胆管炎、脂肪肝、强直性脊柱炎、血管炎、淀粉样变、骨质疏松和杵状指等。幼年起病的可有生长受阻现象。

4. 并发症　40%以上患者有程度不同的肠梗阻，且可反复发生。急性肠穿孔占10%～40%。可有肛门区和直肠病变、瘘管、中毒性巨结肠和癌变等，国内相对少见。

【诊断和鉴别诊断】　WHO提出的克罗恩病诊断要点如表1-1所示。

表 1-1　克罗恩病诊断要点（WHO）

	临床	X线	内镜	活检	切除标本
1 非连续性或节段性病变		＋	＋		＋
2 铺路石样表现或纵行溃疡		＋	＋		＋
3 全壁性炎症病变	＋（腹块）	＋（狭窄）	＋（狭窄）		＋
4 非干酪性肉芽肿	＋			＋	＋
5 裂沟、瘘管	＋	＋			＋
6 肛门部病变	＋			＋	＋

具有上述1、2、3者为疑诊，再加上4、5、6三项中任一项可确诊，有第4项者，只要再加上1，2，3项中任何两项即

可确诊。

鉴别诊断如下：

1. 溃疡性结肠炎　见溃疡性结肠炎相关章节。

2. 肠结核　和克罗恩病临床上较难鉴别。肠结核病变主要累及肠道回盲部、邻近的结肠，不呈节段性分布，同时瘘管和肛周病变少。伴有其他器官结核，结核菌素实验阳性，血中ADA 活性高，抗结核治疗有效，均支持肠结核诊断。病理发现有干酪样肉芽肿可获确诊。

3. 其他感染性疾病　细菌性、寄生虫性肠炎可导致腹痛、腹泻、黏液血便等，如细菌性痢疾、阿米巴痢疾、血吸虫病、小肠结肠炎耶尔森菌感染等，可详细询问病史，以及大便培养以鉴别诊断。

4. 肿瘤　结肠癌、小肠淋巴瘤、肉瘤等在内镜下进行组织检查鉴别诊断。

其他需鉴别的疾病有免疫球蛋白缺乏症、肠型白塞病、Meckel 憩室等。

二、检验诊断

临床检验指标常出现以下变化：①免疫功能降低导致感染，白细胞增多，特别是淋巴细胞比例增高，血沉升高；②吸收不良导致不同程度贫血和低蛋白血症；③粪便某些性状发生变化；④某些免疫因素参与发病，故自身抗体可呈阳性；⑤NOD2 易感基因可能在克罗恩病发生中起重要作用等。

【一般检验项目】

1. 白细胞计数及分类

（1）测定方法：可分为手工方法和血液分析仪法。手工法在显微镜下直接进行计数，白细胞分类采用瑞氏染料对血膜片进行染色后在显微镜下根据 5 种白细胞各自的形态特征进行分类。血液分析法为电阻法，五分类血液分析仪则对白细胞计数主要采用电阻法和激光法相结合的方法，细胞分类采用更加先进的技术，主要有细胞化学染色法等。

（2）参考区间：成人为（3.5～9.5）$\times 10^9$/L，中性粒细胞（1.8～6.3）$\times 10^9$/L（占40%～75%），淋巴细胞（1.1～3.2）$\times 10^9$/L（占20%～50%）（国家卫生和计划生育委员会制定）。

（3）临床应用价值：本病患者白细胞增多，淋巴细胞比例增高。

（4）测定方法评价：手工方法操作繁琐，检测项目少，且受到主观影响因素较多，在临床上较少使用；但手工法不需特殊仪器，适合基层单位。血液分析仪法的准确性、精密度都较好，操作简单、快速，且临床上的应用越来越广泛。特别是近年在临床上应用的五分类分析仪的准确性更好。五分类血液分析虽然在白细胞分类上采用多种先进技术，对白细胞的分类结果的准确性有较大的提高，但还是不能完全取代手工推片染色检查，对一些异常结果仍需进行推片经瑞氏染色证实。

（5）标本要求：采用 EDTA-K$_2$ 抗凝血。

2. 血红蛋白和血清清蛋白　克罗恩病时可出现不同程度的 Hb 下降，以及不同程度的低清蛋白血症。

3. 血沉　克罗恩病时血沉出现不同程度的升高。

4. 大便常规及隐血试验　大便多呈鲜紫脓血，或夹黏液；隐血试验阳性。

5. 血清 C-反应蛋白（C-reactive protein，CRP）　在急性炎症患者血清中出现的可以结合肺炎球菌细胞壁 C-多糖的蛋白质，命名为 C-反应蛋白。

（1）测定方法：可采用透射免疫比浊法和散射免疫比浊法。

（2）参考区间：0.8～8mg/L。

（3）临床应用价值：作为急性时相反应的一个极灵敏的指

标，血清中 CRP 浓度在急性心肌梗死、创伤、感染、炎症、外科手术、肿瘤浸润时迅速显著地增高，可达正常水平的 2000 倍。克罗恩病时血清 CRP 明显的增高；结合临床病史，有助于随访病程。

（4）测定方法评价：最早采用半定量的沉淀试验，现在制备优质的抗血清，因而建立了高灵敏度、高特异性、重复性好的定量测定方法。CRP 测定目前存在标准化的问题，还需要临床实验室工作者不断的研究，并建立一种对高值和低值 CRP 都适用的方法，从而为临床提供准确的诊断依据。

【特殊检验项目】

1. 抗中性粒细胞胞质抗体（antineutrophil cytoplasmic antibodies，ANCA）　ANCA 代表了一组抗中性粒细胞胞质成分的抗体谱，其主要抗原成分有 PR-3、MPO 等。

（1）检测方法：临床上常用的检测方法有间接免疫荧光法（indirect immunofluorescent，IIF）、酶联免疫吸附法（ELISA）。

（2）参考值：阴性。

（3）临床应用价值：IIF 法把 ANCA 分成胞质型 ANCA（C-ANCA）和核周型 ANCA（P-ANCA）。P-ANCA 的主要抗原成分为 MPO，与溃疡性结肠炎、原发性硬化性胆管炎、显微镜下多血管炎（microscopic polyangiitis，MPA）等有相关性，在溃疡性结肠炎与克罗恩病的鉴别中有重要价值。研究发现，在溃疡性结肠炎患者血清中，ANCA 阳性率为 60%～80%，特异性为 90%，而在克罗恩病患者中阳性率为 10%～20%；P-ANCA 在溃疡性结肠炎中呈高特异性，在涉及结肠病变的克罗恩病中分布较低；P-ANCA 可用作溃疡性结肠炎和克罗恩病的鉴别诊断及溃疡性结肠炎的早期诊断。P-ANCA 的滴度并不与疾病的活动性、病变程度、疾病缓解期及治疗情况相关联。C-ANCA 的抗原成分主要为 PR-3，与韦格纳肉芽肿、结节性多动脉炎、肺肾综合征有明显相关性，C-ANCA 在韦格纳肉芽肿的特异性达为 95％，其滴度及 PR3-ANCA 的定量检测对病情活动的判断也有重要价值。

（4）检测方法评价：间接免疫荧光法和酶联免疫吸附法两者之间有良好的相关性，其中酶联免疫吸附法的敏感性更高。

2. 血清抗酿酒酵母抗体

（1）检测方法：抗酿酒酵母（saccha-romyces cerevisiae，ASCA）抗体在临床上常用的检测方法有间接免疫荧光法、酶联免疫吸附法。

（2）参考值：血清抗酿酒酵母菌抗体（ASCA）-IgG 与-IgA 水平分别为（5.90±4.12）EU/ml 和（4.62±3.21）EU/ml。

（3）临床应用价值：抗酿酒酵母抗体对克罗恩病是相对特异的；在克罗恩病患者中，血清抗酿酒酵母菌抗体（ASCA）-IgG 与-IgA 水平分别为（18.05±6.38）EU/ml 和（11.74±546）EU/ml，均高于溃疡性结肠炎患者的（6.98±5.24）EU/ml 和（3.88±3.52）EU/ml 及正常人。因此认为 ASCA 与 P-ANCA 联合测定可能有助于对溃疡性结肠炎与克罗恩病的鉴别诊断。

（4）检测方法评价：间接免疫荧光法和酶联免疫吸附法两者有良好的相关性，其中酶联免疫吸附法的敏感性更高。

【检验综合应用评价】 克罗恩病的诊断以活组织检查最为重要，临床检验对诊断特异性不高。进行白细胞计数尤其是淋巴细胞比例，以及 CRP、血沉检查可反映患者的感染情况；红细胞计数、血红蛋白浓度可分析是否存在贫血及其程度；测定血清清蛋白可反映患者营养状况；大便常规检验及隐血试验可显示粪便某些性状发生变化及是否存在肠道出血。抗中性粒细胞胞质抗体、血清抗酿酒酵母抗体的检验在溃疡性结肠炎与克罗恩病的鉴别中有重要意义。

第八节　溃疡性结肠炎

一、疾病概述

溃疡性结肠炎（ulcerative colitis，UC）是一种原因未明的直肠和结肠慢性非特异性炎性疾病。1875 年首先由 Willks 和 Moxon 描述，1903 年 Willks 和 Boas 将其命名为溃疡性结肠炎。本病可发生于任何年龄，以 20～50 岁为多见。男女发病率无明显差别。UC 广泛分布于世界各地，欧美发病率较高。白种人较其他人种高 2～4 倍。我国发病率较低，近年报道有增多趋势，但尚无明确统计。

【病因和发病机制】　UC 病因未完全阐明，多数学者认为与下列因素有关。

1. 遗传　单卵双胎可同患本病，发病率为 6%～16%，而双卵双胎为 0～5%。白人发病率为黑人的 3～5 倍，犹太人为其他人群的 3～5 倍。

2. 感染　有人认为溃疡性结肠炎可能与链球菌、志贺菌、RNA 病毒有关。某些微生物及其毒素能引起与溃疡性结肠炎相类似的肠道炎症反应，提示微生物感染是可能的病因之一。

3. 环境因素　本病在社会经济发达的国家发病率较高。在社会经济地位高、室内工作及活动少的人群发病率高，而贫困地区、体力劳动者中发病率低。

4. 免疫　本病常有免疫调节的异常。病灶中产生 IgA、IgG、IgM 的浆细胞增多，部分患者血清中可检测到特异性自身抗体、抗结肠上皮抗体和抗中性粒细胞质抗体（anti-neutrophil cytoplasmic antibodies，ANCA），伴原发性硬化性胆管炎则检出率更高。常伴有虹膜炎、系统性红斑狼疮、关节炎等疾病，肾上腺皮质激素治疗有效。

大多数学者认为本病的发病以遗传因素为背景,感染和环境因素只是启动肠道免疫和非免疫系统,使肠道黏膜对抗原呈高敏状态,免疫调节功能紊乱,最终导致肠黏膜细胞慢性炎症和组织损伤,即宿主免疫反应与疾病的发展有密切关联。

【病理】 病变主要累及直肠与乙状结肠,可扩展到降结肠,甚至全结肠,偶可涉及回肠末段,称为"倒灌性回肠炎"。炎症位于黏膜层,亦可累及黏膜下层,病灶呈连续性均匀分布。最早病变为肠腺隐窝处微小脓肿,此后微小脓肿连接产生溃疡。早期肠黏膜呈水肿、充血、细颗粒状,组织脆,易出血,接着形成浅表小溃疡,沿着结肠纵轴发展,继而融合成广泛不规则的大片溃疡。组织病理见黏膜及黏膜下层有淋巴细胞、浆细胞浸润,杯状细胞减少,急性期或继发感染时有大量中性粒细胞浸润,病变很少达肌层。修复过程中有肉芽增生、上皮再生和纤维瘢痕形成。慢性期黏膜萎缩,黏膜下层瘢痕化。大量瘢痕可导致结肠缩短或肠腔狭窄。后期常形成假性息肉,甚至癌变。

【临床表现】 一般起病缓慢,少数急骤。病情轻重不一。易反复发作,发作的诱因有精神刺激、过度疲劳、饮食失调、继发感染等。

1. 症状和体征

(1)腹泻:为最主要症状,大便次数轻者每天2~4次,重者10~30次,呈糊状及稀水状,混有黏液脓血。

(2)腹痛:多局限左下腹及下腹部,常为阵发性痉挛性绞痛。有疼痛-便意-便后缓解的过程。

(3)里急后重感:因直肠炎症刺激所致,伴有骶部不适。

(4)全身及肠外表现:一般体温正常,可有轻度贫血。急性期可发热。重症时出现全身毒血症,水电解质紊乱,消瘦、体力下降。

(5)体征:可有发热、脉搏增快、失水的表现。左下腹或全腹有压痛，伴肠鸣音亢进。可触及如硬管样的降结肠或乙状结肠。如果出现腹部膨隆、叩诊呈鼓音，触诊腹肌紧张压痛，应考虑中毒性巨结肠。轻型患者在缓解期可无症状。

（6）直肠指检：常有括约肌痉挛，但在急性期中毒症状较重的患者可松弛。指套染血。

2. 程度分型

（1）轻度：最常见，常仅累及结肠的远端，但也有全结肠受累而临床表现为轻型的。起病缓慢，腹泻轻，大便次数不多，成形，脓血和黏液少，腹痛轻，全身症状和体征少。

（2）中度：介于轻度和重度之间，但可在任何时候发展为重度。

（3）重度：起病急，有显著的腹泻、便血、贫血、发热、心动过速、畏食、消瘦。甚至发生脱水和毒血症状。常有严重腹痛、腹胀、全腹压痛，可发展为急性结肠扩张。

【并发症】

1. 胃肠道并发症 多见于重型和暴发型病例。

（1）中毒性巨结肠：在急性活动期发生，诱因有低血钾、钡灌肠、使用抗胆碱能药物或鸦片类药物等。临床表现为病情迅速恶化，中毒症状明显，伴腹胀、压痛、反跳痛、肠鸣音减弱或消失。

（2）肠穿孔：多在中毒性巨结肠基础上发生，引起弥漫性腹膜炎，出现膈下游离气体。

（3）大出血：是指出血量大而要输血治疗。除因溃疡累及血管发生出血外，低凝血酶原血症亦是重要原因。

（4）息肉：本病的息肉并发率为 9.7%～39%，常称这种息肉为假性息肉。好发部位在直肠，向上依次减少。可癌变。

（5）癌变：癌变较克罗恩病多见，多见于病变累及全结肠、幼年起病和病史超过 10 年者。

（6）其他：结肠狭窄。并发小肠炎时，病变主要是回肠末端。

2.与自身免疫反应有关的并发症

（1）关节炎：多在肠炎病变严重阶段发生。大关节受累多见，常为单个关节病变。关节肿胀、滑膜积液，无骨关节损害。

（2）皮肤黏膜病变：结节性红斑较多见，其他如多发性脓肿、局限性脓肿、脓肿性坏疽、多形性红斑等。口腔黏膜顽固性溃疡也不少见。

（3）眼部病变：虹膜炎、虹膜睫状体炎、角膜溃疡、葡萄膜炎等。

（4）其他并发症：贫血、肝损害、肾损害、心肌炎、栓塞性血管炎、胰腺萎缩及内分泌障碍等。

【诊断和鉴别诊断】 本病临床表现多种多样，但具有决定诊断特殊意义者很少，因而目前只能采取排除法。本病的诊断依据主要包括慢性腹泻、腹痛、不同程度的全身症状，以及黏液、脓、血便，有反复发作的趋势。大便常规和培养检查不少于3次，无病原体发现，内镜检查及X线钡灌显示结肠炎表现，伴溃疡形成。

一个完整的诊断应包括其临床类型、严重程度、病变范围及病情分期。

本病应与下列疾病鉴别：

1.慢性细菌性痢疾 常有急性细菌性痢疾史，从粪便、直肠拭子或内镜检查时所取得的渗出物进行培养，可分离出痢疾杆菌。

2.慢性阿米巴痢疾 病变以近端结肠为主，溃疡的边缘为潜行性，介于溃疡之间的结肠黏膜正常，粪便中可找到溶组织阿米巴包囊或滋养体，用抗阿米巴药物治疗有效。

3.血吸虫病 有与流行区疫水接触史，粪便可检出血吸虫卵或孵化毛蚴。内镜下见黏膜下黄色颗粒等典型病变，黏膜活检组织压片低倍镜下可找到虫卵。此外，可有肝脾大，血中嗜酸性粒细胞增多等表现，以及在有效的抗血吸虫治疗后症状好转。

4. 结肠癌　X线检查显示病变部位有黏膜破坏、肠壁僵硬、充盈缺损、肠腔狭窄等肿瘤征象；直肠指检可能触及肿块，内镜检查和活组织检查可予鉴别。

5. 肠道激惹综合征　粪便可有大量黏液，但无脓血。X线和结肠镜检查有结肠痉挛等改变。除肠道症状外，患者往往有其他明显的神经性症状。

6. 克罗恩病　可发生于自食管到肛门的任何胃肠道部位，呈节段性分布，但以末端回肠和右半结肠为最多。脓血便少见，其他临床表现可与溃疡性结肠炎相似，镜下可见鹅卵石样改变，病理为上皮样肉芽肿。

7. 其他　尚需与肠结核、结肠息肉、结肠憩室炎、放射性结肠炎、假膜性结肠炎等相鉴别。

二、检验诊断

溃疡性结肠炎的临床检验项目较少，包括大便常规及隐血试验、血常规和血沉、一些生化检验项目、自身抗体检验等。

【一般检验项目】

1. 大便常规及隐血试验　溃疡性结肠炎患者粪便可呈水样，可含有黏液，活动期有黏液脓血便，反复检查包括常规、培养、孵化等均无特异病原体发现。

有关检测方法请参见本章第一节慢性胃炎的检验诊断。

2. 血常规和血沉　溃疡性结肠炎患者血红蛋白轻、中度下降，红细胞沉降率加速，重症患者出现白细胞增高。

3. 生化检验　重症可出现低清蛋白血症，以及血清钠、钾、氯降低；血清 IgG、IgM 可稍有增加。

【自身抗体检验】

1. 抗中性粒细胞胞质抗体（ANCA）　研究测定溃疡性结

肠炎患者（男 19 例，女 8 例）血清 ANCA 水平，结果显示 48.1% 患者为 ANCA 阳性，其中核周型（P）ANCA 为 40.7%，不典型染色（a）ANCA 为 7.4%；而感染性结肠炎患者均为阴性。也有报道，ANCA 阳性率在维吾尔族溃疡性结肠炎患者中为 61.5%，明显高于汉族的 35.5%；而且在其他病因的腹泻性疾病中，30 例维吾尔族仅 1 例阳性，30 例汉族中无 1 例阳性，因此认为 ANCA 表达的种族差异性受到遗传学的影响，ANCA 可能是溃疡性结肠炎的一种遗传易感性标志，并有助于溃疡性结肠炎与其他原因的腹泻性疾病进行鉴别。

关于测定方法方面请参见本章第七节克罗恩病的检验诊断。

2. 抗酿酒酵母抗体　在溃疡性结肠炎患者中血清抗酿酒酵母菌抗体（ASCA）-IgG 与 IgA 分别为（6.98±5.24）EU/ml、（3.88±3.52）EU/ml，低于克罗恩病的水平；可联合 P-ANCA 来鉴别诊断溃疡性结肠炎与克罗恩病。

关于测定方法方面请参见本章第七节克罗恩病的检验诊断。

3. 抗结肠黏膜抗体

（1）检测方法：采用直接或间接法免疫细胞化学技术。

（2）抗体产生细胞分布情况：主要在黏膜固有层，其中 IgA 产生细胞多沿上皮层分布，IgG 和 IgM 产生细胞分布于全固有层。小肠黏膜抗体产生细胞最多，胃和结肠其次，食管最少。小肠黏膜中 IgA、IgM、IgG 产生细胞比例为 81.9∶15.7∶2.5，IgA 产生细胞最多，IgG 产生细胞最少。结肠黏膜中抗体产生细胞分布与小肠相似，但 IgM 和 IgG 产生细胞数增加，仍以 IgA 产生细胞最多，IgG 产生细胞其次，IgM 产生细胞最少。胃体和胃窦无显著差异。

（3）临床应用价值：溃疡性结肠炎患者抗结肠黏膜抗体阳

性。近年来有人发现，炎症性肠病与肠道局部免疫反应有关。Golzayd 等发现，9 例溃疡性结肠炎患者中，6 例肠黏膜有大量 IgA 产生细胞浸润，认为可能与细菌或病毒感染有关。也有人发现以 IgG 产生细胞或 IgE 产生细胞浸润为主。Persson 等报道，克罗恩病的回盲部 IgA 产生细胞减少，IgG 和 IgM 产生细胞增加。也有发现，感染严重部位 IgG 产生细胞增加，黏膜完整部位 IgM 产生细胞最多。因此有人提出，IgG 和 IgM 能调节局部 T 淋巴细胞免疫反应而造成黏膜损伤，溃疡由 IgE 调节的组胺类物质释放过多和继发感染引起。也有学者提出，虽然炎症性肠病患者肠黏膜中抗体产生细胞增加，但细胞比例没有改变。炎症性肠病与体液免疫反应的关系仍需要进一步深入研究。

（4）检测方法评价：采用直接或间接法免疫细胞化学技术步骤简单，检测时间快，成本较低。

【检验综合应用评价】　大便常规检查及隐血试验可显示粪便某些性状发生变化的情况及是否存在肠道出血。可选择白细胞计数、特别是淋巴细胞比例，及 CRP、血沉水平来反映患者的感染情况；红细胞计数、血红蛋白水平来分析是否贫血及程度；另外可测定血清清蛋白反映患者的营养状况；抗中性粒细胞胞质抗体、血清抗酿酒酵母抗体测定在 UC 与克罗恩病的鉴别中有重要意义。与感染性结肠炎、阿米巴痢疾、血吸虫性结肠炎病及克罗恩病鉴别诊断。

第九节　肠　结　核

一、疾病概述

肠结核（intestinal tuberculosis）是结核分枝杆菌引起的肠道慢性特异感染。发病年龄以青少年及壮年居多，20～40

岁占 60%～70%，女性略多于男性，约为 1.85：1。

【病因和发病机制】 肠结核主要由人型结核分枝杆菌引起，少数由牛型结核分枝杆菌所致。主要经口感染肠道，如开放性肺结核或喉结核患者吞下含结核分枝杆菌的痰液，或经常和开放性肺结核患者共餐而感染。由于结核分枝杆菌为抗酸菌，在胃内很少受胃酸影响，顺利到达回盲部，而回盲部有丰富淋巴组织，结核分枝杆菌最容易侵犯，因此回盲部成为肠结核的好发部位。

肠结核也可由血行播散引起，见于粟粒性肺结核；或由腹腔内或盆腔内结核病灶直接蔓延引起，如女性生殖系统结核。

结核病的发病是人体和结核分枝杆菌相互作用的结果，当侵入的结核分枝杆菌数量较多、毒力较强，并有人体免疫功能减退、局部抵抗力削弱时才会发病。

【病理】 肠结核主要位于回盲部，其他部位依次为升结肠、空肠、横结肠、降结肠、阑尾、十二指肠和乙状结肠等处，少数见于直肠。偶尔见于胃结核、食管结核。

人体对结核分枝杆菌的过敏反应过强时，病变以渗出为主，细菌数量较多、毒力较强时，可发生干酪样坏死，形成溃疡型肠结核。当机体免疫力良好，感染轻，则肉芽组织增生，为增生型肠结核。兼有两种病变的称为混合型或溃疡增生型肠结核。

【临床表现】 肠结核起病缓慢，早期症状不明显，病程长，患者常有活动性肠外结核，其临床表现可被掩盖而忽略。

1. 腹痛 为最常见的症状，多在进食后诱发。腹痛发作时常伴有腹泻。

2. 大便习惯改变 由于病变肠曲的炎症和溃疡，肠蠕动加速，引起腹泻。腹泻与便秘交替常见，系肠功能紊乱所致。增生型肠结核多以便秘为主。

3. 全身症状 常有结核分枝杆菌毒血症，轻重不一，表现为发热、盗汗、消瘦、贫血和全身乏力等。消化道症状可有恶心、呕吐、腹胀、食欲减退等。

4. 腹部体征 增生型肠结核在回盲部可扪及腹块。溃疡型肠结核合并局限性结核性腹膜炎者，病变肠曲可和邻近肠曲与肠系膜淋巴结粘连而致腹块。右下腹部及脐周可有压痛。

【并发症】 主要有两种并发症。

1. 肠梗阻 是肠结核最常见的并发症，主要发生在增生型肠结核。不完全性肠梗阻多见。

2. 肠穿孔 主要为亚急性及慢性穿孔，可在腹腔内形成脓肿，破溃后形成肠瘘。急性少见，严重的可因穿孔并发腹膜炎或感染性休克而死亡。

【诊断和鉴别诊断】

1. 诊断 只要符合以下任一条标准，即可确诊：①病变组织的病理切片找到结核分枝杆菌；②病变组织的病理切片镜下见有结核结节以及干酪样坏死性肉芽肿；③手术确实发现病灶，采取肠系膜淋巴结活检，证实有结核病变；④病变组织细菌培养或动物接种证实有结核分枝杆菌生长。外科病理取材可以提高检出的阳性率。典型病例一般诊断无困难，可依据下列各点：①青壮年患者，原有肠外结核，特别是开放性肺结核；②有腹痛、腹泻、便秘等消化道症状，并有发热、盗汗等全身症状；③腹部，尤其是右下腹部有压痛、肿块，或出现原因不明的肠梗阻；④X线胃肠钡餐检查，对肠结核有重要价值。经内镜黏膜活检有助于确诊。对怀疑为肠结核而无法确诊者可予诊断性抗结核药物治疗2～6周，观察疗效以判明诊断。增生型肠结核与肠癌或其他赘生性疾病不能鉴别时，应剖腹探查。

2. 鉴别诊断

(1) 克罗恩病：本病的临床表现及X线所见与肠结核酷似，鉴别要点包括：①不伴有肺结核或其他肠外结核证据；②病程一般比肠结核更长，缓解与复发交替；③粪便反复检查不能找到结核分枝杆菌；④X线检查发现病变以回肠末端为主，病变呈节段性分布；⑤肠梗阻、肠瘘等并发症更为常见，常有肛门直肠周围病变；⑥抗结核治疗无效；⑦手术切除标本无结核证据，镜检与动物接种均无结核分枝杆菌发现。

（2）升结肠癌：发病年龄多在 40 岁以上，无肠外结核证据。病程呈进行性发展，一般无结核毒血症状。腹块表现呈结节状，质较硬，压痛不明显。X线检查主要为充盈缺损，涉及范围局限，不累及回肠。结肠镜检查可见肿瘤，活检可明确诊断。

（3）阿米巴或血吸虫病性肉芽肿：既往有相应的感染史，内镜检查或从粪便中检出病原体或虫卵可证实，相应的特效治疗有明显效果。

（4）溃疡性结肠炎合并逆行性回肠炎：两者鉴别无困难，本病以脓血便为主，如累及回肠者，其病变必累及整个结肠，并以直肠、乙状结肠最严重，肠镜可鉴别。

（5）其他：应与慢性阑尾炎、回盲部恶性淋巴瘤、肠套叠等鉴别。

二、检验诊断

肠结核的临床检验项目不多，包括大便常规及隐血试验、血常规和血沉、结核病原体检验等。

【一般检验项目】

1. 大便常规及隐血试验　糊样不含黏液脓血，间有便秘，增生型多以便秘为主，隐血试验阳性；从浓缩粪便做抗酸染色查找分枝杆菌，阳性者有助于肠结核的诊断，但仅在痰液检查阴性者才有意义。

2. 血红蛋白和血沉　溃疡型肠结核有中度贫血，其血红蛋白降低；肠结核患者血沉多明显增快。

【结核病原体检验】

1. 结核分枝杆菌特异性纯蛋白衍生物试验（purified pro-

tein derivative，PPD) PPD 是将一种从结核分枝杆菌中提取的分泌性蛋白质，取 0.000 02ml 作为一个结核菌素单位（IU），是现今国际上的标准 PPD，称为 PPD-S。

（1）试验方法：结核菌素试验的原理是人体遭受到结核分枝杆菌感染 4～8 周之后，免疫系统被激活，当再次将结核菌素接种到皮内时产生免疫反应，表现为皮肤局部出现红肿块，48～72 小时达高峰。具体方法为 0.1ml PPD 稀释液于前臂内侧皮内注射，使局部形成直径 6～8mm 圆形橘皮样皮丘。72 小时观察并记录结果。

判断标准：以局部硬结平均直径，即纵径和横径相加除以 2，作为分度标准（皮肤红晕区多系非特异性反应，不作为判断标准）。

1）阴性：注射区无硬结或硬结平均直径＜5mm。

2）阳性：硬结平均直径≥5mm，其中：①弱阳性为 5～9mm；②中度阳性为 10～19mm；③强阳性≥20mm（3 岁以下儿童≥15mm）；如硬结平均直径 ＜20mm，但有水疱、溃破或双圈等均应判为强阳性。

（2）参考值：正常人未接种卡介苗者为阴性，已接种卡介苗者呈阳性。

（3）临床诊断价值：阳性结果提示曾感染过结核分枝杆菌或已接种卡介苗；3 岁以内儿童未接种卡介苗而呈阳性，提示体内有活动性结核病灶；新近转阳表示有患结核可能。PPD 反应强弱与结核病之活动程度无直接关系。丁玉江等观察了 386 例次的 1IU PPD 试验，35 例强阳性均为结核，因此强阳性可以肯定体内有活动性结核，阳性有 78.1％为结核，应基本上考虑为结核，而弱阳性有 8.5％为结核，阴性中仅 4.3％为结核，说明后两者结核的可能性很小，由此可见 1IU PPD 试验对结核病诊断有很好的价值，尤其在诊断非好发部位结核、血沉正常以及中毒症状不典型的患者更有其优点。总之

1IU 的 PPD 试验，对活动性肺结核来说，除部分免疫力极度低下或感染未达到 4～8 周表现为弱阳性或阴性外，一般都是强阳性或阳性。

（4）检测方法评价：以 PPD 直径≥10mm 为标准判断阳性结果有临床诊断价值，血清抗结核抗体检查在结核病的诊断中与 PPD 试验有同等重要价值，两者结合可提高诊断阳性率。痰中找到结核分枝杆菌是确诊肺结核的主要依据，而对痰涂片阴性的肺结核，则要结合其他临床资料才能明确诊断，结核菌素是常用的方法之一。旧结核菌素试验（OT）的抗原不纯，可引起非特异性反应，纯蛋白衍生物（PPD）优于 OT，现临床已不用 OT 而应用 PPD。由于我国大部分人都受到过结核分枝杆菌的感染，因此通常应用 5IU PPD 试验一般均呈阳性，只表示体内已感染过结核分枝杆菌，并不能反映体内是否有结核活动，而小剂量即 1IUPPD 试验适用于体内活动性结核的判断。PPD 试验简便、便宜、无副作用，可以称得上是结核病理想的辅助诊断方法，临床医师不应忽视。

2. 血清抗结核抗体

（1）检测方法：酶联免疫吸附试验、胶体金标记的免疫层析法和胶体金标记的渗滤法等。

（2）参考值：阴性。

（3）临床诊断价值：一般来说，血清抗结核抗体其阳性的价值相当于结核菌素试验，表明结核分枝杆菌感染，但不能据此诊断结核病。相反，抗体阴性的价值相对要高，可以用来除外结核病，但由于抗结核抗体存在很高的假阴性，其实际应用也受到限制。因此血清抗结核抗体检测对诊断仅有参考价值。

（4）检测方法评价：目前商用的试剂盒把常见的结核分枝杆菌抗原包埋在纸片上，数分钟即能出结果，这类方法具有快速、敏感、简便的特点；但是由于结核分枝杆菌是胞内菌，加上结核分枝杆菌的弱抗原性、属间和种间共同抗原决定簇的存在，其在机体内的免疫反应是以细胞免疫为主，感染后的抗结核抗体滴度较低，而且抗体滴度与病情的相关性未得到充分阐明，它与细胞免疫镶嵌性、抗体产生的前缓和后滞作用，共同抗原决定簇的存在和由于种种原因产生的假阳性和假阴性使结核病血清学诊断一直未取得实质性进展。

3. 血液结核分枝杆菌 DNA 检验

（1）检测方法：PCR 法、核酸探针法。

（2）参考值：阴性。

（3）临床诊断价值：可以少到检出标本中的 10 个结核分枝杆菌，与涂片抗酸染色相比，具有很大的优势。在痰涂片抗酸染色阳性的标本，血液结核分枝杆菌 DNA 检验的敏感性为 95％，特异性为 98％；在涂片阴性而培养阳性的痰标本，其敏感性为 48％～53％，特异性为 95％；但由于 PCR 对标本以及检测的要求很高，且假阳性多，故检测结果仅作为参考。

（4）检测方法学评价：PCR 是一种在体外模拟自然 DNA 复制过程的核酸扩增技术，核酸扩增技术可在数小时内完成，可以鉴别结核分枝杆菌和非结核分枝杆菌，具有快速、简便、灵敏性高等特点，故检测外周血结核分枝杆菌 DNA，可以提高对结核分枝杆菌的检出率和准确性，而不受抗结核药物的影响，也还可以对抗结核用药疗效作评价。

【检验综合应用评价】　PPD 阳性结果提示曾感染过结核分枝杆菌或已接种卡介苗；血清抗结核抗体检查在结核病的诊断中与 PPD 试验有同等重要价值，两者结合可提高诊断阳性率。外周血结核分枝杆菌 DNA 检验可以提高对结核分枝杆菌的检出率和准确性，并能对抗结核药物疗效进行评价。大便常规检查及隐血试验可显示粪便某些性状发生变化及是否存在肠道出血，从浓缩粪便做抗酸染色查找分枝杆菌，阳性者有助于肠结核的诊断。测定 CRP、血沉可反映患者的感染情况；测定红细胞计数、血红蛋白可判断是否存在贫血及程度。

（姚时春　王瑜敏　陈坛辀）

第十节　假膜性肠炎

一、疾病概述

假膜性肠炎（pseudomembranous enterocolitis）是一种主要发生于结肠，也可累及小肠的急性黏膜坏死、纤维素渗出的炎症，黏膜表面覆有黄白或黄绿色假膜。早在 1893 年，Finney 和 Osier 报道了首例假膜性肠炎（pseudomembranous colitis，PMC）。病例临床常见于抗生素治疗后，故有"抗生素相关性肠炎"之称。

【病因和发病机制】　难辨梭状芽胞杆菌（clostridium difficile）是假膜性肠炎的主要病原菌。难辨梭状芽胞杆菌为厌氧的革兰阳性菌，广泛存在于自然界的土壤、水、各种动物粪便及人的肠道、尿道及阴道中，在健康人群的粪便中，阳性率约为 5％，住院患者的携带率约为 13％。

最常见的广谱抗生素，特别是林可霉素、氨苄青霉素及第三代头孢菌素等的应用，抑制了肠道正常菌群，使难辨梭状芽胞杆菌迅速繁殖并产生毒素而致病。本病也可发生在手术后，以及其他严重疾病如肠梗阻、恶性肿瘤、尿毒症、糖尿病、心力衰竭、败血症、接受免疫抑制剂的移植患者等。这些患者一般抗病能力和免疫力极度低下，或因病情需要而接受抗生素治疗。

【临床表现】　本病多发生于 50 岁以上人群，女性多于男性。患者多有胃肠手术或其他严重疾病病史，并在近期内应用抗生素尤其是广谱抗生素。症状一般发生于抗生素治疗 4～10 天内或在停用抗生素 1～2 周内。起病多急骤，轻的仅有腹泻，重者可呈暴发型。

1. 腹泻　是最重要的症状，程度和次数不一，轻者大便每天 2～3 次，可在停用抗生素后自愈。重者有大量水样腹泻，每天可达 30 余次。少数病例有脓血样便，或排出斑块样假膜。

2. 腹痛　通常发生在下腹部，呈钝痛、胀痛或痉挛性痛，有时很剧烈，可伴有腹胀、恶心、呕吐、腹部压痛、反跳痛而误诊为急腹症。

3. 毒血症表现　包括心动过速、发热、谵妄以及定向障碍等。严重者发生低血压、休克、严重脱水、电解质紊乱及代谢性酸中毒，甚至急性肾功能不全。

4. 并发症　部分患者由于病情严重或诊治不及时可发生中毒性巨结肠、麻痹性肠梗阻、肠穿孔等严重并发症。

【诊断和鉴别诊断】　假膜性肠炎的诊断及其依据：①患者有大量或者长期使用抗生素史，或者正在应用抗生素。②临床上出现非特异性腹泻、腹胀、腹痛、发热、白细胞计数升高等表现，特别是重病、年老体弱、手术后、恶性肿瘤等患者应用广谱抗生素后出现上述表现。③影像学检查腹部 X 线平片可见肠积气但无液平，肠轮廓亦不规则；有时可见广泛而显著的指印征，有时仅局限于一节段。气钡灌肠双重造影显示肠黏膜紊乱，边缘呈毛刷状，黏膜表面可见许多圆形或不规则结节状阴影。CT 扫描可见肠壁增厚、皱襞增粗。④内镜检查发现黏膜水肿、充血，白色斑点状假膜，或者许多斑块状、地图状假膜，呈黄色、黄褐色或黄绿色。⑤粪便或者肠内容物细菌涂片发现明显菌群失调，或者培养出大量真菌、难辨梭状芽胞杆菌（毒素鉴定为致病菌）等。⑥组织活检可见肠黏膜炎症细胞浸润、出血和上皮细胞坏死、假膜形成等。假膜由纤维素样物、炎症细胞、细胞碎片及细菌菌落组成。具有上述①、②、③条加上④、⑤、⑥中任何一条即可诊断。

鉴别诊断：

1. 溃疡性结肠炎　发病过程较慢，病变多在结肠，肠镜检查及活检可发现溃疡。

2. 痢疾　细菌性痢疾腹痛在左下腹，常有里急后重及脓血便，大便培养阳性。阿米巴痢疾可找到阿米巴滋养体。

3. 肠绞窄　腹痛明显，发热后出现，肠鸣音亢进，有气过水声。

还应注意与克罗恩病、真菌性肠炎及艾滋病结肠炎等鉴别。

二、检验诊断

假膜性肠炎临床检验项目较少，包括血常规、钾、钠、氯、血清清蛋白、大便常规及隐血试验、大便培养、难辨梭状芽胞杆菌毒素等。

【一般检验项目】

1. 血常规和生化常规　假膜性肠炎患者白细胞计数可高达 $20 \times 10^9/L$ 以上，且以中性细胞为主，常有低钾、低钠，低氯，及出现不同程度的低蛋白血症。

2. 大便常规及隐血试验　假膜性肠炎时显微镜下见脓细胞和白细胞增多，隐血试验呈阳性。粪便涂片作革兰染色，可发现阳性球菌大量增多，而阴性杆菌减少。必要时作重复涂片检查以观察球、杆菌的比例变化。

3. 大便培养

（1）检测方法：在血琼脂、牛心脑浸液琼脂及 CCFA（环丝氨酸、头孢甲氧霉素、果糖和卵巢琼脂）选择性培养基，经过 48 小时培养后，观察菌落形态及溶血等情况；挑选典型菌落于庖肉培养基中作鉴定试验。

（2）参考值：健康成人带菌率仅为 2%～3%。

（3）临床应用价值：抗生素引起的假膜性肠炎，90% 以上病例经大便培养可发现难辨梭状芽胞杆菌。

（4）检测方法评价：大便培养为检查该菌的"金标准"。

【特殊检验项目】 难辨梭状芽胞杆菌毒素：难辨梭状芽胞杆菌产生两种毒素，即毒素 A 和毒素 B，两者均是能够致病的细胞毒素。

（1）检测方法：包括组织培养测定法、酶免疫测定法等。前者采用腹泻粪便标本或庖肉培养基的培养液，经过离心沉淀后取上清除菌滤液作细菌毒性试验，除菌滤液加入培养细胞悬液中；将患者粪便滤液稀释不同的倍数，置组织培养液中，在 5% CO_2 和 37℃条件下培养 24～48 小时观察细胞毒作用，1：100 以上有诊断意义。

（2）参考值：健康成人检出率为零。

（3）临床应用价值：粪便中检测到难辨梭状芽胞杆菌毒素可确诊假膜性肠炎。毒素的阳性检出率随病情的严重程度而升高，其变动范围从应用抗生素后最常见类型的单纯腹泻（即乙状结肠镜检查无明显的炎症）的毒素检出率 20%，到明显假膜性结肠炎的毒素检出率 90% 以上。

（4）检测方法评价：检测粪便中细胞毒素的"金标准"是组织培养测定法，该方法反映毒素 B 的作用。因为组织培养测定法需要 24～48 小时才能完成，故也常采用较快速的酶免疫测定法，但也许由于大多数试剂盒只能测定毒素 A，所以该方法的敏感性相对较低。要得到最佳结果，检测腹泻粪便样本需要新鲜，或在 24 小时内收集，且在 2～8℃冷藏。

【检验综合应用评价】 在抗生素引起的假膜性肠炎患者中，90% 以上病例可经大便培养可发现难辨梭状芽胞杆菌。粪便中检测到难辨梭状芽胞杆菌毒素可确诊假膜性肠炎。大便常规检验及隐血试验可显示粪便某些性状发生变化及是否存在肠道出血。可选择白细胞计数、特别是淋巴细胞比例，及测定 CRP、血沉来反映患者的感染情况；红细胞计数、血红蛋白水平可分析是否贫血及程度；测定血清清蛋白可反映患者的蛋白丢失情况。

第十一节 大 肠 癌

一、疾病概述

大肠癌（colorectal carcinoma）是原发于大肠上皮的恶性肿瘤，包括结肠癌和直肠癌。在欧美和日本居消化道恶性肿瘤的首位或第二位，年发病率为（35～50)/10万人。在我国，随着人们的生活水平提高、饮食习惯改变及诊断技术进步，大肠癌发病率有增高趋势。与欧美相比，我国大肠癌发病年龄明显提前，在45岁左右，较欧美提前12～18年，且我国低位大肠癌多，直肠癌占60%～75%。女性比男性稍多，男女比例为1：1.2，但直肠癌则男性多见，男：女约为1.4：1。

【病因和发病机制】

1. **遗传** 目前认为遗传因素是发生大肠癌的基础。

2. **饮食因素** Carrol证明饮食中摄取脂肪的量和大肠癌的发生率有明显的关系。

3. **大肠息肉** 腺瘤性息肉与大肠癌发生有关，其中以绒毛状腺瘤癌变率最高。Henry发现大肠腺瘤患者首次腺瘤摘除后有30%～35%可产生新的腺瘤，因此腺瘤患者术后仍需严密随访观察。

4. **溃疡性结肠炎（UC）** UC时大肠癌发生率为2.2%～9.7%，全结肠炎者大肠癌发生率为7.2%。UC的最初十年癌发生率不高，其后每年增加10%～20%，且幼年发生UC者癌发生率高。

5. **克罗恩病（CD）** CD发生大肠癌的报道病例少，但比一般人群发生率高6.4～7倍。发生部位以乙状结肠、直肠、盲肠、横结肠及升结肠多。

6. **直、结肠放射治疗** 文献报道患者因癌行放射治疗后，经随访发生直肠、乙状结肠或肛癌。从放射治疗到发生癌相隔时间为 3~30 年不等。

7. 肠结核 肠结核合并大肠癌少见，女性多见，好发于盲肠、升结肠。组织学上中至高分化腺癌占 80% 以上。现认为大肠癌发生于萎缩瘢痕带或异型增生灶。

8. 血吸虫病 大肠黏膜上血吸虫卵长期沉积，造成反复的黏膜溃疡、修复以及慢性炎症等病变，大肠黏膜上可出现腺瘤样增生，在腺瘤的基础上发生癌变。

9. 其他因素 有报道胆囊切除术后大肠癌发病率增高，认为与次级胆酸进入大肠增加有关。近年来发现放射线损害、亚硝胺类化合物也可能是大肠癌的致病因素，原发性与获得性免疫缺陷症也可能与本病发生有关。

【临床表现】 大肠癌的临床表现由于左右两侧大肠各在解剖和生理功能上有所不同，因此症状亦不完全相同。左侧大肠管腔不如右侧宽大，内容物为固体状态的粪便，以浸润癌多见，因此梗阻症状比右侧大肠癌多。肠梗阻多见于恶性程度高、发展快的浸润型结肠癌、溃疡型或增生型结肠癌，多发生于晚期。结肠发生完全梗阻时，回盲瓣又能防止逆流，形成闭袢式肠梗阻，近侧高度扩张，甚至穿孔。

排便习惯的改变可能是大肠癌最早的症状。多数人表现为大便次数增多、不成形或稀便，有时稀便和便秘交替，大便带血及黏液。癌肿发生在左半结肠时因固体大便摩擦病灶易引起出血。

腹痛也是早期症状之一。疼痛部位一般在中下腹部，轻重不一，多为隐痛或胀痛。癌肿发生穿孔并发弥漫性腹膜炎时，有腹膜刺激征。亦可形成内瘘，以横结肠癌穿入胃、小肠最多见。有时可直接穿透腹壁而形成外瘘，均可有不同程度腹痛。

腹部肿块是结肠癌的常见症状。位于乙状结肠或横结肠中段的癌肿易被扪及。肿块一般较硬，形态不规则，表面不平。

直肠癌多有便血及排便习惯改变。多为鲜红或暗红色血，与大便不混。次数由每天数次到十余次，多为黏液血便。肿瘤累及膀胱时表现泌尿系症状。

其他全身症状有贫血、消瘦、乏力、水肿、低蛋白血症等。癌肿坏死或继发感染时常有发热。肿大淋巴结压迫髂静脉可引起下肢水肿。贫血以右半结肠癌多见，由慢性失血引起，也和营养不良、消耗有关。癌细胞脱落种植盆腔后直肠指检可在膀胱直肠窝或子宫直肠窝内扪及肿块。转移至腹膜可引起腹水。

【诊断和鉴别诊断】　大肠癌早期可无任何症状，即使有也无特异性，因此不易早期发现。若出现肠功能改变或慢性肠疾病症状，如大便性状和习惯改变、大便带血或黏液、便秘腹泻交替、大便变细变形、腹部不适、隐痛或胀气等均应考虑到大肠癌。

大肠癌的检查需由简入繁、有步骤地进行。对高危人群进行普查，主要通过结肠镜检查和组织病理活检手段，可作出早期诊断。直肠指检是早期发现直肠癌的关键性检查，我国下段直肠癌远比国外多，距肛门7~8cm以内者占77.5%，因此大部分肯定能在直肠指检时触及，说明及早行直肠指检可避免延误诊断。经适当饮食准备后行大便潜血试验可作为大肠癌的辅助性检查，此法简单有效，早期大肠癌也可获得阳性结果。

结肠癌需要与结肠炎症性疾病包括细菌性痢疾、阿米巴痢疾、肠结核、克罗恩病、溃疡性结肠炎、痔疮、血吸虫病、肠易激综合征相鉴别。

二、检验诊断

大肠癌的临床检验主要包括：①大肠癌易出血，故出现不同程度的贫血、低蛋白血症、血便等；②常用消化道血清肿瘤标志物如癌胚抗原、糖类抗原19-9等升高；③癌基因及其产物分析显示异常等。

第一章 胃肠道疾病

【一般检验项目】

1. 大便常规及隐血试验 大肠癌时大便隐血阳性或血便，黏液便或脓血便，往往附着于成形大便的表面；血和大便往往混在一起，出血较多。大肠癌和痔疮的共同点是大便带血，但它们的不同点主要有：一是大肠癌患者的大便次数增加或不规律，而痔疮患者一般不会增加大便次数；二是出血量和出血状况不一样，大肠癌者血和大便往往混在一起，出血较多。

2. 血红蛋白 早期血红蛋白可能正常或稍有降低，晚期可明显下降。

【血清肿瘤标志物】

1. 癌胚抗原（CEA） CEA 对大肠癌的诊断不具特异性，对 Dukes'A 和 B 期的检测阳性率不到 40%，但对大肠癌的预后和手术后的复发监测方面有较大意义。大肠腺瘤恶性变时，CEA 水平也可升高。赵力威等报道大肠癌组 CEA 阳性率为 70.31%；大肠癌患者血清 CEA 平均含量为（41.45±7.52）ng/ml。

癌胚抗原测定方法及其评价参见本章第三节胃癌的检验诊断。

2. CA19-9 大肠癌患者常伴有血清 CA19-9 增高，虽然对诊断大肠癌没有特异性，但对判断手术效果和检测术后复发有一定意义。

CA19-9 测定方法及其评价参见本章第三节胃癌的检验诊断。

3. CA-50 赵力威等报道，大肠癌组 CA-50 阳性率为 75%，大肠癌患者血清 CA-50 平均含量为（67.05±58.82）U/ml。CA-50 与 CEA 联合测定不仅可提高大肠癌的阳性诊断率，还可进行疗效观察及术后监测。

CA-50 测定方法及其评价参见本章第三节胃癌的检验诊断。

【检验综合应用评价】 大肠癌的诊断主要依靠大肠活检组织病理检查和肠镜检查；大肠血清肿瘤标志物是一类非器官特异性肿瘤相关抗原，其诊断特异性不强，但连续监测对疗效及预后判断有一定价值，联合检验可提高诊断特异性和灵敏度。晚期大肠癌患者的血红蛋白、红细胞计数、大便隐血试验可出现异常；腺瘤性息肉病基因、结肠癌突变基因、大肠癌缺陷基因等的检验诊断有助于大肠癌遗传学机制的研究。

（王瑜敏　陈民新　陈坛辋）

第二章

肝 脏 疾 病

第一节 肝脏疾病检验总论

　　肝脏是人体内最大的多功能实质性器官，已知其功能多达1500多种，它几乎参与体内一切物质的代谢，不仅在糖类、脂类、蛋白质、维生素和激素等代谢中有重要作用，而且还具有分泌、排泄和生物转化等重要功能，同时还具有调节机体血容量、维持体液平衡和免疫吞噬等作用。当肝脏发生病变时，可影响以上一种或多种功能，使血液、尿液和其他体液，尤其是血液的许多生物化学指标出现异常，通常称为肝功能检查异常。由于肝脏功能众多、特别是物质代谢功能强大，所以肝功能检查也非常多，这些检查在肝脏疾病诊断、病情监测、疗效观察、预后判断等方面发挥重要作用。不过，"肝功能检查"只是一种习惯称呼，其包括了真正的肝功能检查（即反映肝脏生理生化功能），还包括反映肝细胞损伤、纤维化和病因等的检验指标；而在后几类情况下，虽肝脏已处于异常状态，但有时肝脏功能并未受到损伤。

　　肝脏与体内其他器官有许多共性的代谢规律，肝功能检查异常结果与肝外器官疾病有相关或者重叠，即肝功能检查存在非特异性和假阳性问题。而且，肝脏的储备、代偿和再生能力很强，只有损害到了一定的程度，才能显示出相关检验结果异常，不同肝功能检验项目反映肝脏疾病的灵敏度不同。因此在分析和解释肝功能检查结果时必须加以注意。

我们可以将肝功能检查分为十类，以下分别加以概括性地介绍，其中每个检验指标在临床上的应用和具体的测定方法，将在各肝脏疾病的检验诊断中叙述。

一、反映肝脏合成物质功能的检验指标

（一）血清蛋白质

血浆内主要蛋白质几乎全部由肝脏合成，包括清蛋白、大部分 α 和 β 球蛋白，所以测定血浆（或血清）中这些蛋白质的浓度变化可以反映肝脏合成功能。血浆中蛋白质种类达数百种之多，大多数蛋白质的功能及其与疾病之间的关系尚不很清楚。不同蛋白质化学组成类似，都是由氨基酸组成的多肽链，测定各蛋白质浓度，多数需采用特异的抗血清做免疫化学法。许多血浆蛋白质浓度很低，其参考区间却较大，导致了个体中即使出现该蛋白质浓度变化，也难以被检测发现。因此，目前能用于反映肝脏蛋白质合成功能的血清蛋白质指标并不多，常用的是清蛋白、前清蛋白、假胆碱酯酶、卵磷脂胆固醇酰基转移酶。

1. 清蛋白（albumin，Alb） Alb 仅由肝脏合成，每天可合成 $11\sim14.7g$，其中 40% 存在于血液中，其余分布于各器官组织内和组织液中。肝细胞损伤时，Alb 的合成、细胞内运输和释放发生障碍，可引起血浆 Alb 减少。血浆 Alb 能很好地反映肝脏蛋白质合成功能，但因其半衰期较长（$17\sim21$ 天），所以主要作为慢性和严重肝病的肝功能指标，而不是反映急性肝病的良好指标。血清 Alb 浓度（$35\sim55g/L$）很高，占血清总蛋白的一半以上，可采用化学法测定，非常简便、价廉和准确，因而是肝脏疾病时最常测定的血清蛋白质。

2. 前清蛋白（prealbumin，PA） 血清 PA 浓度虽然较低（$0.15\sim0.36g/L$），但其半衰期（12 小时）比 Alb 短得多，因

此能灵敏地反映肝脏功能，在急性肝炎早期其血清浓度即可出现下降。PA需采用价格较高的免疫化学法测定，但由于目前多采用自动化仪器测定，方便快捷，因而易应用于临床。

3. 血清胆碱酯酶（serum cholinesterase，SChE） 人体内有两种胆碱酯酶，真胆碱酯酶为乙酰胆碱酯酶，存在于神经组织中，催化神经肌肉接头等部位的乙酰胆碱分解。假胆碱酯酶（pseudocholinesterase）可由肝脏合成后分泌到血液中发挥作用，又称为血清胆碱酯酶，可催化丁酰胆碱水解，其底物专一性不强。SChE活性能反映肝脏蛋白质合成能力，由于肝脏合成后立即释放到血浆中，故此酶活性降低常常反映肝脏受损，是评价肝细胞合成功能的灵敏指标，其下降程度与肝细胞损害程度相平行。轻症肝病活性可正常；中、重型肝病者，一般在病后一周该酶活性下降，较 Alb 敏感。血清 ALT、GGT、SChE 三种酶联合检验可作为肝脏疾病的过筛实验。统计资料表明，肝病患者中，GGT 和 ALT 增高者分别为 95％和 83％，SChE 改变占 74％（其中 63％下降，11％上升）；如果同时做 ALT、GGT、SChE 三种酶活性测定，肝病检出率可提高到 99％。由于此酶参考区间很宽，而个体酶活性很恒定，因此多次连续追踪测定，有较高临床价值。

利用其酶活性测定 SChE，为生物化学方法，相对免疫化学法简单和价廉，因而是常用的肝功能检验指标。

值得提出的是，人体有机磷农药中毒时，对两种胆碱酯酶都有很强且不可逆的抑制作用。乙酰胆碱酯酶被抑制导致乙酰胆碱在突触间隙积聚，长时间与胆碱能受体结合，造成神经-肌肉接头和副交感神经的兴奋性增高，出现肌肉震颤、多汗、流涎、瞳孔缩小等症状。而 SChE 也被抑制使其活性下降，故临床上可采用测定 SChE 来辅助诊断。

4. 卵磷脂胆固醇酰基转移酶（lecithin cholesterol acyltransferase，LCAT） LCAT 由肝脏合成后分泌到血液发挥其

功能，在血浆脂代谢中起重要作用。LCAT 半衰期为 3～4 天，急性肝炎发病后一周内，血浆 LCAT 可降低到正常一半以下；一个月后随着临床症状的改善，酶活性升至正常。文献报道，血清 LCAT 的主要价值在于鉴别急、慢性肝病引起的胆汁淤积和无肝损害的单纯性肝内胆汁淤积，前者酶活性降低，而后者多正常。测定 LCAT 采用与测定胆碱酯酶类似的酶活性测定法，但其测定方法学方面还存在某些问题，其临床应用尚较少。

5. 总蛋白（total protein，TP）　测定血清 TP 在反映肝脏疾病中作用并不大，因为肝脏疾病时 TP 可随 Alb 出现相应的浓度下降，但同时常有非肝脏合成的免疫球蛋白增多，综合结果导致 TP 浓度变化不大。在亚急性重型肝炎时，血清 TP 常减少，且随病情进展进行性降低。因此，肝脏疾病时如果血清 TP 进行性减少，应警惕肝坏死的可能；当 TP 60g/L 以下，往往预后不良。血清 TP 测定方法简单价廉且结果准确可靠，所以常与 Alb 同时测定。

6. 血清蛋白质电泳　在由数百种蛋白质组成的血浆总蛋白中，如按功能可将其分为营养修补类、运输载体类、凝血和纤溶类、免疫球蛋白与补体类等。通过醋酸纤维素薄膜电泳或琼脂糖凝胶电泳，则将血清蛋白质分为五类，可获得血清蛋白质概貌的电泳图谱。许多肝脏疾病时血清蛋白质电泳图谱发生变化，对疾病的诊断和监测具有一定的临床价值。

　（二）凝血和抗凝血功能检验

1. 凝血因子（coagulable factor，F）　迄今至少有 14 种，包括经典凝血因子 12 个和激肽系统的 2 个，肝脏能合成凝血系统中的大多数因子。FⅢ称组织因子，存在于全身组织中的糖蛋白，FⅣ是无机钙离子。FⅠ～FⅡ、FⅤ、FⅦ～FⅩⅢ，以及激肽释放酶原、高分子量激肽原均是由肝脏合成的蛋白质，并分泌于血液中发挥凝血功能；不过 FⅧ虽也能在肝脏合

成，但非其主要合成场所。F Ⅱ、Ⅶ、Ⅸ、Ⅹ是依赖维生素 K
的凝血因子；维生素 K 缺乏时，虽肝功能正常也不能合成具
有正常作用的这些因子。肝脏疾病时常发生凝血因子合成减
少，导致凝血功能障碍，使有关凝血功能的试验出现异常。凝
血功能试验异常程度，以及患者是否伴有出血倾向，与肝实质
损害的严重程度密切相关。

肝脏还合成能起抗凝作用的抗凝血酶、蛋白 C、蛋白 S、
α₁ 抗胰蛋白酶、α₂ 巨球蛋白等，能合成溶解纤维蛋白的主要
物质纤溶酶原，以及能合成纤溶抑制物包括纤溶酶原激活抑制
物-1（PAI-1）、α₂ 抗纤溶酶，肝病时可出现这些因子的合成减
少。若加上凝血因子以及抗凝因子消耗增加，则患者可并发弥
漫性血管内凝血（disseminated intravascular coagulation），
DIC）或原发性纤维蛋白溶解亢进，所以在严重肝病时可出现
凝血和抗凝血检验异常。

2. 肝病时常用的凝血和抗凝血功能检验指标 凝血酶原
时间（prothrombin time，PT）及其活动度（PTA，PT%）、
活化部分凝血活酶时间（activated partial thromboplastin
time，APTT）、血浆纤维蛋白原（fibrinogen，Fg）、凝血酶
时间（thrombin time，TT）、血小板计数（platelet count，
PC）、纤维蛋白原降解产物（fibrinogen degradation products，
FDP）和血浆硫酸鱼精蛋白副凝固试验（plasma protamine
paracoagulation test，3P 实验）等，这些指标测定以及凝血
因子的定量测定均能由自动血凝仪等较快捷地得出结果。轻症
肝病时部分患者出现维生素 K 依赖因子的减少，表现为 PT 延
长。因子Ⅶ的半衰期短，肝病时常首先出现减少。APTT 延
长提示肝脏蛋白合成功能障碍加重，以及其他维生素 K 依赖
因子的减少。Fg 为急性时相反应蛋白，轻症肝病时 Fg 可正常
或增加，当出现进行性肝功能衰竭时 Fg 下降。严重肝病或进
行性肝功能下降时 TT 延长。肝硬化等导致的脾功能亢进将使

血小板减少。肝病并发 DIC 时血小板和 Fg 明显减少、FDP 增加以及 3P 实验阳性。

（三）血清脂类

1. 肝脏在脂类代谢中的作用　该作用可概括为：①分泌胆汁，促进脂类的消化吸收；②合成胆固醇、甘油三酯、磷脂，并能合成和氧化脂肪酸；③合成血浆脂蛋白，极低密度脂蛋白（very low density lipoprotein，VLDL）由肝脏合成，初始的高密度脂蛋白（high density lipoprotein cholesterol，HDL）也来源于肝脏；④调节血浆脂蛋白代谢，包括肝脏能合成 LCAT、肝脂酶（hepaticlipase，HL）和胆固醇酯转运蛋白（cholesteryl ester transfer protein，CETP）等；⑤分解脂肪酸成为酮体。

2. 肝病时脂代谢的变化　虽然肝脏在脂类代谢中的作用非常重要且涉及面很广和复杂，但由于肝脏具有强大的储备功能，轻、中度肝脏疾病时常无明显的血清脂类异常，只有在肝实质细胞严重损害时，才出现异常。

（1）血清高密度脂蛋白胆固醇（high density lipoprotein cholesterol，HDL-C）下降：由于初生未成形的 HDL 由肝脏合成，肝功能严重下降时较容易发生。

（2）血清 VLDL 及其甘油三酯（triglyceride，TG）减少：空腹血清中的 TG 主要存在于 VLDL 中，肝脏能接受来自于肝外组织尤其是脂肪组织分解的脂肪酸，将脂肪酸合成为 TG，并与肝脏合成的载脂蛋白 B100（apolipoprotein B100，ApoB100）等成分一起组成 VLDL 颗粒，分泌到血浆中，以提供给身体其他组织作为能量利用。当肝功能严重受损时，肝脏合成 TG 和 VLDL 减少，使血清中浓度下降。

（3）血清总胆固醇（total cholesterol，TC）下降：在极严重肝病时可发生。血浆 TC 包括游离胆固醇（free cholesterol，FC）和胆固醇酯（cholesterol ester，CE），其中 2/3 是

CE。LCAT 能将血浆 HDL 中的 FC 转变为 CE，并使 HDL 继续从肝外组织中获得 FC 及不断地转变为 CE；而 HDL 中 CE 在 CETP 作用下可转移到低密度脂蛋白（low density lipoprotein，LDL）和极低密度脂蛋白（very low density lipoprotein，VLDL）中。当肝细胞损害时，一方面因 LCAT 合成量下降，FC 转变为 CE 减少，并使 HDL 继续获得 FC 减少；而 CETP 减少使 LDL 等接受 CE 减少，因此，导致血浆中 TC 浓度下降。另一方面，肝脏的胆固醇合成量占全身的 3/4，肝细胞严重损伤时胆固醇合成减少。所以，肝细胞损害时可出现血清 TC 和 HDL-C 下降。但由于不同个体在健康状态或肝脏疾病前其 TC 浓度差异很大，又由于肝脏的强大代偿能力，所以通常只有在肝功能严重损害时才显示明显的 TC 和 HDL-C 下降；而发现这两者在病程中下降，则提示肝功能已到非常低下的程度。

然而，在某些肝病时，血浆脂类发生的变化与上述改变不同，如由营养过剩引起的脂肪肝，在肝功能严重损害前，血清 TG 常明显增高，半数患者 TC 也增高，HDL 则随 TG 的增高而下降。肝内外胆汁淤积时，由于胆汁排出障碍，导致胆汁中胆固醇排出受阻，血清胆固醇浓度往往增高；并可在血清中出现脂蛋白 X，这是一种含有磷脂、胆固醇并与清蛋白、胆汁酸和其他载体蛋白结合的异常脂蛋白。

二、反映肝脏转运有机阴离子能力的检验指标

肝脏担负着转运和处理有机阴离子的功能，肝功能异常时，无论是内源性阴离子如胆红素、胆汁酸，或是输注的外源性阴离子色素如吲哚氰绿，均可发生代谢异常或滞留在血液中。因此，血清胆红素和胆汁酸浓度，以及外源性色素转运和排泄试验，也是反映肝功能的检查项目。血清胆红素是临床上最常用的肝功能指标，但反映肝脏疾病的敏感度不高。因此，

临床上致力于发展敏感而特异的肝脏转运和（或）排泄功能试验，包括血清胆汁酸测定和色素清除试验。

（一）血清胆红素

胆红素（bilirubin，Bil）主要由衰老红细胞中血红蛋白崩解产生的血红素代谢转化而来，少数来自于骨髓中未成熟而破坏的红细胞中血红素、以及全身各组织线粒体细胞色素中血红素。血红素在单核-吞噬细胞系统中经胆绿素转变为胆红素，这种游离胆红素呈脂溶性，在血液中与 Alb 或 α_1 球蛋白（以 Alb 为主）进行可逆性非共价结合后，才能在血液循环中转运；同时这种结合又限制了胆红素自由透过各种生物膜，包括血-脑脊液屏障，使其不致对组织细胞发生毒性反应。正常人每升血浆的蛋白能结合 $340\sim430\mu mol$ 胆红素，而正常人血浆胆红素浓度仅 $1.7\sim17.1\mu mol/L$，所以与胆红素结合的潜力很大。但胆红素为有机阴离子，其他有机阴离子如脂肪酸、胆汁酸、水杨酸、磺胺类等，可与胆红素竞争与 Alb 的结合，而使胆红素游离出来，增加其透入细胞的可能性。血浆 Alb 减少，也使其对胆红素的结合能力下降。

1. 胆红素的正常代谢　血中未被肝脏处理之前的胆红素称未结合胆红素（unconjugated bilirubin，UB）（虽然与血浆 Alb 等结合），这些胆红素能被肝脏摄取，然后在肝细胞内质网中与葡萄糖醛酸结合，生成胆红素单葡萄糖醛酸酯和胆红素双葡萄糖醛酸酯，两者称为结合胆红素（conjugated bilirubin，CB）；然后被肝细胞分泌入毛细胆管，随胆汁排出进入十二指肠。在小肠上段的碱性 pH 条件下，结合胆红素由细菌的 β-葡萄糖醛酸苷酶作用，大部分被水解脱下葡萄糖醛酸，转变成未结合胆红素，然后经肠道厌氧菌还原，生成胆素原。80%～90%的胆素原以原形或其氧化产物胆素形式从粪便排出，成为粪便中的胆素原或胆素。至此肝脏基本完成对胆红素的转化和排泄功能。10%～20%的胆素原被肠黏膜细胞重吸收，经门静脉被肝脏重新摄取，其中大部分以原形再排入胆道，构成"胆素原的肠肝循环"，2％～5％逃逸肝的摄取，进入体循环由肾排出，成为尿液中的胆素原，被空气氧化后成为尿胆素。正常情况下，血清中总胆红素仅 1.7～17.1μmol/L，其中主要为未结合胆红素，结合胆红素仅 1.7μmol/L 以下；尿液中无胆红素，但尿胆原含量较多，定性呈阳性。

2. 胆红素的异常代谢

（1）肝内外胆汁淤积：①由于结合胆红素不能从肝细胞和胆管排出，便逆流入血，导致血清结合胆红素明显增高；②若肝脏转化胆红素的能力尚好，则血清未结合胆红素仅轻度增高；③肠道中胆素原减少或消失，随之胆素原肠肝循环减少，进入体循环更是极少，故尿液中尿胆原减少；④由于血液中结合胆红素可经肾脏排出，因而尿中出现胆红素。

（2）肝细胞损害：①若肝细胞摄取和转化胆红素障碍为主，则血清未结合胆红素增高为主。②若肝脏损害以胆汁排出障碍为主，则血清结合胆红素增高更明显。③通常血清未结合胆红素和结合胆红素均有不同程度的增高，且尿中出现胆红素。④尿中胆素原变化不定，若以排出障碍为主，尿液中尿胆原减少；若肝细胞摄取和转化胆红素障碍为主，则虽然肠道胆素原减少、胆素原由肠道重吸收减少，但因肝细胞重摄取由门静脉而来的胆素原能力下降，胆素原进入体循环增多而致尿中尿胆原反而增加。

3. 血清胆红素测定方法　目前临床上血清胆红素指标包括总胆红素（total bilirubin，TB）、直接胆红素（direct bilirubin，DBil）和间接胆红素（indirect bilirubin，IBil），TB 和 DBil 由直接测定得到，IBil 由 TB 减去 DBil 得到。

结合胆红素（CB）能直接与重氮试剂反应，生成有色的偶氮胆红素，因此称为直接反应胆红素即 DBil。而分子内存在氢键的未结合胆红素，则由能打开其氢键的试剂如甲醇或二甲亚砜或咖啡因-苯甲酸-醋酸三联剂作用后，才能与重氮试剂反应，因此称为间接反应胆红素即 IBil。DBil 相当于结合胆红素含量，但不完全相等。正常血清内有胆汁酸盐、尿素、枸橼酸等存在，可促使少量的未结合胆红素与重氮试剂直接反应；另外，肾脏和肠黏膜能将未结合胆红素转化为不属于葡萄糖醛酸化合物的结合胆红素，此种胆红素也与重氮试剂呈直接反应。因此，DBil 的参考值为 $0\sim5.1\mu mol/L$，比血清中真正的结合胆红素高。所以，目前临床上测定血清 CB 的方法包括各种重氮试剂法和胆红素氧化法等，均只能测定 DBil，检验报告单上应写直接胆红素（DBil）和间接胆红素（IBil），而不宜报告为结合胆红素（CB）和未结合胆红素（UB）。

4. 血清 δ-胆红素　血清中一部分胆红素与清蛋白共价结合，称为 δ-胆红素，在重氮法和氧化法中也被作为 DBil 测定，只有采用高效液相色谱法（HPLC）才能分离和测定 δ-胆红素。HPLC 法能同时分离和测定出未结合胆红素（α-胆红素）、胆红素单葡萄糖醛酸酯（β-胆红素）、胆红素双葡萄糖醛酸酯（γ-胆红素）和 δ-胆红素。由于临床常规测定方法将 δ-胆红素归入了 DBil，可对病情判断带来困难：胆汁淤积和肝脏疾病已进入恢复期，其他指标可能已恢复正常，但血清 DBil 却仍较高。原因是 δ-胆红素与清蛋白共价结合，不易从肾脏排出，在血中清除时间接近于清蛋白的半衰期（17～21 天），而不是相当于胆红素的半衰期（约 4 小时），以致其血清浓度下降比预期为慢。由此可见，最好是直接测定血清中真正的 CB。国外已建立 Ektachem 法测定 CB，其试剂已进入我国市场，但价格较高。

（二）血清胆汁酸

1. 胆汁酸（bile acid，BA）代谢　BA 由肝脏合成，餐后随胆汁排入肠道促进脂类的消化和吸收，之后，大于 90% 的胆汁酸由肠黏膜重吸收，经门静脉被肝脏重新摄取。这个过程称为胆汁酸的肠肝循环，每次餐后进行 2～3 次。体内总胆汁酸量为 3～4g，每天进行 6 次以上的肠肝循环，肝脏的胆汁酸负荷（每天 18～24g）远远高于胆红素（每天肝处理的胆红素不足 300mg）。

2. 反映肝损伤和胆汁淤积

（1）肝功能受损：将导致肝脏对肠肝循环中胆汁酸重摄取明显减少，胆汁酸逃逸而进入体循环，使血清总胆汁酸（total bile acid，TBA）明显增高。对于急性病毒性肝炎和活动性慢性肝炎患者，其增高常先于氨基转移酶。对于轻型或斑块状肝细胞损伤，如脂肪肝或轻度慢性肝炎时，血清 TBA 不如氨基转移酶敏感，这是由于轻度肝损害不足以影响肝转运功能；但在严重肝实质性疾病如肝硬化时，血清 TBA 的敏感度则高于氨基转移酶。

（2）胆汁排泄不畅：胆汁酸从胆管系统反流入肝血窦，则导致血清 TBA 显著增高。在肝外胆道梗阻时增高最显著。在胆汁淤积性肝病，尤其是原发性胆汁性肝硬化和原发性硬化性胆管炎时，常明显增高。

血清 TBA 比血清胆红素灵敏得多。肝胆疾病患者胆红素增高者，几乎均同时有 TBA 增高，后者正常提示黄疸不是由肝胆疾病所引起；而 TBA 增高者，胆红素则不一定增高。有人将血清胆红素和胆汁酸对肝脏疾病的诊断价值，比拟为肾脏疾病时血清尿素和肌酐的变化。血清胆红素如同血清尿素，受其生成率、器官灌注等因素影响，因此不一定反映排泄它的器官功能；而血清胆汁酸完全由肝脏合成和排出，其临床价值与血清肌酐相似，能更特异地反映排泄它的器官功能。但若肝病伴有胆囊和肠功能障碍时，往往影响血清胆汁酸的临床应用价值。

（3）空腹血清 TBA 不如餐后血清 TBA 灵敏：因为餐后储存于胆囊的胆汁酸排入肠道，并进行肠肝循环，此时胆道系统和门脉系统有更高浓度的胆汁酸，所以更能反映胆道梗阻的存在或肝细胞重摄取能力，相当于胆汁酸负荷试验。有人认为餐后血清 TBA 对各种肝病的诊断敏感度和特异度高达 100%，而同时测定空腹血清 TBA 则有 40% 的患者在参考区间。

3. 血清 TBA 测定方法　采用生物化学方法即酶法。因正常人血清 TBA 浓度仅为 $10\mu mol/L$ 以下，因此需要高灵敏度的测定方法。早年的单酶法测定灵敏度和特异性均不高，使测定结果不佳，大大影响了其在临床上的应用效果。近年来国内已较多地采用灵敏度更高的酶循环法，使测定结果的准确度大大提高。

（三）吲哚氰绿廓清试验

吲哚氰绿（indocyanine，ICG）为外源性水溶性三碳青染料，无毒性。注射到血中后，与血清清蛋白和 α 脂蛋白相结合，分布于全身血管中，然后选择性地被肝细胞迅速摄取，不经肝内生物转化作用，也不参与肠肝循环，逐渐排入胆汁中，以原形排泄。静脉注射的 ICG 几乎全部被肝摄取，肝是清除 ICG 的唯一场所，肝外转运可忽略不计。

1. 吲哚氰绿廓清试验　注射 ICG 15 分钟后，检测血中 ICG 的滞留率，以 $R_{15}ICG$ 表示。ICG 从血液循环中清除的速度很快，注入后 5 分钟内即有 50% 消失。15 分钟后，在 805nm 直接测定，血中应检测不到 ICG。常规 ICG 滞留率测定采用 0.5mg/kg 的剂量，事实上远低于肝对 ICG 的饱和排泄能力，不能敏感地反映肝功能异常。因此，有学者主张采用提高 ICG 剂量做 $R_{15}ICG$。如患者有肝损害的临床证据，应给予 0.5mg/kg 的剂量，若患者无肝病征象，则应给予 5mg/kg 的剂量。

2. 临床意义　ICG 排泄率取决于肝脏的摄取和排泄功能，是敏感度和特异度都较好的肝功能检查，当肝脏功能下降时，$R_{15}ICG$ 便可能增高。有人认为 ICG 试验对无黄疸型肝炎、隐匿型或非活动性肝硬化的诊断较灵敏。但脂肪肝时 $R_{15}ICG$ 结果往往正常，只有在肝内脂肪超过 50％时，$R_{15}ICG$ 可显示轻度异常。

过去，肝脏的外源性色素排泄试验还有溴磺酞钠（sulfobromophthalein sodium，BSP），但若 BSP 注射至血管外，则有刺激性，可发生局部刺激、组织坏死和过敏等副作用，我国国家卫生和计划生育委员会已于 1992 年明文规定淘汰 BSP 试验。而 ICG 较 BSP 试验安全，有学者报道在 538 例中仅有 13 例（1.68％）发生恶心、呕吐、头痛、血管痛、荨麻疹等。

三、反映肝脏氨基酸代谢能力的检验指标

体内氨基酸主要用于合成蛋白质。氨基酸也可经转氨基和脱氨基作用分解成为 α-酮酸和氨，前者可进入三羧酸循环氧化成二氧化碳和水，并释放能量。正常情况下肝脏是发挥转氨基和脱氨基作用的重要器官，肝脏有很强的丙氨酸氨基转移酶、天冬氨酸氨基转移酶和谷氨酸脱氢酶活性，三者联合作用可将许多氨基酸中的氨基脱去，产生代谢废物氨（ammonia，NH_3）。

（一）血氨

氨基酸分解产生的氨、由肠道吸收而来的氨和肾脏中产生的氨，对机体都是一种有毒的物质，特别是对神经系统有害，必须及时转变成无毒性或毒性较小的物质，再被排出体外。体内氨的主要去路是在肝脏经鸟氨酸循环合成尿素，再经肾脏随尿液排出。一部分氨也可用以合成氨基酸及某些含氮物质，如嘌呤及嘧啶化合物等；另一部分则储存为谷氨酰胺及天冬酰胺；肾脏中产生的氨可以中和酸而直接被排出体外。肝功能不全时，鸟氨酸循环障碍，氨转变为尿素减少，或由于门-体静脉短路，由肠道来源的氨直接进入体循环，从而引起血氨增高。

血 NH_3 浓度主要用以评估是否存在严重肝损害及其预后。一般肝炎患者血 NH_3 正常或轻微增高，在重症肝病患者，尤其是肝性脑病时血氨可显著增高。但不同肝性脑病患者因脑病发病机制不同，血 NH_3 变化也有较大差异。例如在肝硬化、尤其是具有良好门-体侧支循环的患者发生肝性脑病时，血 NH_3 往往明显增高，称为氨性肝性脑病，血 NH_3 水平与昏迷程度和脑电图上慢波的改变呈正相关。而在急性肝衰竭患者，尽管肝细胞坏死可致肝清除血 NH_3 能力大为降低，但其脑病的发生主要与神经介质的失常以及糖、电解质代谢紊乱有关，往往在血 NH_3 明显增高前已陷入深度昏迷，所以称为非氨性肝性脑病；对这种患者，血 NH_3 测定就不能作为诊断肝性脑病的主要依据。

血 NH_3 测定目前主要采用酶法或干片试剂法。干试剂法为单个测试形式，特别适用于像血 NH_3 这样较少检测、但需要急诊检测的指标。

（二）血清支链氨基酸/芳香族氨基酸比值

芳香族氨基酸（aromatic amino acids，AAA）包括苯丙氨酸、酪氨酸和色氨酸，主要在肝脏进行分解和利用，而支链氨基酸（branch-chain amino acids，BCAA）主要由肌肉组织代谢，当肝脏功能严重损伤时，可出现血清支/芳比值（BCAA/AAA 比值）的下降，可能比常规肝功能检查更有助于判断肝病患者的预后。正常人支/芳比值为 3.5 ± 0.4，比值越低，预后越严重；慢性肝病患者如果比值持续正常，可以排除肝硬化。慢性肝病并发肝性脑病患者，芳香族氨基酸增多，其中苯丙氨酸几乎达正常的 3 倍，酪氨酸也明显增高，色氨酸轻度增高；支链氨基酸包括亮氨酸、缬氨酸和异亮氨酸则减少，其原因可能由于肝损害使胰岛素降解减少而出现高胰岛素血症，使肌肉、脂肪组织摄取和利用这些氨基酸增多。急性重型肝炎患者芳香族氨基酸明显增多，但支链氨基酸往往正常。

支/芳比值测定需将血清中各种氨基酸分别检测，必须使用氨基酸分析仪，或采用聚氨酰薄膜双向层析法分离后检测，较为麻烦，临床上开展并不多。

四、反映肝免疫调节功能的免疫球蛋白

1. 肝免疫调节功能　来自胃肠道的抗原性物质，其中大分子物质经肠系膜淋巴系统，小分子物质经肠系膜静脉进入门静脉，故肝脏可从门静脉中直接接受来自肠道的抗原，并起着肠道与体循环之间的过滤器作用。肝窦内大量的 Kupffer 细胞属单核吞噬细胞，其功能与脾脏及淋巴结内的单核吞噬细胞不同，后者吞噬抗原物质起着处理、暴露及呈递抗原作用，从而使抗原物质的免疫原性增强。而肝脏吞噬细胞对摄入的抗原物质具有灭活作用，使其丧失抗原活性。若抗原进入肝脏内未经其吞噬细胞灭活或未完全灭活，大量进入脾脏，经脾脏吞噬细胞处理，将会促进免疫应答作用，主要是对体液免疫应答增强，特别是对不依赖胸腺的抗原物质的应答最为明显，所以出现血清免疫球蛋白（immunoglobulin，Ig）浓度增高。肝脏疾病时出现的 Ig 增高，除由 Kupffer 细胞功能障碍引起外，还与特异性抗病毒抗体的增高有关。

2. 免疫球蛋白　IgG 是体液免疫反应的主要免疫球蛋白，全身 IgG 有 40%～50% 分布于血清中，其余在组织液中。血清 IgG 浓度占所有 Ig 的 70%～80%。IgG 对各种细菌、病毒、细菌毒素等均有不同程度的免疫活性，是人体最主要的抗感染抗体。IgA 有单体、双体和三体等形式，血清型 IgA 主要是单体，占血清总 Ig 的 10%～20%；在分泌液中主要是双体，称分泌型 IgA（SIgA）。IgM 是在种系发生、个体发育过程中以及与抗原初次接触后最早出现的免疫球蛋白。

3. 肝病时免疫球蛋白的变化　体液免疫应答除了出现量的改变外，同时还有质的改变。正常人继发性应答的抗体

90％以上是 IgG 型抗体；而原发性胆汁性肝硬化（primary biliary cirrhosis，PBC）、活动性慢性肝炎和酒精性肝硬化患者 IgM 型抗体的百分率明显增加，这与 IgG 抗体的免疫应答演化过程相对缺陷及 T 细胞的阀门功能缺陷有关。血清各型 Ig 测定对于肝病诊断有一定意义，急性甲型肝炎时往往有 IgM 增高，活动性慢性肝炎及肝硬化时 IgG、IgA 或 IgM 增高，PBC 时 IgM 明显增高，酒精性肝病时 IgA 增高（表 2-1）。

表 2-1　各种肝病的血清免疫球蛋白变化

	急性肝炎	活动性慢性肝炎	肝炎后肝硬化	原发性胆汁性肝硬化	酒精性肝病
IgG	－	↑	↑↑	↑	－
IgM	↑↑	↑	↑↑	↑↑	－
IgA	－	↑	－	－	↑↑

注：－ 代表不变；↑代表轻度增加；↑↑代表明显增加

4. 血清免疫球蛋白的测定方法

（1）血清各种 Ig 测定：通常采用免疫比浊法，特定蛋白分析仪上可做散射比浊法，比用自动生化分析仪做透射比浊法，较为准确和精密，也较少受交叉污染影响，结果更可靠。

（2）血清蛋白电泳：血清蛋白电泳是医院检验科很常用的检验项目，通常报告各区带蛋白质的百分含量，其中 γ-球蛋白基本上是 Ig，肝损害时血清 γ-球蛋白增高，提示 Kupffer 细胞功能下降，肝免疫监护功能不健全。慢性肝病时可出现清蛋白减少和 γ-球蛋白增高，随访监测对疾病进程的判断价值较大。

五、反映肝脏药物代谢功能的试验

肝脏对物质包括药物的清除率，与肝血流量和肝对物质的摄取率（ER）成正比。根据 ER，可将肝脏药物代谢功能试验分为高（ER 0.7～1.0）、中（ER 0.2～0.7）和低（ER ＜

0.2）三种。高摄取率物质通过肝脏时可被瞬间清除，其肝清除率受肝血流量的影响较大，称流量限定性物质，如吲哚氰绿等；低摄取率物质不易受肝血流量影响，肝对其清除主要取决于肝脏的生物转化功能，称为能力限定性物质，如氨基比林等。根据肝脏对药物等物质清除原理设计的肝功能检查，可较好地定量估测肝细胞损害程度和功能性肝细胞总数，对慢性肝病患者预后的评价以及同种原位肝移植供、受体功能的估计，有一定的价值，故被称为定量肝功能检查，吲哚氰绿廓清试验也属于此类试验。

安替比林血浆清除率和^{14}C 氨基比林呼气试验反映肝功能可能较为敏感，在慢性肝病时比血清 Alb 降低更有价值，与PT 的敏感度接近。但总的来说，由于肝微粒体药物代谢仅在严重的急、慢性肝病时才受累，因而它们的敏感度与一些常规的肝功能检查相比并无很大的优势；而且，作为外源性物质，存在单一药物试验的个体间差异和不同药物试验的个体内差异，给结果判断造成困难。目前的研究趋势是利用这些试验作为严重肝病预后估计的非侵袭性指标，并可用于判断和决定肝移植的最适时机。

其他反映肝脏药物代谢功能的试验包括半乳糖廓清试验、静脉色氨酸耐量试验、利多卡因代谢试验等，对肝脏疾病的临床价值与上述两项试验类似或部分类似，在临床上尚少采用。

六、反映肝细胞损害的血清酶

酶由活细胞产生，体内几乎所有的代谢反应都在不同的酶催化下进行，随着细胞的代谢更新，有少量酶释入血液。当炎症、缺血/缺氧、能源供应缺乏、坏死和创伤时，因细胞膜通透性增加或细胞破裂，可有大量细胞酶释放到血液中。按细胞损伤的程度不同，除胞质外还有微粒体和线粒体等细胞器中的酶也可释放。释放到血液的酶量多少或活性高低，除了与组织损伤程度有关外，还与组织的结构特点、细胞内外酶浓度的差异、酶分子量大小以及血液中酶被清除的快慢有关。

肝脏是体内代谢最旺盛的器官，肝细胞除了具备一般细胞所共有的代谢反应外，还具有一些特殊的代谢反应。肝血窦缺乏完整的内皮细胞层，肝细胞通过狄氏间隙直接和血液相接触，已知狄氏间隙的表面积高达 $600m^2$，为人体肺脏表面积的7倍，因此即使轻微的肝细胞病变，细胞中的酶也很容易释放到肝血液中，并很快分布到全身。因此，在肝脏疾病时，血浆中可出现很多酶浓度增高，而且其中有些酶具有肝器官专一性。

人体其他器官例如肌肉、肾脏也含有大量酶，肾脏中 γ-谷氨酰基转移酶含量甚至是各组织的 25 倍，但这些器官病变时，细胞中酶不是直接释放入血液，而是先释放入组织液或肾小管中，然后通过毛细血管内皮（已知骨骼肌中毛细血管通透性很低）或者淋巴系统才能进入血液。所以这些器官病变时血中酶增高较慢且不明显，而且因为大分子酶不能通过毛细血管壁，所以增高的往往是分子量较小的酶。

1. 丙氨酸氨基转移酶（alanine aminotransferase，ALT）和天冬氨酸氨基转移酶（aspartate aminotransferase，AST）用来诊断肝脏疾病的酶不只几十种，其中应用最广泛的是ALT 和 AST，两者并不是肝脏专一酶，其在人体各组织中的活性如表 2-2 所示。

表 2-2　人体各组织中氨基转移酶的活性

组织	卡门氏活性单位/每克湿组织	
	AST	ALT
心脏	156 000	7100
肝脏	142 000	44 000
骨骼肌	99 000	4800
肾脏	91 000	19 000

续表

组织	卡门氏活性单位/每克湿组织	
	AST	ALT
胰腺	28 000	2000
脾脏	14 000	1200
肺	10 000	700
红细胞	300	100

由表 2-2 可见，各组织中 AST 的活性均显著高于 ALT，AST 以心脏而非肝脏中最高，而 ALT 的活性以肝脏中最高，故 ALT 的器官专一性高于 AST。氨基转移酶是急性肝炎黄疸前期最早出现的异常检验指标，黄疸型肝炎和无黄疸型肝炎的阳性率分别约 100% 和 80%；中毒性肝炎、酒精性肝炎时其增高也可出现在临床症状和其他肝功能检查异常之前。故 ALT、AST 是肝细胞损伤最敏感的指标之一。肝炎恢复期，ALT、AST 也随之恢复正常，如出现波动或持续下降，说明病情尚未稳定或有转为慢性的可能；一般情况下，氨基转移酶活性增高的幅度与病情轻重呈正相关，各种肝脏疾病时血清 ALT、AST 的活性如表 2-3 所示。

表 2-3 血清 AST、ALT 的参考区间和肝病时变化（U/L）

疾 病	AST	ALT	AST/ALT
参考区间	4~50	2~40	1. 15
急性肝炎	200~3000	200~3000	<1
慢性肝炎	20~300	20~300	$\leqslant 1$
肝硬化	20~300	20~300	>1
酒精性肝炎	200~2000	200~2000	>1
肝癌	40~300	30~200	>1
脂肪肝	40~200	30~200	不定
阻塞性黄疸	20~300	20~300	不定

血清 AST/ALT 比值对肝病有一定的临床价值，ALT 主要存在于细胞质，AST 则有一半以上存在于线粒体内，另外 ALT 在血中的半衰期高于 AST 3 倍。在典型急性肝炎患者血清 ALT 活性不仅升得高并且持续时间长，在急性肝炎病程的第 1、2、3 和 4 周，该比值分别为 0.7、0.5、0.3 和 0.2。在慢性肝炎和肝硬化时，由于细胞进一步坏死，AST 增高程度可超过 ALT，该比值可大于 1，酒精性肝病尤其酒精性肝硬化时比值可达 3.0。此外，ALT 和 AST 活性增高也见于非肝病，如肝外胆道梗阻、心肌梗死、肌肉疾病以及影响肝脏的传染病，如流行性出血热、传染性单核细胞增多症等。

2. γ-谷氨酰基转移酶（γ-glutamyl transferase，GGT）主要分布于肾、胰、肝、肠、脑等，以肾组织中含量最高。在细胞中 GGT 有膜结合型和可溶性两种，可溶性 GGT 存在于细胞质中。膜结合型 GGT 存在于具有分泌和吸收功能的细胞膜等膜结构上，主要参与谷胱甘肽的代谢，在肾组织位于近曲小管细胞刷状缘。肝脏内 GGT 包括肝毛细胆管的膜结合型和肝细胞质内的可溶性两种，血清 GGT 主要来源于肝细胞的可溶性 GGT。血清 GGT 主要用于肝胆疾病的诊断，在大多数中毒性肝病时 GGT 敏感度往往高于氨基转移酶，如酒精性脂肪肝患者血清 GGT 常显著增高。血清 GGT 增高还见于药物的诱导作用、肝脏慢性淤血等。常饮酒者血清 GGT 比不饮酒者要高。

3. 乳酸脱氢酶（lactic dehydrogenase，LDH） 是糖酵解途径中的重要酶，几乎存在于身体各组织中，人体以肾内含量最高，其次含量顺序为心肌、骨骼肌、肝脏、红细胞。正常血清中 LDH 含量很低，组织内活性为血清中的 500～1000 倍，红细胞内活性也相当于血清的 100 倍。所以只要有少量的组织损伤就可使血清 LDH 活性增高。血清 LDH 测定可作为诊断急性心肌梗死的指标，对肝脏疾病的诊断也具有一定的参考价值，在肺梗死、充血性心力衰竭、心肌炎、骨骼肌疾病、肾脏疾病等均可有一定程度的增高。

4. 谷氨酸脱氢酶（glutamate dehydrogenase，GLDH）以肝脏含量最为丰富，其次为心肌、肾、胰等，含锌，存在于线粒体酶基质及其内膜中。在肝脏集中分布于肝小叶的中央区域，在氨基酸的分解与合成代谢中发挥重要作用。正常人血清中 GLDH 酶活性极低，在不侵犯线粒体的肝细胞损伤如急性肝炎时，GLDH 向外释放较少，血清中该酶活性多正常或轻度增高。当肝细胞坏死时，线粒体受损而释放出大量 GLDH，血清中该酶活性显著增高。所以 GLDH 是检测线粒体受损程度的指标，也是肝小叶中央区坏死的指标，见于中毒性包括药物性肝病等，此时 GLDH 活性增高的倍数可能超过氨基转移酶，而在病毒性肝炎时血清氨基转移酶增高甚于 GLDH。GLDH 在体内半衰期为 16 小时，动态监测血清 GLDH 活性是疗效、预后判定的重要指标，当病情得到良好控制或改善后 GLDH 活性随即降低，而持续高水平提示肝细胞线粒体持续破坏，如果后期活性急剧下降，提示肝细胞损伤殆尽，预后不良。

5. 腺苷脱氨酶（adenosine deaminase，ADA）　广泛存在于人体各组织中，尤以小肠、肝、脾最多，在核酸代谢中起重要作用。一般认为 ADA 活性是反映肝损伤的敏感指标，其对急性肝炎的诊断意义与 ALT 相似，且因该酶分子量小（31~35kD），在肝细胞轻微受损后较 ALT 更易进入血液，对反映急性肝损害的残存病变和慢性肝损害比 ALT 为优；活动性慢性肝炎和肝硬化血清 ADA 常持久维持在高水平状态，而此时 ALT 和 AST 则表现无一定规律性。然而在实际工作中未明显见到血清 ADA 的上述价值，目前临床上测定 ADA 尤其是胸腹水 ADA，主要用于结核性疾病的诊断和监测中。

6. 异柠檬酸脱氢酶（isocitrate dehydrogenase，ICD）　在

急性病毒性肝炎时血清 ICD 可增至 10～40 倍，慢性肝炎时中度增高，可持续较久；中毒性肝炎时一般增高 3～8 倍，可藉以鉴别；肝癌、胆道梗阻和肝硬化也可中度或轻度增高。心肌梗死时 ICD 并不增高，故特异度略优于氨基转移酶。

7. 乙醇脱氢酶（alcohol dehydrogenase，ADH）、山梨醇脱氢酶（sorbitol dehydrogenase，SDH）、鸟氨酸氨基甲酰转移酶（ornithine transcarbamylase，OCT）、鸟嘌呤脱氨酶（guanase deaminase，GDA）、精氨酸代琥珀酸裂解酶（argini-nosuccinate lyase，ASAL）等主要存在于肝脏中，其他组织含量很少或缺如，故血清中这些酶活性的改变主要反映肝脏疾病。然而这些酶虽然专一性好，对肝脏疾病诊断的特异度比氨基转移酶高，但其敏感度一般均不如氨基转移酶，这可能与其在肝脏中的含量不如氨基转移酶丰富有关。

目前血清酶含量测定基本上采用测定其酶活性的方法，而且自动生化分析仪的使用已非常普及，使酶活性能采用连续监测法，其测定结果较传统的手工比色法准确和精密得多。常用血清酶如 ALT、AST、GGT、LDH 等已具备国际上可溯源的校准品，使其测定结果更加准确，并为实验室间结果的可比性提供了基础条件。GLDH、ADA 等酶活性尚无校准品，需采用计算因子得到酶活性结果，不同实验室测定结果的一致性较差。而 ICD、ADH、SDH、OCT、GDA、ASAL 等在临床上尚较少应用。

七、反映胆汁淤积的检验指标

胆汁淤积时，除血清胆红素和总胆汁酸明显增高外，一些血清酶活性增高也具有较好的临床价值，包括碱性磷酸酶（alkaline phosphate，ALP）、GGT、5′-核苷酸酶（5′-nucle-otidase，5′-NT）和亮氨酸氨基肽酶（leucine aminopeptidase，LAP）等。但通常在肝内与肝外胆汁淤积时这些酶均增高，只是后者一般更高,这时可借助血清氨基转移酶等是否增高来鉴别。ALP 在这些酶中敏感度较高,但其特异度稍差,因其在骨病时也增高,这时可利用其他三种酶来鉴别。$5'$-NT 在肝细胞性黄疸仅轻度增高,LAP 在肝细胞疾病时增高率较 $5'$-NT 稍高,而在胆汁淤积时不如后者敏感。

八、反映肝纤维化的检验指标

(一) 肝纤维化发生机制

肝纤维化 (liver fibrosis) 是指肝脏纤维结缔组织的过度沉积,是纤维增生和纤维分解不平衡的结果。纤维增生是由于各种细胞外基质合成增加,纤维分解是对细胞外基质的降解。纤维增生是机体对于损伤的一种修复反应,一旦有害因素去除、细胞外基质成分得到恢复则纤维增生停止。细胞外基质 (extracellular matrix, ECM) 主要包括胶原、非胶原糖蛋白、蛋白多糖及弹性硬蛋白,其间还含有间质金属蛋白酶 (matrix metalloproteinase, MMP)、金属蛋白酶组织抑制物 (issue inhibitor of metalloproteinases, TIMP)、基质黏附分子,以及与间质大分子结合的各种生长因子和细胞因子。肝脏的胶原包括纤维性胶原Ⅰ、Ⅲ、Ⅴ、Ⅵ型和主要分布于肝血窦内皮下的基底膜性胶原即Ⅳ型胶原。正常人肝脏的胶原含量约为 5.5mg/g 湿肝重, Ⅰ/Ⅲ型胶原比值为 1:1,各占 33% 左右。非胶原糖蛋白有层连蛋白 (laminin, Lam) 等,它和Ⅳ型胶原一起构成基底膜的主要成分。透明质酸 (hyaluronic acid, HA) 是多糖类物质,它与胶原一起分布于细胞外基质和基底膜上。肝脏中胶原及其他细胞外基质主要由肝脏星状细胞产生,肝实质细胞损伤时,肝细胞、内皮细胞、Kupffer 细胞及血小板均可通过旁分泌作用激活星状细胞。被激活的星状细胞称为肌成纤维细胞,后者不仅继续受旁分泌途径的调控,而且能够通过自分泌效应维持和扩展其激活状态,其结果是星状细胞大量增殖、活化，并产生大量细胞外基质，而对细胞外基质的降解相对或绝对不足，最终导致肝脏纤维化。促进肝纤维增生的细胞因子主要有转化生长因子 β（TGF-β）和肿瘤坏死因子（TNF-α）等。

急性或一过性肝脏疾患即使很严重也不会导致肝纤维化。但各种病因所致反复或持续的慢性肝实质炎症和坏死，可导致肝脏持续不断的纤维增生而形成肝纤维化，进一步发展为肝小叶结构的破坏及结节形成即成为肝硬化。从许多慢性肝病，特别是慢性病毒性肝炎的临床及病理演变来看，肝纤维化和肝硬化是连续的发展过程，两者难以截然分开，肝脏胶原含量可增加数倍，且Ⅰ/Ⅲ型的比值增加，到后期此比值可增至 2.38，肝硬化时胶原含量可高达 30mg/g 湿肝重。

（二）常用的肝纤维化血清标志物

常用的肝纤维化血清标志物包括Ⅲ型前胶原（procollagen type Ⅲ，PCⅢ）的氨基末端前肽（PⅢNP）、Ⅳ型胶原（collagen type Ⅳ，CⅣ）、层连蛋白片断 1（Lam P1）、透明质酸（HA）和脯氨酸羟化酶（prolylhydroxylase，PH），这些成分在血清中含量甚微，难以用分光光度法测定，通常以免疫化学法测定。早期使用的是放射免疫法，虽其灵敏度高、特异性较好、检测成本较低。但因须用放射性核素，试剂效期短稳定性差，不适于自动分析，使用者趋向减少。酶标免疫法试剂稳定，成本不高但精密度和灵敏度较差。目前开展的化学发光法适合自动化分析，方法性能可较好。

在慢性肝病或肝硬化时肝纤维化标志物的浓度会出现较大重叠。因此仅以这些血清学标志为基础，对具体一个患者作出慢性肝炎或肝硬化的诊断并不可靠，还需结合其他检查如影像学、多项肝功能检查等综合判断，以提高诊断的准确性。理想的肝纤维化血清标志物最好具有肝脏特异性，且能确定肝脏处于纤维增生或降解状态，反映肝脏纤维化的程度。但现有肝纤维化标志物却存在以下缺点：①多数只能反映基质转换率，而不反映基质沉积程度，以致在炎症活动性高的时候这些试验也可以异常。相反，炎症活动低时尽管有广泛基质沉积，这些试验却可无明显改变。②这些试验无一种对肝具有特异性，肝外炎症也可引起血清中这些标志物水平增高。③血清中这些标志物水平受清除率影响，当肝窦内皮细胞功能失常或胆管排泌功能受损时，这些标志物的清除率也可降低。较为可取的是联合测定具有不同机制的标志物，例如Ⅲ型前胶原氨基端肽（PⅢP）主要反映活动性肝纤维化，层连蛋白主要反映基底膜增生，脯氨酸羟化酶主要反映胶原降解，同时联合测定这些标志物可提高诊断的敏感度和特异度。

九、反映肝新生物的检验指标

胚胎时期的肝脏能合成一些特殊的蛋白质，某些酶或某些同工酶活性也比成人时期肝组织高。例如胚肝能合成甲胎蛋白（alpha-fetoprotein，AFP），胎肝中的 γ-GT 活性极高，胎肝组织中醛缩酶（aldolase，ALD）以同工酶 A（ALD-A）为主，丙酮酸激酶（pyruvate kinase，PyK）同工酶主要为 M_2 型（M_2-PyK）。

当肝细胞发生癌变时，细胞出现反分化特征，可出现高含量胚胎时期的上述蛋白质产物。如癌组织和血清中的 AFP 和 γ-GT 可明显增高；ALD-A、M_2-PyK 也明显增高，而正常肝组织以 ALD-B 为主，ALD-A 主要存在于骨骼肌，正常成人肝以 L-PyK 为主，肌肉组织以 M_1-PyK 为主。人肝癌细胞还具有合成、分泌 α_1-抗胰蛋白酶（α_1-antitryposin，AAT）的功能。原发性肝癌患者的肿瘤细胞可能对 α-L 岩藻糖苷酶（α-L-fucosidase，AFU）合成和释放增加，降解减少，使血清中 AFU 增高。另外，肝癌组织和正常肝组织等可合成某些相同的蛋白质，然而该蛋白质的糖基部分不同，因而可采用一些特殊测定方法区别两者，如肝癌的 AFP 异质体、AAT 异质体等。以上蛋白质、酶或同工酶均可认为是肝癌组织的产物，即是肝新生物的标志物，当测定到血清中高浓度的这些物质时，对肝癌的诊断和治疗监测等具有非常重要的意义。

十、反映某些肝病病因的检验指标

（一）病毒性肝炎的标志物

1. 血清乙型肝炎病毒标志物

（1）乙型肝炎病毒表面抗原（HBsAg）：在 HBV 急性感染早期（ALT 增高之前）出现于患者血液循环中，随着疾病恢复，3～4 个月逐渐消失（阴转）。而在慢性感染患者和无症状携带者可长期存在。在一部分 HBV 感染病例中，HBsAg 可能因水平低于检测灵敏度、表达缺失、病毒 S 区变异等原因而无法检出。

（2）乙型肝炎病毒表面抗体（抗-HBs）：出现于 HBV 感染趋向恢复期，伴随 HBsAg 的逐渐消失，抗-HBs 出现且逐渐升高，可持续阳性若干年。抗-HBs 为 HBV 的中和抗体，有清除 HBV、防止再感染的作用。有一部分患者可同时检出 HBsAg 和抗-HBs，可能为恢复期的血清学转换过程，也有可能是 S 区基因发生变异（主要见于慢性乙肝患者），须结合临床其他相关资料作出正确判断。受乙肝疫苗接种人群，抗-HBs 常呈阳性，短期内出现高水平抗-HBs，提示接种反应佳。

（3）乙型肝炎病毒 e 抗原（HBeAg）：一般认为 HBeAg 阳性提示病毒复制活跃，是具有传染性的标志。在急性乙肝中，随 HBsAg 出现后出现，在 HBsAg 消失前消失。在慢性乙肝患者中可长期存在，作为感染后免疫耐受的调节因子。HBeAg "阴转" 且出现抗-HBe 常提示病情好的转归，也是目前抗病毒治疗显效的一项指标。但在少数病例，HBeAg "阴转"可能是由于前 C/C 区发生变异，导致 HBeAg 合成障碍而引起的，有可能导致免疫反应过度激活而加重病情。

（4）乙型肝炎病毒 e 抗体（抗-HBe）：是 HBeAg 的相应抗体，出现于急性乙肝的恢复期，可长期存在。一般认为 HBeAg 消失和抗-HBe 出现是病情趋向好转的征象。在部分慢性乙肝患者中可伴随 HBsAg 等长期存在。

（5）乙型肝炎病毒核心抗体（抗-HBc）：乙肝 HBcAg 一般不出现在血液循环中，但免疫原性很强；抗-HBc 是 HBV 感染后血清中最早出现的 HBV 的标志性抗体，在感染的"窗口期"，可能是唯一能检测到的血清学标志物。许多个体在感染 HBV 后都能产生抗-HBc，在恢复期患者和慢性患者中可长期存在。在乙肝高发区域，人群调查抗-HBc 有很高的阳性率。一般认为，低滴度抗-HBc 具有流行病学意义，而高滴度抗-HBc 是感染标志。

（6）乙型肝炎病毒核心 IgM 抗体（抗 HBc-IgM）：在乙肝急性期或慢性肝炎活动期出现，是病毒复制活跃的一项指标。

（7）前 S1 及抗前 S1：前 S 蛋白有前 S1（PreS1）和前 S2（PreS2）两种，均由 HBV 的 S 区基因编码，与 HBsAg 共同构成 HBV 表面大蛋白。PreS1 可能与乙肝病毒入侵肝细胞有关。前 S 蛋白有很强的免疫原性，能产生相应的抗-PreS1 和抗-PreS2。PreS1 和 PreS2 出现在急性 HBV 感染的最早期，在 HBsAg 消失之前消失，是病毒清除的最早迹象。PreS1 与病毒复制有密切关系，PreS1 持续存在者有可能发展为慢性。前 S 抗体是 HBV 感染中最早出现的抗体，但存在短暂。目前认为前 S 抗体主要通过对感染细胞的破坏而清除病毒，在急性感染中发挥免疫清除作用，是一种保护性抗体。而在慢性乙肝中，可能参与病变的活动性。

（8）乙型肝炎病毒基因（HBV-DNA）：血清 HBV-DNA

浓度与乙型肝炎病毒感染的严重程度和传染性有关，可用于判断病情和预后，以及观察抗病毒药物的治疗效果。通常血清 HBV-DNA 持续阳性超过 6 个月会转为慢性肝炎。抗-HBc 阳性的患者，其血清 HBV-DNA 持续阳性常提示肝损严重，50％以上抗-HBc 阳性慢活肝患者，经平均 4.5 年发展为肝硬化，常与 HBV-DNA 持续阳性有关。

2. 血清丙型肝炎病毒标志物

（1）丙型肝炎病毒抗体（抗-HCV）：为 HCV 感染后产生的特异性抗体，是 HCV 感染的标志。为非保护性抗体，一般用于流行病学筛查。临床病原学诊断尚须结合 HCV-RNA 检测以及其他相关指标，高滴度抗-HCV 与 HCV-RNA 存在更具相关性。

（2）丙型肝炎病毒基因（HCV-RNA）：其出现早于其他血清学标志物，是早期感染的直接证据。HCV-RNA 可用于治疗过程中观察 HCV 数量的动态变化，了解药物治疗的效果，如 HCV-RNA 数量逐渐下降，说明疗效显著，若其数量持续不降或反而升高，表示该患者对所用药物反应不佳。

3. 血清丁型肝炎病毒标志物

（1）丁型肝炎病毒抗体（抗-HDV）：可出现于急性感染的后期，而在慢性感染中可长期存在，并非保护性抗体。高滴度抗 HDV-IgG，常与 HDV 复制平行。急性 HDV 感染时，血清抗 HDV 多在发病后 3～8 周出现，且滴度较低（<1：100），慢性 HDV 感染时血清抗 HDV 多呈持续高滴度（>1：10^4）。抗-HDV 滴度下降甚至转阴，则表明 HDV 感染终止。

（2）丁型肝炎病毒 IgM 抗体（抗 HDV-IgM）：出现较早，急性期即可呈阳性，为 19S 型；慢性期也常阳性，以 7S 型为主。抗 HDV-IgM 阳性一般认为是近期感染，但并不能区分是 HDV 急性还是慢性感染。7S 型抗 HDV-IgM 阳性是较好的慢性期标志。

（3）丁型肝炎病毒抗原（HDVAg）：血清中若检出 HD-VAg，则可诊断为急性 HDV 感染，抗原持续时间一般为 3～83 天，平均 21 天。在与乙型肝炎病毒同时感染时，HDV 由 HBsAg 包裹，核心蛋白成分为多拷贝的 Delta 抗原，即 HDV 抗原，在感染早期，血清中可短暂出现 HDV 抗原，且须用脱壳剂去除 HBsAg 才能检测到，因此，血清 HDV 抗原不易检出。

（二）自身抗体检验

自身免疫性肝炎血清中常可出现一些自身抗体，包括器官非特异性自身抗体如抗核抗体（ANA）、抗平滑肌抗体（SMA）和抗肝肾微粒体抗体（抗-LKA 抗体），为自身免疫性肝炎血清中最常检出的抗体；以及器官特异性自身抗体，如抗肝膜抗体（抗 LMA）、抗肝特异性蛋白抗体（抗 LSP 抗体）和抗人唾液酸糖蛋白受体抗体（抗 ASGPR 抗体）等。抗线粒体抗体（AMA）对原发性胆汁性肝硬化有较高的诊断敏感度和特异度，抗核抗体（ANA）也是诊断原发性胆汁性肝硬化的重要标志。原发性硬化性胆管炎时抗中性粒细胞胞质抗体（ANCA）最具相关性，存在于 85％以上的该病患者中。

（三）遗传代谢障碍性肝病的检验

Ⅰ型糖原累积病的确诊依据之一是全血葡萄糖-6-磷酸脱氢酶活性降低。半乳糖血症的诊断与鉴别诊断以及分型可采用红细胞中 1-磷酸半乳糖尿苷转移酶活性测定。个别肝硬化由血清 α_1-AT 缺乏引起。肝豆状核变性时，可出现血清铜蓝蛋白降低，以及血清铜浓度下降。遗传性血色病时铁蛋白大于 1000μg/L，是诊断该病依据之一。尿与血浆 δ-氨基-γ-酮戊酸（ALA）水平可作为肝性卟啉代谢病的筛选指标。

（陈筱菲）

第二节 慢性肝炎

一、疾病概述

慢性肝炎（chronic hepatitis，CH）为肝组织发生炎症反应及肝细胞坏死持续 6 个月以上，伴有不同程度的肝纤维化，是一组由不同病因所致的临床和病理学综合征。根据第十届世界胃肠病大会建议，现主张按病因分类，包括慢性病毒性肝炎、自身免疫性肝炎、慢性药物性肝炎等，并以组织学炎症坏死程度分级，以肝纤维化程度分期。

【病因】

1. 慢性病毒感染　乙型、丙型及丁型肝炎病毒感染均可引起。我国约有 1.2 亿人口为乙型肝炎病毒携带者，其中约 10％发展为慢性肝炎，如果重叠感染丁型肝炎病毒，病情往往十分严重。我国慢性肝炎由丙型肝炎病毒引起者亦不少见。除肝炎病毒外，现有研究表明 EB 病毒及巨细胞病毒等也可引起慢性肝炎。

2. 自身免疫因素　如自身免疫性肝炎。

3. 药物性因素　长期持续应用某些肝毒性药物，如异烟肼、甲基多巴、对乙酰氨基酚等。

4. 其他因素　某些毒物、酗酒、代谢障碍等。

5. 其他　尚有部分慢性肝炎的病因不详。

【病理学分类】　慢性肝炎的组织学特征，以肝细胞炎症坏死或凋亡为主。1994 年世界消化病学会议提出以组织学活动指数（histological activity index，HAI）予以分级（grade）和分期（stage）（表 2-4，表 2-5），临床上沿用至今。

根据慢性肝炎的分级、分期可将慢性肝炎分为轻、中、重三度。轻度慢性肝炎为 G1～2，S0～2；中度慢性肝炎为 G3，

S2~S3；重度慢性肝炎为 G4，S3~4。

表 2-4 慢性肝炎的炎症活动度分级

分级 (G)	汇管区及周围	小叶内	HAI 积分 (1~3 项)
0	无炎症	无炎症	0
1	汇管区炎症	变性及少数坏死灶	1~3
2	轻度碎屑样坏死	变性，点、灶状坏死或嗜酸性小体	4~8
3	中度碎屑样坏死	变性，坏死重，或见桥接坏死	9~12
4	重度碎屑样坏死	桥接坏死范围广，累及多个小叶，小叶结构失常	13~18

表 2-5 慢性肝炎的纤维化程度分期

分期（S）	纤维化程度	HAI 积分 (前 4 项)
0	无纤维化	0
1	汇管区扩大、纤维化	1
2	汇管区周围纤维化或纤维化隔形成，小叶结构保留	3
3	纤维隔伴小叶结构紊乱，无肝硬化	4
4	肝硬化	5

本章节仅叙述慢性病毒性肝炎，其余如自身免疫性肝炎等在其他相关章节论述。乙型肝炎病毒（HBV）和丙型肝炎病毒（HCV）是慢性病毒性肝炎的主要病因。此外，尚有少数 HBV 重叠丁型肝炎病毒（HDV）感染，使慢性肝炎加重。甲型肝炎病毒（HAV）和戊型肝炎病毒（HEV）感染不演变为慢性病毒性肝炎。

（一）慢性乙型病毒性肝炎

慢性乙型病毒性肝炎系 HBV 持续感染引起的慢性炎症坏死疾病。

【发病机制】 目前认为机体对 HBV 感染的免疫耐受是导致乙肝慢性化的最主要原因，以机体对 HBV 的免疫应答低下为特征。由于机体内 HBV 变异以及患者体内抗原呈递细胞中的树突状细胞（dendritic cells）的影响，导致白细胞介素-12（IL-12）和 α-干扰素（IFN-α）水平下降，Th1/Th2 比例下调，$CD4^+CD25^+$ 调节性 T 细胞水平提高，致使机体免疫功能紊乱，HBV 感染、复制得以持续。持续病毒复制是慢性乙肝病情进展的重要因素。

由于慢性 HBV 抗原持续存在，机体产生相对应的抗体。循环中免疫复合物（circulating immunocomplex，CIC）不断形成，沉积于器官小血管和毛细血管壁，激活补体和趋化炎症细胞趋化，引起关节炎、血管炎、肾小球肾炎等肝外表现。CIC 并不造成肝细胞损害。

【临床表现】 青壮年男性居多，多起病缓慢或隐匿，多无明显急性肝炎史，常由婴幼儿时期感染引起。少数急性起病而持久不愈。感染 HBV 时的年龄影响临床结果，母婴传播 90％会慢性化，1～5 岁时感染则 25％～50％慢性化，成人感染则少于 5％慢性化。

轻度患者可无明显症状，仅在体检时发现肝大或肝功能异常。常见症状为乏力、全身不适、食欲减退、肝区不适或疼痛、腹胀、失眠、低热、体重减轻等。体检发现面部颜色往往晦暗，巩膜黄染，可有蜘蛛痣及肝掌。肝大、质地中等或充实感，有压痛及叩痛。多有脾大。病情严重者可有黄疸加深、皮肤瘙痒、腹水、下肢水肿、出血倾向及肝性脑病。

慢性肝炎的肝外表现可有皮疹、关节炎、结节性多动脉炎、胸膜炎、肾小球肾炎、血管炎，可有停经或月经改变、男性乳房发育等内分泌紊乱。少数患者可见肝源性糖尿病、桥本甲状腺炎、甲状腺功能亢进或减退等。

【诊断和鉴别诊断】 既往有乙型肝炎病史或 HBsAg 阳性

超过 6 个月，现 HBsAg 和（或）HBV DNA 仍为阳性者，可诊断为慢性 HBV 感染。根据 HBV 感染者的血清学、病毒学、生物化学试验及其他临床和辅助检查结果，可将慢性 HBV 感染分为：① 慢性乙型肝炎（HBeAg 阳性慢性乙型肝炎、HBeAg 阴性慢性乙型肝炎）；②乙型肝炎肝硬化（代偿期肝硬化、失代偿期肝硬化）；③携带者（慢性 HBV 携带者、非活动性 HBsAg 携带者）；④隐匿性慢性乙型肝炎。病理的分级、分期，有助于治疗和了解预后。

本病应与急性病毒性肝炎、慢性丙型病毒性肝炎、酒精性肝炎、自身免疫性肝炎、药物性肝炎、肝硬化等鉴别。

（二）慢性丙型病毒性肝炎

【发病机制】 丙型病毒性肝炎（HCV）主要通过输血或使用血制品感染，其他尚有通过血液透析、器官移植感染、静脉毒瘾者通过污染的注射用具感染者亦不少。

目前，对 HCV 感染发病机制的共同认识有：①免疫介导肝脏损伤是 HCV 感染发病的主要因素，其中受 HLA-Ⅰ类分子限制的 $CD8^+$ T 细胞介导的细胞毒性作用较明显；②HCV 感染宿主细胞后，其 CTL 结合表位发生变异，逃脱机体的免疫清除作用，导致疾病慢性化。另外许多资料支持 HLA 等位基因影响丙肝的转归。

【临床表现】 与慢性乙型病毒性肝炎相似。大多数急性感染没有症状，仅 25% 出现黄疸。大多临床症状轻微，如轻微乏力、肝区痛等。HCV 感染可伴有一些肝外表现，包括关节炎、角膜结合膜干燥症、扁平苔藓、灶性淋巴细胞性涎腺炎、原发性混合性冷球蛋白血症、系膜毛细血管性肾小球肾炎等。

【诊断和鉴别诊断】 HCV 感染超过 6 个月，或发病日期不明、无肝炎史，但肝脏组织病理学检查符合慢性肝炎，或根据症状、体征、实验室及影像学检查结果综合分析，亦可诊断。由于慢性丙型肝炎患者常无症状或症状轻微，主要根据抗

HCV 与 HCV-RNA 测定，排除其他病毒性和导致肝病的原因。

二、检验诊断

慢性肝炎的肝功能检查可出现以下方面异常：①肝细胞损伤导致的血清酶活性增高，如 ALT、AST、LDH 和 GGT 等；②肝实质细胞减少所致的肝脏生物代谢功能下降的指标，如 Alb、SChE、PT、Bil、TBA；③肝免疫调节功能的检验指标，如 IgG、IgM、IgA 以及血清蛋白电泳；④肝纤维化导致血清肝纤维化指标的浓度增高；⑤原发病的病原学检验阳性等。

【常用肝功能检查】

1. 血清丙氨酸氨基转移酶（ALT）

（1）测定方法：目前除基层医院（如乡镇以下卫生院）外，基本上所有医院均采用酶偶联连续监测法测定 ALT。其原理是：血清中待测的 ALT 作用于试剂中丙氨酸，使之脱氢转变成丙酮酸，后者在试剂中乳酸脱氢酶的催化下与还原型辅酶Ⅰ（NADH）反应生成乳酸和氧化型辅酶Ⅰ（NAD^+），导致对 340nm 光有特征性吸收的 NADH 减少；NADH 减少速率与血清中 ALT 活性成正比。

（2）参考区间：男 9～50U/L，女 7～40U/L（若试剂中含 5′-磷酸吡哆醛，则男 9～60U/L，7～45U/L）（国家卫生和计划生育委员会制定）。

（3）临床应用价值：慢性肝炎时 ALT 可长期不正常，或时而正常、时而增高，一般不超过 500U/L。但是虽然 ALT 在每次测定时有波动，却仍然是检测慢性肝炎最有用的检验指标，它可能是临床检验的唯一异常，慢性肝炎通常是因 ALT 增高而发现的。在急性发作期 ALT 可明显增高，达 300～400U/L 以上；多小叶坏死时，ALT 可达 500～1000U/L 以上。ALT升降与临床表现、其他肝功能检查和肝组织学变化有一定相关性，定期测定ALT，有助于判断肝内病变情况。

（4）测定方法评价：目前采用的酶偶联连续监测法能很方便准确地测定ALT。从检测方法学和临床对检验指标的要求来说，希望测定结果正确、精密（指重复性好，即对同一样品多次测定的结果都相同），以及不同临床实验室（包括同一地区不同实验室、不同省市实验室、甚至不同国家实验室）测定结果相一致。ALT测定正确度和精密度应当说已能达到临床上比较满意的程度，目前临床检验的努力目标在于提高不同实验室检测结果的一致性。

血清ALT还可采用赖氏法测定，该法虽然试剂价格低廉，不需特殊仪器，但由于准确性和重复性较差，检测范围窄，易受干扰，所以仅在少数基层医院使用。

2. 血清天冬氨酸氨基转移酶（AST）

（1）测定方法：几乎所有医院均采用酶偶联连续监测法测定AST。其原理是：血清中AST作用于试剂中天冬氨酸使之脱氨转变成草酰乙酸，后者在试剂中苹果酸脱氢酶催化下与NADH作用转变成苹果酸和NAD^+，导致对340nm光有特征性吸收的NADH减少；NADH减少速率与血清中AST活性成正比。

（2）参考区间：男15～40U/L，女13～35U/L（若试剂中含5′-磷酸吡哆醛，则男15～45U/L，13～40U/L）（国家卫生和计划生育委员会制定）。

（3）临床应用价值：慢性肝炎时血清AST变化类似于ALT变化，AST可长期不正常，或时而正常、时而增高，增高一般不超过500U/L。

ALT大多存在于肝细胞质内，AST则有两种同工酶，分别位于肝细胞质（ASTs）和线粒体内（ASTm），肝细胞内AST总酶活性高于ALT，使得正常人血液中AST/ALT比值为 1.15。在肝细胞损伤、膜通透性增加时 ALT 和 ASTs 即可释放，且因 AST 灭活比 ALT 快，故导致血液 ALT 增高大于 AST。ASTm 只有在肝细胞坏死导致线粒体崩解时才会释放。一般急性肝炎以肝细胞炎症损伤为主，因而血清 AST/ALT 比值下降。较严重的慢性肝炎病例，由于存在肝细胞坏死，ASTm 释放至血液的量增多，AST/ALT 比值可大于 1。但一般慢性肝炎、轻度肝纤维化时 AST/ALT 比值仍小于 1。

（4）测定方法评价：测定正确度和精密度与 ALT 相似。红细胞中 AST 活性较高，因而应避免采血时使血液标本发生溶血；剧烈的肌肉运动后 AST 也可轻度增高，故不应在运动后采血。

3. 血清乳酸脱氢酶（LDH 或 LD）及其同工酶

（1）测定方法：测定 LDH 总酶，国际临床化学学会（International Federation Of Clinical Chemistry，IFCC）推荐使用的方法是以乳酸为底物的连续监测法。其原理是：血清中 LDH 作用于试剂中的乳酸和 NAD^+，生成丙酮酸和 NADH，通过监测 340nm 波长吸光度增高速率，计算出血清中 LDH 活性。

LDH 同工酶有 LDH_1、LDH_2、LDH_3、LDH_4 和 LDH_5 5 种，目前多数采用电泳法测定。常用琼脂糖作为支持物，分离 LDH 同工酶后，采用酶促反应原理对各区带进行显色，再用光密度计测定各 LDH 组分的百分比，各组分百分比乘以 LDH 总酶活性可得各组分酶活性。

（2）参考区间：LDH 总酶（以乳酸为底物的连续监测法）为 120～250U/L（国家卫生和计划生育委员会制定）。LDH 同工酶的参考区间各家报道不一，但其百分含量的次序都一致，即 $LDH_2 > LDH_1 > LDH_3 > LDH_4 > LDH_5$。某实验室用醋纤膜电泳法测定结果为：$LDH_1$（32.0±4.4）%、$LDH_2$（39.7±3.7）%、$LDH_3$（16.6±3.5）%、$LDH_4$（7.2±

2.0)％和 LDH_5（4.5％±2.6)％。

（3）临床应用价值：肝细胞损伤时血清 LDH 可增高，但敏感度不及 ALT。LDH 存在于心肌、肾、肺、红细胞等，这些组织的损伤如心肌梗死、肺梗死等，LDH 总酶也会增高，因而其诊断特异度也不高。作为反映肝损伤的指标，血清 LDH 总活性的价值不大。

LDH_5 和 LDH_4 主要存在于横纹肌和肝脏，LDH_1 和 LDH_2 主要存在于心肌、肾和红细胞中，LDH_3 主要存在于肺、脾、胰等脏器中。肝损伤时 LDH_5 增高，且 $LDH_5 > LDH_4$，比 LDH 总活性敏感，部分慢性肝炎患者 ALT 正常而 LDH_5 增高。在反映肝损伤方面，两者可互补诊断。

（4）测定方法评价：连续监测法能很方便准确地测定 LDH 总酶，准确度和精密度已能达到临床上比较满意的程度。目前测定 LDH 总酶的连续监测法仍有两种，分别以乳酸为底物和以丙酮酸为底物，在方法学上两者各有优缺点，国际临床化学联合会（IFCC）推荐前者；目前这两种方法在临床检验科都还有采用，需要注意的是两者的参考区间不同。

目前一些品牌的自动电泳仪已能做 LDH 同工酶琼脂糖电泳，能较方便快捷地得到结果，并且提高了检测结果的可重复性。

（5）标本要求：以血清为宜，当用血浆为标本时，宜采用肝素作抗凝剂，草酸盐对 LDH 有抑制作用，不宜用于抗凝。红细胞中 LDH 活性比血清约高 100 倍，故样品应严格避免溶血，否则结果假性偏高。LDH_4 和 LDH_5 对冷不稳定，故测定 LDH 总酶和同工酶的血清均不宜冰箱存放，若不能及时测定，室温可放置 2～3 天。

4. 血清 γ-谷氨酰转移酶（γ-GT，GGT）

（1）测定方法：医院检验科基本上采用自动生化分析仪，做连续监测法测定。具体方法参见第五章第二节肝细胞性黄疸的检验诊断。

(2)参考区间：连续监测法男性为 11～60U/L，女性为 7～45U/L（国家卫生和计划生育委员会制定）。

(3)临床应用价值：慢性肝炎（和肝硬化）非活动期，血清 GGT 多数正常，而活动期大多增高，因此血清 GGT 可作为反映慢性肝炎活动性的指标之一；以往的资料表明慢性活动性肝炎 80％以上血清 GGT 增高。急性病毒性肝炎时血清 GGT 若持续增高，常提示发展为慢性肝炎。有报道肝活检证实的慢性肝炎 16 例，凡汇管区周围碎屑样坏死明显者，血清 GGT 均明显增高。肝炎时坏死区邻近的肝细胞内 GGT 合成亢进，致使血清 GGT 增高。慢性肝炎经有效治疗后，随着病情的改善，GGT 下降；如 GGT 持续增高，往往已有肝硬化发生。因此定期检测血清 GGT 有助于判断肝脏病情变化、疗效和预后。对于血清 GGT 超过正常 4 倍以上的患者，其他生化指标异常往往也较明显。

(4)测定方法评价：参见第五章第二节肝细胞性黄疸的检验诊断。

5. 血清清蛋白（Alb）和清蛋白/球蛋白比值（A/G 比值）

(1)测定方法：国内多采用溴甲酚绿法（BCG 法），而国外也较多采用溴甲酚紫法（BCP 法）。BCG 法原理是在 pH4.2 的缓冲液中，Alb 作为一种阳离子，与阴离子染料 BCG 结合形成蓝绿色复合物，其在 630nm 波长有吸收峰，故测定该波长吸光度与 Alb 浓度成正比。BCP 法采用 pH5.2 的缓冲液，在 603nm 波长处测定溴甲酚紫与 Alb 结合的绿色复合物。

A/G 比值由计算而得，血清总蛋白（TP）测定值减去 Alb 测定值得出球蛋白浓度，后两者相除为 A/G 比值。

(2)参考区间：Alb 为 40～55g/L（国家卫生和计划生育委员会制定）。通常认为，卧床者和站立走动者血清 Alb 有较大不同，卧床者明显较低，为35～50g/L，均值42.5 g/L；走动者男性为42～55g/L，女性为37～53g/L，均值46.7g/L。所以，住院患者和门诊患者最好应采用不同的参考区间。

A/G 比值为（1.2～2.4）：1（国家卫生和计划生育委员会制定）。

（3）临床应用价值：由于肝脏有强大的代偿能力，在轻度慢性肝炎时 Alb 基本上正常，仍大于35g/L，A/G 比值≥1.4，中度慢性肝炎时 Alb 下降为35～32g/L，A/G 比值为1.4～1.0，重度慢性肝炎时 Alb 可降至32g/L以下，A/G 比值降至1.0以下。

（4）测定方法评价：BCG 不但与 Alb 呈色，并且也可与血清 α-和 β-球蛋白中多种蛋白质成分呈色，但呈色程度较低；若在30秒内测定，可明显减少非特异性呈色反应。采用自动化分析仪可在10～30秒测定，使该法测定结果特异准确。BCG 法精密度高，检测范围为15～55g/L，胆红素、轻中度脂血无干扰。BCP 法反应最适 pH 为5.20，接近 α-和 β-球蛋白的等电点，因而抑制了这两种球蛋白与 BCP 的非特异性反应，BCP 与 Alb 的反应为即时完全反应，CV 为0.45%，回收率为99.3%～102%。只是该法检测上限较低，约为50g/L。

由于 A/G 比值由血清 TP 和 Alb 计算得出，所以 Alb 和 TP 两者测定的准确性均会影响 A/G 比值。

6. 血清胆碱脂酶（SChE）

（1）测定方法：目前多采用以丁酰基硫代胆碱为底物的速率法。原理是 SChE 催化丁酰基硫代胆碱水解生成丁酸和硫代胆碱。硫代胆碱还原黄色的六氰合铁（Ⅲ）酸钾（铁氰化钾）变为无色六氰合铁（Ⅱ）酸钾（亚铁氰化钾），在405nm 处进行吸光度下降的连续监测，下降速率与样品中胆碱酯酶的活力成正比。

（2）参考区间：男性4620～11 500U/L，女性3930～

10 800U/L。不同试剂来源结果不同，最好应建立本实验室的参考区间。

（3）临床应用价值：在轻度、中度和重度慢性肝炎中SChE活性依次下降。由于 SChE 半衰期比 Alb 短，故能比Alb 更敏感地反映病情的逐日变化。血清 SChE 是反映慢性乙型肝炎患者肝组织炎症变化的敏感而准确的指标，可以作为动态观察肝组织炎症活动度和肝实质细胞损害程度的非损伤性指标，有助于评估其肝功能和预后。在病情严重的肝炎患者中，约有 4/5 的患者胆碱酯酶降低至正常的 60%，危重患者可降至正常的 10% 以内，甚至完全缺乏。肝、胆疾病时 ALT、GGT 均升高，往往难以鉴别，如增加血清 ChE 测定，可发现ChE 降低者均为肝脏疾患，而正常者多为胆道疾患。

（4）测定方法评价：本法是基于德国临床化学学会（DGKC）推荐方法的优化方法。精密度为批内 CV<0.95%，批间 CV≤2.45%，不应超过 3%。最低检测限为 50U/L，线性上限达 25 000U/L。当样品测定值超过线性范围上限时，应将样品用 9g/L 氯化钠溶液作稀释，重新测定。在酶反应过程中存在基质的自发水解，故每批样品测定相应作空白测定，以消除影响。

在有机磷农药中毒时也可根据 SChE 下降作为辅助诊断指标，可采用上述方法测定其活性，或采用一种简单方便的试纸条半定量检测方法，非常快速，适合此类急诊患者的诊治。

7. 凝血酶原时间（PT）及其活动度（PTA，PT%） PT主要反映凝血因子Ⅶ、Fg、凝血酶原、凝血因子Ⅴ和Ⅹ等的活性。轻度慢性肝炎 PTA>70%，中度慢性肝炎为 60%～70%，重度慢性肝炎在 40%～60%。PT 参考区间为正常对照±1 秒，超过正常对照 3 秒为异常。PTA 参考区间为 100%～120%。PT 测定方法及其评价参见本章第十三节急性肝衰竭的检验诊断。

8. 血清总胆红素（TBil）和直接胆红素（DBil） 血清 TBil 和 DBil 浓度可体现肝脏多方面的功能，其增高程度与慢性肝炎病情相一致。轻度慢性肝炎血清 Bil 浓度基本正常，或者小于正常 2 倍，中度慢性肝炎血清 TBil 和 DBil 浓度为正常人 2～5 倍，重度慢性肝炎可大于正常 5 倍。

参考区间：TBil 为 $5.1 \sim 19\mu mol/L$，DBil 为 $1.7 \sim 6.8\mu mol/L$。其测定方法及其评价请参见第五章第一节溶血性黄疸的检验诊断。

9. 血清总胆汁酸（TBA）

（1）测定方法：主要有酶比色法和循环酶法。酶比色法测定原理是在 3α-羟类固醇脱氢酶（3α-HSD）作用下，各种胆汁酸 C3 上 α 位的羟基脱氢形成羰基，同时 NAD 还原成 NADH；NADH 上的氢由黄递酶催化转移给碘化硝基四氮唑（INT），产生红色甲臜，测定 500nm 吸光度与胆汁酸浓度成正比。

酶循环法测定原理如下：胆汁酸被 3α-HSD 和 β-硫代 NAD 特异性地氧化，生成 3-酮类固醇和 β-硫代 NADH；生成的 3-酮类固醇在 3α-HSD 和 β-硫代 NADH 存在下，重新生成胆汁酸和 β-硫代 NAD，并且再反应生成产物 β-硫代 NADH 等。3α-HSD 在反应系统中发生循环催化作用，将微量的胆汁酸放大，故测定单位时间内生成的 β-硫代 NADH 在 405nm 处的吸光度增加，与胆汁酸浓度成正比。

（2）参考区间：空腹 TBA（F-TBA）$0.14 \sim 9.66\mu mol/L$，中餐后 2 小时 TBA（P-TBA）为 $2.4 \sim 14.0\mu mol/L$。

（3）临床应用价值：组织学改变轻微的慢性肝炎患者 F-TBA 及 P-TBA 均与正常人无明显差异。肝病活动性加重时血清 TBA 浓度呈轻、中度增高，大部分超过参考值的 2 倍，随病情缓解而下降。连续监测餐后血清 TBA 可以观察急性肝炎转变为慢性的过程，并可用于估计慢性肝炎的活动程度，其价值超过一般肝功能检查。多数资料表明，血清 TBA 测定对反映肝病严重性、估计其预后有价值。杨昌国等报道，慢性迁延性肝炎 F-TBA 和 P-TBA 分别为（7.7±4.60）μmol/L 和（23.6±12.50）μmol/L，而慢性活动性肝炎分别为（78.7±38.9）μmol/L 和（111.3±45.1）μmol/L。

（4）测定方法评价：血清中的 TBA 含量较低，需要高灵敏度的测定方法。酶比色法检测灵敏度不高，含量在 15μmol/L 以下结果不太准确。该法还受标本中许多干扰物质的影响，其中最主要的是乳酸脱氢酶（LDH）。各类肝炎因血清 LDH 增高，由 LDH 催化生成的 NADH，比由 3α-HSD 催化 TBA 反应生成的 NADH 量还要大，较好的方法为试剂中加丙酮酸钠抑制 LDH 活性；其他还原性物质的干扰可采用设立双试剂，样品先与不加 3α-HSD 的体系孵育，使样品中的干扰物质耗竭，然后加入 3α-HSD，与 TBA 反应来排除干扰。虽然采取了许多方法减少干扰，但测定结果仍然不太准确，其主要优点是试剂价格比较便宜。

酶循环法则有足够的灵敏度，且几乎不受内源性物质的干扰，LDH＜10 000U/L，胆红素＜850μmol/L，血红蛋白＜5g/L，抗坏血酸＜2.84mmol/L，乳酸＜24mmol/L 时，偏差均小于±5％，因而有很好的特异性和准确度，精密度也较好，线性上限为 180μmol/L。但该法试剂价格昂贵。

10. 血清蛋白电泳和 γ 球蛋白

（1）测定方法：血清中主要蛋白质的等电点均低于 8.6，在 pH 8.6 的缓冲液中都带有负电荷，在电场中向正极移动。各种血清蛋白质的分子大小不同以及等电点不同使其带电荷量也不同，因此在同一电场中泳动速度不同。带电荷多，分子量小者，泳动较快；反之，则较慢。将血清蛋白质按其电泳速度不同分成五条主要区带，从正极起依次为清蛋白、α_1-球蛋白、α_2-球蛋白、β-球蛋白及 γ-球蛋白。

（2）参考区间：多数用各组分蛋白的百分含量报告。由于各实验室采用的电泳条件包括染色液等不同，参考区间也有差异。

（3）临床应用价值：慢性肝炎时 γ-球蛋白几乎均增高，其百分含量和绝对浓度都增高，且与病情严重程度成正比，轻度、中度和重度慢性肝炎时 γ-球蛋白分别为 $\leqslant 21\%$、$21\%\sim26\%$ 和 $>26\%$。中、重度慢性肝炎时清蛋白下降，其电泳清蛋白区带百分含量也下降，且 A/G 比值下降，并与病情严重程度相关。急性病毒性肝炎时 γ-球蛋白中度增高，连续测定 γ-球蛋白能监测病情，如逐步趋向正常，表示病情渐渐恢复，若持久增高，表示病变持续存在可能转变为慢性肝炎。

γ-球蛋白的组分包括免疫球蛋白（IgG、IgA、IgM 等）、抗体、补体等，主要是免疫球蛋白。慢性肝炎时 γ-球蛋白增高的原因有：①肝内慢性炎症反应损伤肝脏吞噬细胞的功能，进入肝脏的抗原不能被处理而刺激体液免疫应答增强；②肝细胞损害使清蛋白合成减少，其原料氨基酸被浆细胞用于合成免疫球蛋白，使其含量增高；③肝细胞损伤后体内形成抗受损肝细胞的自身抗体；④肝脏损害引起许多血清蛋白质含量下降，因而免疫球蛋白代偿性合成增多，以维持血浆胶体渗透压。

（4）测定方法评价：电泳分离血清蛋白质是一个成熟且较简单的方法，能让分析者肉眼看到清晰明确的五种血清蛋白质，也就是说能很客观地得到血清蛋白谱的变化情况。但电泳法的共同缺点是区带之间划分不是非常严格，可引起各区带百分含量的测定重复性不好，而且电泳所用染色液、缓冲液、电压、电泳时间、加样量等不同均会影响结果的重复性，所以各实验室应尽量建立自己的参考区间，并且固定电泳过程中每个步骤的条件。稳定条件对于肝病患者的监测尤其重要。

目前一些较大医院已经采用自动电泳仪及其配套的商品试剂，自动电泳仪可使每次电泳时的电压、电泳时间，甚至温度等都做到统一，而且采用配套的商品试剂也有利于结果的重复性。若采用商品琼脂糖凝胶，因没有液体缓冲液，所以不存在缓冲液重复使用致缓冲液浓度出现变化的问题。

11. 血清 IgG、IgM 和 IgA

（1）测定方法：多采用免疫散射比浊法，在特定蛋白分析仪上测定；也可采用透射比浊法，在自动生化分析仪上测定。放射免疫法目前较少应用。

（2）参考区间：IgG 为 7.23～16.85g/L，IgM 为 0.63～2.77g/L，IgA 为 0.69～3.82g/L。

（3）临床应用价值：慢性肝炎时血清 Ig 的增高以 IgG 最明显，其中活动性慢性肝炎 IgG 常显著增高；当机体受到肝炎病毒侵袭时，IgM 首先增高，故急性病毒性肝炎时血清 IgM 常增高，慢性肝炎时血清 IgM 也可增高；血清 IgA 增高也可见于各种慢性肝炎。

血清 IgG、IgM 和 IgA 增高还见于其他慢性感染、子宫内感染、自身免疫病等，也见于特异型单株峰免疫球蛋白增殖症即 M 蛋白血症，如多发性骨髓瘤、巨球蛋白血症、重链病、半分子病、轻链病和非排泌型骨髓瘤等。

（4）测定方法评价：溶血和高血脂标本对结果有影响。在特定蛋白分析仪上做散射比浊法，比用自动生化分析仪做透射比浊法，较准确和精密，较少受交叉污染影响，结果更可靠。然而需要注意的是血清 IgG、IgM 和 IgA 在不同健康个体内的差异很大，使人群的参考区间较大，所以有时某个体的某种 Ig 可能已增高，但仍在参考区间内。

【其他肝功能检查】

1. 血清肝纤维化指标　各种病因所致反复或持续的慢性肝实质炎症、坏死可导致肝脏持续不断的纤维增生而形成肝纤维化，肝纤维化的血清标志物主要有Ⅲ型前胶原（PCⅢ）、Ⅳ型胶原（CⅣ）、层黏蛋白（LN）、透明质酸（HA）等，在慢性肝炎时均可能增高。从许多慢性肝病，特别是慢性病毒性肝炎的临床及病理演变来看，肝纤维化和肝硬化是连续的发展过程，两者难以截然分开。肝纤维化指标具体测定方法和临床应用价值参见本章第三节肝硬化的检验诊断。

2. 血清病毒标志物　慢性肝炎中的乙型慢性肝炎、丙型慢性肝炎、乙型＋丁型慢性肝炎，其血清中可分别出现乙型、丙型、乙型加丁型肝炎病毒标志物，有助于慢性肝炎的病因学诊断。

【检验综合应用评价】　慢性肝炎的肝功能检查可出现许多异常，包括血清 ALT、AST、LDH 和 GGT 增高，血清 Alb、SChE、PT 和 PTA 下降，血清 Bil、TBA 增高，血清蛋白电泳中 γ-球蛋白增高、血清 IgG、IgM 和 IgA 增高等；此外，还可出现血清肝纤维化标志物 PCⅢ、CⅣ、Lam P1、HA 和 PH 增高，以及病毒标志物阳性。

虽然可能会有较多肝功能检查异常，但在轻中度慢性肝炎时，以上指标变化较少或不全。慢性肝炎最常用的检验指标包括 ALT、AST、Bil、Alb、A/G 比值、γ-球蛋白（％）、PT/PTA（％）、SChE 七项，以及病毒标志物。慢性肝炎在诊断上必须依赖肝功能检查，各种慢性肝炎诊断标准中包括：①轻度慢性肝炎，肝功能指标仅 1 项或 2 项异常；②中度慢性肝炎：检验指标介于轻度和重度之间；③重度慢性肝炎，ALT、AST 反复或持续增高、Alb 降低或 A/G 比值异常、γ-球蛋白明显增高，此外还需加上以下 4 项中任何 1 项，即 Alb$\leqslant$32g/L、Bil＞正常上限 5 倍、PTA 40％～60％、CHE＜4500U/L。

第三节　肝　硬　化

一、疾病概述

肝硬化（hepatic cirrhosis）是一种或多种病因长期或反复

作用于肝脏所引起，以肝组织弥漫性纤维化、再生结节和假小叶形成为特征的慢性肝病，以肝功能损害和门脉高压为主要临床表现，晚期可出现各种并发症。

【病因】

1. 病毒感染　在我国以病毒性肝炎为主要病因，占肝硬化病因的 60%～80%，可由乙型、丙型或丁型肝炎病毒与乙型肝炎病毒重叠感染所致慢性肝炎阶段演变而来，即肝炎后肝硬化。甲型和戊型病毒性肝炎不发展为肝硬化。

2. 酒精中毒　长期大量饮酒（每天摄入乙醇 80g 达 10 年以上）时，乙醇及其中间产物的毒性反应，引起酒精性肝炎，继而发展为肝硬化。

3. 非酒精性脂肪性肝炎　20%NASH 可发展至肝硬化，70%不明原因肝硬化由 NASH 发展而来。

4. 胆汁淤积　持续肝内淤胆或肝外胆道阻塞可引起原发性或继发性胆汁性肝硬化。

5. 循环障碍　慢性充血性心衰、缩窄性心包炎、肝静脉和下腔静脉阻塞，可致肝脏长期淤血，肝细胞缺氧坏死，结缔组织增生，最终变成淤血性（心源性）肝硬化。

6. 工业毒物或药物　长期接触四氯化碳、磷、砷等或服用双醋酚酊、甲基多巴、四环素等，可引起中毒性或药物性肝炎，最终演变为肝硬化。

7. 代谢和遗传性疾病　如肝豆状核变性、血色病、α_1-抗胰蛋白酶缺乏症和半乳糖血症等。

8. 免疫紊乱　自身免疫性肝炎可发展为肝硬化。

9. 寄生虫感染　血吸虫卵沉积于汇管区，引起纤维组织增生，主要引起肝纤维化。华支睾吸虫偶引起继发性胆汁性肝硬化。

10. 肠道感染或炎症　慢性肠病引起消化、吸收、营养障碍以及病原体在肠内产生毒素经门脉到达肝脏，引起肝细胞变性、坏死，最终演变为肝硬化。

11. 原因不明　发病原因难以肯定，称为隐源性肝硬化。

【发病机制】　肝硬化的演变发展过程包括以下 4 个方面：①肝星状细胞激活，细胞外基质增加；②广泛性肝细胞变性坏死、肝小叶纤维支架塌陷；③残存肝细胞不沿原支架排列再生，形成不规则结节状肝细胞团（再生结节）；④自汇管区和肝包膜有大量纤维结缔组织增生，形成纤维束，自汇管区-汇管区或自汇管区-肝小叶中央静脉延伸扩展，即所谓纤维间隔，包绕再生结节或将残留肝小叶重新分割，改建成为假小叶，这就是肝硬化已经形成的典型形态改变。

由于上述病理变化，造成肝内血液循环的紊乱，表现为血管床缩小、闭塞或扭曲，血管受到再生结节挤压；肝内门静脉、肝静脉和肝动脉小支三者之间失去正常关系，并相互出现交通吻合支等，这些严重的肝血液循环的紊乱，不仅是形成门静脉高压症的病理基础，而且更加加重肝细胞的营养障碍，促进肝硬化病变的进一步发展。

【临床表现】

通常肝硬化起病隐匿，病程发展缓慢，病情亦较轻，可潜伏 3～5 年甚至 10 年以上，少数因短期大片肝坏死，3～6 个月便发展成肝硬化。目前，临床上将肝硬化分为肝功能代偿期和失代偿期，但两期界限不清楚。

1. 代偿期　无症状或症状较轻，缺乏特异性。以乏力和食欲减退出现较早，且较突出，可伴有腹胀不适、恶心、上腹隐痛、轻微腹泻等，上述症状多呈间歇性，多在劳累时出现，经休息或治疗后可缓解。患者营养状态一般，肝轻度肿大，质地结实或偏硬，边钝，表面尚光滑，无或有轻度压痛，脾轻度肿大。肝功能检查结果正常或轻度异常。

2. 失代偿期　症状显著，主要为肝功能减退和门脉高压症两大综合征，同时可有全身多系统症状。

（1）肝功能减退的临床表现：全身症状为营养状态差，有消瘦乏力、低热等；消化系统症状有畏食、腹痛、腹胀、腹泻等；出血倾向与贫血；内分泌紊乱相关表现，如蜘蛛痣、肝掌、男性乳房发育、肝病面容等；黄疸。

（2）门脉高压症的临床表现：脾脏肿大、门体侧支循环开放（食管和胃底静脉曲张、腹壁静脉曲张和痔静脉扩张）和腹水形成。

该期肝脏触诊可及结节状，有坏死后萎缩者肝脏触不到，坏死与并发炎症者有肝脏触痛。

由于病因和病理类型不同，肝硬化的起病方式与临床表现并不完全相同。如小结节性肝硬化起病多隐匿，进展较缓慢；大结节性肝硬化起病较急，进展较快、门静脉高压症相对较轻，但肝功能损害较严重，早期即可出现中度以上黄疸；血吸虫病性肝纤维化的临床表现则以门静脉高压症为主，巨脾多见，黄疸、蜘蛛痣、肝掌少见，肝功能损害较轻，肝功能检查多基本正常。

此外，随着疾病进展，肝硬化患者可出现以下并发症：食管胃底静脉曲张破裂出血、自发性细菌性腹膜炎、肝性脑病、水电解质和酸碱平衡紊乱、原发性肝癌、肝肾综合征、肝肺综合征和门静脉血栓形成。

【诊断与鉴别诊断】

1. 诊断　主要根据：①有病毒性肝炎、长期饮酒等有关病史；②有肝功能减退和门静脉高压症的临床表现；③肝质地坚硬，有结节肝；④肝功能检查有阳性发现；⑤肝活组织检查见假小叶形成。根据以上依据对失代偿期肝硬化可作出临床诊断。代偿期肝硬化的诊断较困难，肝穿刺活组织检查有确诊价值。

2. 鉴别诊断

（1）与表现为肝大的疾病鉴别：主要有慢性肝炎、原发性肝癌、血吸虫病、华支睾吸虫病、肝棘球蚴病，以及某些累及肝的代谢性疾病和血液病等。

（2）与引起腹水和腹部胀大的疾病鉴别：如结核性腹膜炎、缩窄性心包炎、慢性肾小球肾炎、腹腔内肿瘤和巨大卵巢囊肿等。

（3）与引起脾脏肿大的疾病鉴别：特发性门静脉高压（班替综合征）所致脾肿大、慢性粒细胞性白血病所致脾肿大。

（4）肝硬化并发症的鉴别：①上消化道出血：应与消化性溃疡、糜烂出血性胃炎、胃癌等鉴别；②肝性脑病：应与低血糖、尿毒症、糖尿病酮症酸中毒、脑血管病等鉴别；③肝肾综合征：应与慢性肾小球肾炎、急性肾小管坏死等鉴别。

二、检验诊断

肝硬化时很多检验指标可出现异常：①由于肝实质细胞减少所致的肝脏生物代谢功能下降，包括血清 Alb、A/G 比值、PA、SChE、PT、Bil、TBA、R_{15}ICG，甚至 HDL-C 和 TC 的变化；②肝细胞损伤所致血清酶增高，包括血清 ALT、AST、ADA、GLDH 和 GGT 等；③肝免疫调节功能的检验指标，如血清 γ 球蛋白以及 IgG、IgM、IgA 等；④肝纤维化导致血清肝纤维化指标的浓度增高；⑤门脉高压导致脾功能亢进和腹水而使血细胞异常和腹水检验异常；⑥血清肝炎病毒标志物阳性；⑦其他检验指标异常，如血清尿素增高、低血钠、血氨增高等。

【常用肝功能检查】 按照对肝硬化的临床应用价值及其在医院检验科常用的程度，以下依次介绍与肝硬化有关的肝功能检查指标。

1. 血清清蛋白（Alb）和清蛋白/球蛋白比值（A/G 比值） 肝硬化患者血清 Alb 明显降低，其减少程度与肝脏病变的严重程度相一致。在代偿良好的肝硬化患者，即使出现显著的高γ球蛋白血症，往往也只有轻度 Alb 降低；当肝硬化已近失代偿期时，肝脏每天合成的 Alb 常从 11～14.5g 降至 9g，血清 Alb 即显著降低。也就是说，血清 Alb 无明显减低的肝硬化患者往往处于代偿期，有明显减低的肝硬化则常为失代偿期。当肝硬化患者血清 Alb 降低至 30g/L 以下时，多数患者出现或将要出现腹水。如给予合理治疗后血清 Alb 回升，提示患者短期预后尚好；如不能回升，或进一步减至 20g/L 以下时，则预后极差。

肝硬化时由于血清 Alb 降低，而 γ-球蛋白增高，所以血清 A/G 比值下降，动态监测该值可较好地观察到患者的病情变化。

血清 Alb 参考区间及测定方法等请参见本章第二节慢性肝炎的检验诊断。

2. 血清总蛋白（TP）

（1）测定方法：血清 TP 均采用双缩脲法测定。由于蛋白质分子中的许多肽键（—CONH—）可与双缩脲试剂即碱性铜溶液反应，形成紫色化合物，其紫色深浅与样品中蛋白质浓度成正比。

（2）参考区间：65～85g/L（国家卫生和计划生育委员会制定）。与血清 Alb 一样，其参考区间在卧床者和站立走动者有较大不同，卧位比步行或直立时低 4～8g/L，卧床者为60～78g/L，均值 69g/L，非卧床为 64～83g/L，均值 73.5g/L。

（3）临床应用价值：当肝脏有实质性损伤时，血清 TP 一般无显著变化。这是因为肝脏受损时虽然 Alb 等合成减少，但由于免疫刺激作用等，机体生成的 γ-球蛋白增加，所以血清蛋白质总体的量无明显改变。肝硬化患者如伴腹水或食管下段静脉破裂反复出血时，血清 TP 往往减低。因为这时除肝脏蛋白合成减少外，腹水引起的蛋白质丢失或出血引起蛋白质丢失，使血清 TP 进一步减少。据报道在肝硬化中，如 TP 低于

60g/L，其 5 年生存率小于 20％，大于 60g/L，则 5 年生存率可达 54.8％。因此，对于肝硬化患者，动态观察血清 TP 浓度对判断其预后有一定指导意义。

（4）测定方法评价：双缩脲法能很准确地测定血清 TP，其精密度也很高。干扰物质较少，但血红蛋白 1g/L 能引起 TP 值 3g/L 的增加；严重脂浊血清可引起测定值偏高，应进行处理后测定，可采用乙醚或丙酮对甘油三酯进行提取，这个过程颇为麻烦，在临床检验中不太可行。若采用双试剂的双缩脲法，在自动生化分析仪上设计两点法得到结果，可部分去除甘油三酯干扰。临床上采用右旋糖苷治疗时对血清 TP 测定可造成较大正干扰，但若试剂中的酒石酸钾钠浓度低于 5g/L 或高于 15g/L，即不会产生影响，目前国内 TP 测定试剂中酒石酸钾钠浓度多数大于 15g/L。

3. 血清胆碱酯酶（SChE） 肝硬化时 SChE 可明显降低；若持续下降，意味病情恶化，升高表示病情改善或治疗有效。SChE 是在肝脏合成后释放到血浆起作用的血浆固有酶，因此它与血清 ALT 等细胞内酶不同，后者的血浆含量在正常时只有极少量；SChE 是与血清 Alb 类似的反映肝脏蛋白合成能力的一个指标，而且因其半衰期约为 10 天，比 Alb（15～19 天）短，故反映肝脏合成功能的改变更加灵敏，即能更灵敏地反映病情变化。SChE 可用于评估肝脏的储备功能和肝病的预后。肝硬化时随着肝组织纤维化进展，肝脏正常结构被破坏，肝细胞供血不足、功能受损，合成的 SChE 不断减少，SChE 的活性也出现明显降低。

有关 SChE 参考值和测定方面请参见本章第二节慢性肝炎的检验诊断。

4. 血清前清蛋白（PA）

（1）测定方法：可采用免疫比浊法，包括免疫散射比浊法和免疫透射比浊法，两法均采用羊抗 PA 抗体与待测血清中的

PA 发生抗原抗体特异性反应，形成有浊度的免疫复合物；免疫散射比浊法以散射比浊仪测量其散射光值，免疫透射比浊法则测定浊度所造成的吸光度值。

（2）参考区间：0.2～0.48g/L。

（3）临床价值评价：肝硬化时尤其是失代偿期血清 PA 可明显降低。血清 PA 100～150mg/L 为轻度缺乏，50～100mg/L 为中度缺乏，小于 50mg/L 为严重缺乏。血清 PA 也由肝细胞合成，其半衰期仅为 12 小时，因而能早期反映肝脏合成功能下降，是肝细胞功能不良的灵敏指标。

（4）测定方法评价：免疫散射比浊法测定需要特定仪器（如特定蛋白分析仪），通常只有在较大医院检验科才具备，其检测灵敏度较高，结果也较稳定。免疫透射比浊法可使用常规的生化分析仪，其检测灵敏度较低，易受交叉污染干扰使结果不准确，但其采用的生化分析仪在一些中小医院都具备，因而较易开展。

5. 凝血酶原时间（PT）及其活动度（PTA）　肝硬化代偿期 PT 不超过正常对照的 3 秒，超过正常对照 4～6 秒时，提示肝功能已有明显损害，超过 6 秒时，提示肝功能衰减，预后不良。与血清 Alb、SChE 一样，PT 也是反映肝脏蛋白质合成功能、反映肝脏储备功能的重要指标，常用以定量评估肝功能不全的程度。

Child 肝功能分级法为 Child 于 1964 年根据肝硬化患者的 3 项临床指标（腹水、神经精神症状和营养状态）及 2 项肝功能指标（血清 Bil 和 Alb），按肝功能损害程度的不同分为 A、B、C 三级，是临床上曾广泛应用的经典分级法。1973 年 Child-Pugh 改良计分法，去掉了营养状况一项，而加入了 PT 延长程度一项，在判定肝功能损害程度及预后上更趋于准确，可见 PT 在肝功能评价上的重要性。

其他凝血功能指标对肝硬化等肝脏疾病的肝功能评价也有

意义，有关 PT 测定方面以及其他凝血功能指标详见本章第十三节急性肝衰竭的检验诊断。

6. 血清总胆红素和直接胆红素（TBil 和 DBil）　代偿性肝硬化时血清 TBil、DBil 多数正常或仅轻度增高，失代偿性肝硬化时胆红素多数明显增高。Child-Pugh 计分法中将血清 TBil 浓度与肝硬化分级相关，< 34.2μmol/L、34.2 ~ 81.3μmol/L 和 >81.3μmol/L 分别计 1 分、2 分和 3 分。

由于肝脏具有摄取、结合和排泄胆红素的作用，肝硬化时这三方面的功能均可能有所下降。当肝脏摄取和转化胆红素能力下降时，以血清 IBil 增加为主，当其排泄胆红素功能下降时，则血清 DBil 增加为主，多数肝硬化时均涉及肝脏对胆红素代谢三方面的作用下降，因而可出现血清 TBil 和 DBil 两者不同程度的增高，而根据两者不同程度的增高情况，可推测和分析肝脏病变为肝细胞损害为主还是胆汁淤积为主。

有关 TBil 和 DBil 的测定方面请参见第五章第一节溶血性黄疸的检验诊断。

7. 血清总胆汁酸（TBA）　肝硬化患者胆汁酸代谢明显异常，表现为血清 F-TBA 及 P-TBA 浓度明显增高，平均水平分别是正常高限的 4.88 倍和 8.1 倍。即使血清 ALT 正常者也可能增高，其增高幅度超过慢性肝炎。TBA 增高幅度与病变程度密切相关，肝硬化代偿期和失代偿期之间血清 F-TBA 有非常显著的差别，F-TBA 小于 20μmol/L 者预后良好，大于 50μmol/L 时死亡率明显上升。

有关 TBA 测定方面请参见本章第二节慢性肝炎的检验诊断。

8. 血清丙氨酸氨基转移酶（ALT）和天冬氨酸氨基转移酶（AST）　静止期肝硬化时血清 ALT 和 AST 多数正常，活动性肝硬化者因有肝炎活动，ALT 和 AST 多为轻到中度增高，常为参考值的 2~3 倍；且即使肝硬化处于失代偿期，血清 ALT 和 AST 通常也仅为轻中度增高。肝硬化时多有肝细胞坏死，使主要存在于线粒体的 AST 也释放到血液，所以 AST/ALT 比值多数从正常的 1.15 升至 1.44 以上，比慢性肝炎时高，而且即便 AST、ALT 在参考区间内，AST/ALT 比值也可高于 1.15。

总体来说，肝硬化时血清氨基转移酶增高通常不是其主要的异常检验指标，但在肝硬化代偿期，其主要的检验指标即反映肝脏合成功能的血清蛋白质变化可能还不明显，而 AST、ALT 可反映肝脏疾病的存在，并可反映肝硬化的活动性等，所以仍是必做的检验指标。

有关血清 ALT、AST 的测定方面请参见本章第二节慢性肝炎的检验诊断。

9. 血清 γ-谷氨酰转移酶（GGT） 肝炎时坏死区邻近的肝细胞内酶合成亢进，致使血清 GGT 增高。据报道急性黄疸型肝炎、慢性肝炎和肝硬化时血清 GGT 活性分别为 79U/L、38U/L 和 68U/L，阳性率分别为 45.9%、27.7% 和 49%。急性病毒性肝炎时 GGT 若持续增高，常提示发展为慢性肝炎。慢性肝炎和肝硬化非活动期，血清 GGT 多数正常，而活动期大多增高，因此血清 GGT 可作为反映慢性肝病活动性的指标之一。肝硬化血清 GGT 显著增高时要注意排除肝癌。

有关血清 GGT 的测定方面请参照第五章第二节肝细胞性黄疸的检验诊断。

10. 血清谷氨酸脱氢酶（GLDH）

（1）测定方法：目前国内有较多连续监测法的商品试剂盒，较比色法方便和准确。其原理是试剂中 α-酮戊二酸经血清中 GLDH 催化生成谷氨酸，同时试剂中还原型辅酶 I（NADH）被氧化成氧化型辅酶 I（NAD），监测 340nm 处 NADH 的消耗速率即可测定出 GLDH 的活性。

（2）参考区间：一般报道为 0~8U/L。

（3）临床应用价值：在肝硬化尤其是活动性肝硬化时GLDH多数增高，增高程度与肝硬化严重程度相关。其维持时间较短，增高幅度也不及ALT。但血清GLDH/ALT比值有一定规律可循，即肝硬化＞慢性肝炎＞急性肝炎。GLDH在体内生物半衰期为16小时，所以动态监测血清GLDH是判断疗效和预后的较好指标。

（4）测定方法评价：精密度为批内CV 2.7%～4.1%，回收试验测得其回收率为115%和93.3%（酶活性66U/L和106U/L时），检测范围为0～600U/L。

11. 血清腺苷酸脱氨酶（ADA）

（1）测定方法：现已有可采用连续监测法的商品试剂盒。测定原理有两类，一类最后监测还原型辅酶Ⅱ（NADPH）下降程度来反映酶活性。另一类最终利用trinder反应来检测酶活性，该法可称为ADA-PNP-XOD法，利用ADA偶联三种酶包括嘌呤核苷磷酸化酶（PNP）、黄嘌呤氧化酶（XOD）和过氧化物酶（POD）进行反应，底物腺嘌呤核苷在ADA催化下生成氨和次黄嘌呤核苷，后者在PNP作用下生成次黄嘌呤和1-磷酸核糖，次黄嘌呤被XOD作用转变为尿酸和过氧化氢，过氧化氢被POD催化，与4-氨基安替比林和N-乙基-N-(2-羟基-3-硫丙基)-3-甲基苯胺（EHSPT，又称TOOS）反应生成有色醌，在556nm监测有色醌的生成速率可反映ADA的活性。

（2）参考区间：4～22U/L。

（3）临床应用价值：一般认为ADA在反映慢性肝损伤时较有价值，活动性慢性肝炎和肝硬化血清ADA常持久维持在高水平状态，而此时ALT和AST的变化则无一定规律性。肝硬化患者血清ADA明显高于急性黄疸型肝炎；慢性肝病尤其是肝硬化时ADA阳性率高达90%，其酶活性在肝硬化时大于慢性肝炎，并随肝纤维化程度增加而递增；失代偿期肝硬化

ADA 活性明显高于代偿期肝硬化。ADA 活性差异可能关键在于肝纤维化程度，而与肝细胞损害关系不大。

（4）测定方法评价：ADA-PNP-XOD 法的检测范围为 0～600U/L，检测灵敏度较高，精密度批内 CV 6.4%、批间 CV 7.5%；抗干扰能力强，标本中胆红素≤342μmom/L、血红蛋白≤2g/L、甘油三酯≤8.47mmol/L、抗坏血酸≤40mg/L 以及 NH_4^+ 对本试剂测定无影响；建议临床实验室采用该法。监测 NADPH 下降来测定 ADA 的方法，其检测灵敏度较低，可致测定结果不准确。

12. 血清蛋白电泳、γ-球蛋白和免疫球蛋白（Ig） 肝硬化患者 γ-球蛋白普遍明显增高，尤其在晚期或进行性失代偿期肝硬化，γ-球蛋白可极度增高。故肝硬化患者的血清蛋白电泳图谱上，可见明显的 Alb 区带减少，γ-球蛋白区带增高。正常人 γ-球蛋白平均绝对值为 8.88～17.39g/L。有报道在失代偿期肝硬化时，γ-球蛋白平均值为 35.29g/L，大于 30g/L 者占 64.88%，最高者达 56.7g/L；而代偿良好的肝硬化 γ-球蛋白增高程度显著较失代偿病例为轻。澳田观察到肝硬化患者 γ-球蛋白在 30g/L 以上者，其三年生存期是 30g/L 以下者的半数以下。故血清 γ-球蛋白增高，除提示肝病患者病情程度外，对患者的预后判断尚有指导意义。

根据蛋白电泳图谱上 γ-球蛋白的改变，肝硬化时的电泳图谱可分为三型：

（1）第一型：从 β 区到 γ 区连续一片难以分开，呈"滑雪跑道斜坡"型，称为所谓的 β-γ 桥。如见到 β-γ 桥，一般即应考虑肝硬化；如伴有 Alb 区带减少，即可确诊。

（2）第二型：β-γ 桥存在，但两个区带间仍可见一个浅凹，两者尚易于分开，称为不完全型 β-γ 桥。这一型可提示肝硬化存在；如同时有 Alb 区带减少，可首先考虑肝硬化。

（3）第三型：为非特异性，γ-球蛋白区增高，但 β 区和 γ

区能明确分开，无形成 β-γ 桥的倾向，与其他原因所致的高 γ 球蛋白血症不能完全区别。

β-γ 桥出现是由于 IgG、IgA、IgM 同时增高、而 IgA 位于 β 区和 γ 区之间所造成；肝硬化时常有多细胞系 Ig 增高，特别当 IgA 明显增高时，β 区和 γ 区便融为一片，不能分开。有人认为 IgA 增高到正常 3 倍以上时，则 100％病例出现 β-γ 桥。

各种肝硬化时血清 IgG、IgM 和 IgA 定量均可增高，且较慢性肝炎时明显。肝炎后肝硬化患者以血清 IgG 增加幅度最高，IgA 增高次之，IgM 增高幅度最小。酒精性肝硬化患者则相反，以血清 IgM 增高幅度最大，IgA 次之，IgG 最轻。70％～80％原发性胆汁性肝硬化患者有明显 IgM 增高，血清 IgG 正常或轻度增高。

有关血清蛋白电泳和 Ig 的测定方面请参见本章第二节慢性肝炎的检验诊断。

【其他肝功能检查】

1. 血清肝炎病毒标志物　由病毒性肝炎所导致的肝硬化患者，其血清中可检测到肝炎病毒标志物，包括乙型肝炎病毒、丙型肝炎病毒，以及乙型加丁型肝炎病毒的标志物，对肝硬化的病因诊断有辅助价值。有关病毒标志物的检测方法和临床应用价值请参照本章第一节肝脏疾病检验总论。

2. 血清总胆固醇（TC）

（1）测定方法：血清 TC 包括胆固醇酯（CE）和游离胆固醇（FC），其测定多采用酶法，即 COD-PAP 法；CE 先被胆固醇酯水解酶（CEH）水解成 FC，后者被胆固醇氧化酶（COD）氧化成 Δ^4-胆甾烯酮并产生过氧化氢，过氧化氢在过氧化物酶（POD）催化下，与 4-氨基安替比林（4-AAP）及酚缩合，生成红色醌亚胺，测定波长 500nm 左右的吸光度与标本中的胆固醇含量成正比。

（2）参考区间

1）参考区间：TC 为 3.0～5.20mmol/L；HDL-C 男性为（1.4±0.33）mmol/L，女性为（1.58±0.32）mmol/L。

2）我国血脂异常防治建议对血脂水平的划分标准：TC≤5.17mmol/L 为合适水平，5.20～5.66mmol/L 为临界范围，≥5.69mmol/L 为增高。

（3）临床应用价值：血清 TC 仅在肝细胞严重损害时才会明显减少，并不是一项灵敏的肝功能检查，但对估计肝病严重程度和预后有一定的价值，肝硬化时血清 TC 减少说明病变很重，晚期肝硬化时其含量降至极低点，提示预后恶劣。

（4）测定方法评价：COD-PAP 法测定总胆固醇的精密度和准确度均很好，批内 $CV<1.5\%$，批间 $CV\leqslant2.5\%$；以参考方法（ALBK 法）定值的血清为校准液时，本法测定结果与参考方法基本一致；测定范围上限达 13mmol/L。该法具有氧化酶反应途径的共同缺陷，易受一些还原性物质如尿酸、胆红素、维生素 C 和谷胱甘肽等的负干扰。某些严重肝脏疾病胆红素显著增高时，可使血清 TC 测定结果假性偏低，偏低程度大约与胆红素的浓度基本一致，即血清 Bil 300μmol/L 时，血清胆固醇结果约下降 0.3mmol/L。

（5）标本要求：血清 TC 测定不需空腹，但如果该血清标本需同时测定甘油三酯（TG），则必须空腹 12 小时后采血测定。

3. 血清高密度脂蛋白胆固醇（HDL-C）

（1）磷钨酸-镁法和硫酸葡聚糖-镁沉淀法等需要将 HDL 先分离，再测定其中胆固醇，目前已少采用，而常用匀相的直接测定法，这类方法大致分 3 类，分别是聚乙二醇/抗体包裹法、酶修饰法和选择性抑制法，其试剂组成均未公开。选择性抑制法是目前国内应用最多的方法，其第一试剂有聚阴离子及分散型表面活性剂，后者与 LDL、VLDL 和乳糜微粒（CM）表面的疏水基团有高度亲和力，吸附在这些脂蛋白表面形成掩蔽层，不发生沉淀，但抑制这类脂蛋白中的胆固醇与酶试剂起反应；第二试剂含胆固醇测定酶及对 HDL 表面亲水基团有亲和力的表面活性剂，可促使胆固醇测定酶与 HDL 中的胆固醇起反应。

（2）参考区间和医学决定水平

1）参考区间：男性（1.4±0.33）mmol/L，女性（1.58±0.32）mmol/L。

2）我国血脂异常防治建议对血脂水平的划分标准：HDL-C ≥1.03mmol/L 为合适水平，≤0.90 mmol/L 为降低。

（3）临床应用价值：严重肝病包括肝硬化时血清 HDL-C 可明显降低，而且由于 HDL-C 正常浓度较低，故其下降更明显，失代偿性肝硬化时可降至无法测出；特别是当血清 Bil 浓度显著增高时，对血清 TC 尤其是 HDL-C 测定有明显的负干扰，此时常很难区分下降的 HDL-C 有多少是由于肝损害引起，有多少是胆红素负干扰引起；但极低的 HDL-C 伴显著高 Bil 提示肝硬化患者的预后不好。

（4）测定方法评价：选择性抑制法测定 HDL-C 的准确度和精密度较好，特异性较好，检测上限可达 3.9mmol/L，下限约为 0.15mmol/L，批内及批间 $CV<3\%$；但该法与 TC 一样，同样受还原性物质负干扰，而且因其本身浓度较低，故影响程度更大，尤其是严重肝脏疾病常伴胆红素显著增高。沉淀分离后 HDL-C 测定法虽是国家卫生和计划生育委员会临检中心推荐的方法，但其不能完全自动化，而且第一步手工沉淀分离 HDL 受操作条件影响大，难以准确测定。

4. 吲哚氰绿滞留试验（R_{15}ICG）

（1）试验方法：吲哚氰绿（ICG）以注射用蒸馏水稀释成 5mg/ml，注射剂量为 0.5mg/kg 体重。先抽取静脉血 5ml 作为空白对照管，而后在一侧肘静脉快速（30 秒内）注入 ICG，并开始计时，15 分钟时在患者另一肘部抽取静脉血 5ml。取

1ml 待测血清，加入 2ml 0.15mmol/L 氯化钠混匀，在 805nm 波长下，以空白管（注射 ICG 前的血清 1ml，加 2ml 0.15mmol/L 氯化钠混匀）校正吸光度至零，读取测定管吸光度值，查阅标准曲线，求得 15 分钟时血清吲哚氰绿的浓度，按下式计算出平均滞留率。

$$R_{15}（\%）=\frac{15min\ 时血清吲哚氰绿浓度（mg/dl）}{1（mg/dl）}\times100$$

注：假设注射 0 时的血清 ICG 浓度为 1mg/dl（1mg/dl＝12.9μmol/L）。

（2）参考限：15 分钟后平均滞留率 10％以下。

（3）临床应用价值：肝硬化时 R_{15}ICG 可能增高。有人统计经组织学证实的 54 例肝硬化，其中 65％患者的 R_{15}ICG 在 21％以上，平均为 35.5％，个别失代偿性肝硬化可达 50％以上，此种病例预后极差。肝癌时 ICG 试验结果取决于是否合并肝硬化，在无肝硬化时，即使癌组织在肝内占据 70％～80％，R_{15}ICG 仍可维持正常。

（4）测定方法评价：R_{15}ICG 需行静脉注射 1 次、采血 2 次，比只采 1 次血的绝大多数检验项目麻烦，而且 ICG 仍在少数患者中有副作用，所以临床检验中该试验应用不太多。进口 ICG 的价格昂贵，有报道国产 ICG 对肝病的检测结果及诊断价值与进口 ICG 相似。

【血清肝纤维化标志物】

1. 测定方法

（1）Ⅲ型前胶原 N 端肽（PⅢNP）：化学发光免疫双抗体夹心法。采用标记 ABEI［N-（4-氨丁基）-N-乙基异鲁米诺，N-（4-Aminobutyl）-N-ethylisoluminol］的抗 PⅢNP 单克隆抗体和另一标记 FITC（异硫氰酸荧光素，fluorescein isothiocyanate，FITC）抗 PⅢNP 单克隆抗体。标本与标记 FITC 的抗体，以及包被羊抗 FITC 抗体的纳米免疫磁性微球混匀，置

37℃孵育形成"免疫复合物"。强磁场分离，循环清洗沉淀复合物，然后再加入标记 ABEI 的抗体，置 37℃孵育形成"夹心三明治"复合物，再进入强磁场分离，循环清洗沉淀复合物，然后加入发光底物，测定 RLU。PⅢNP 浓度与 RLU 呈一定的正比例关系。

（2）Ⅳ型胶原（CⅣ）：化学发光免疫双抗体夹心法。采用标记 ABEI 的抗 CⅣ单克隆抗体和另一标记 FITC 抗 CⅣ单克隆抗体。标本与标记 FITC 的抗体，包被羊抗 FITC 抗体的纳米免疫磁性微球混匀，置 37℃孵育形成"免疫复合物"。强磁场分离，循环清洗沉淀复合物，然后再加入标记 ABEI 的抗体，置 37℃孵育形成"夹心三明治"复合物，再进入强磁场分离，循环清洗沉淀复合物，然后加入发光底物，测定 RLU。CⅣ浓度与 RLU 呈一定的正比例关系。

（3）层黏蛋白（LN）：化学发光免疫双抗体夹心法。采用标记 ABEI 的抗 LN 单克隆抗体和另一标记异硫氰酸荧光素抗 LN 单克隆抗体。标本与 ABEI 标记抗体、FITC 标记的抗体，包被羊抗 FITC 抗体的纳米免疫磁性微球混匀，置 37℃孵育形成"夹心三明治"，进入强磁场分离区分离，循环清洗沉淀复合物，然后加入发光底物，测定 RLU。LN 浓度与 RLU 呈一定的正比例关系。

（4）透明质酸：化学发光免疫竞争法。采用透明质酸结合蛋白（HABP）标记 ABEI 和纯化的透明质酸（HA）包被磁性微球。标本与 HABP 标记的 ABEI，包被有纯化的 HA 纳米免疫磁性微珠混匀，待测抗原与包被有纯化的 HA 纳米免疫磁性微珠竞争结合 HABP 标记的 ABEI，形成 HABP 标记的 ABEI 和包被有纯化的 HA 纳米免疫磁性微珠结合的免疫复合物，磁场分离，加入发光底物反应发光，监测相对光强度（RLU），RLU 与 HA 浓度呈一定的反比关系。

2. 参考区间

PⅢNP：0.021～30μg/L。

Ⅳ型胶原：0.021～30μg/L。

层黏蛋白：0.51～50μg/L。

透明质酸：<100μg/L。

3. 临床应用价值 慢性肝病向纤维化、肝硬化进展的重要标志是肝细胞外基质成分（ECM）的稳步增加，因此可将各种肝病时血清PⅢP、CⅣ、LN及HA（均为ECM）水平的动态变化作为判断慢性肝病纤维化形成及转变的观察指标。随着肝病的慢性化，血清PⅢP、CⅣ、LN及HA均渐增高，呈现慢性肝炎轻度<慢性肝炎中度<慢性肝炎重度<肝硬化的规律。其中PⅢP浓度增高与肝纤维化有关，是反映肝纤维化的敏感指标。CⅣ在慢性肝病中，随着病变的进展水平渐渐升高，对肝纤维化的早期诊断有一定的临床意义。LN水平在各种肝病不同进程中均高于急性肝病组，但在慢性肝炎重度、肝硬化这一阶段增高较为显著。HA升高较早，因此认为HA水平能反映慢性肝病纤维化程度，同时也能反映急性肝病时肝损害表现。在肝硬化早期伴活动性肝纤维化时，因肝损害不严重，此时PⅢP增高、HA不一定高。肝硬化晚期，由于肝血窦内皮细胞功能减退，HA明显增高，而PⅢP可不高。另外，CⅣ/PⅢP比值对于肝纤维化预后很有意义，比值增大表示纤维降解占优势、减小表示纤维沉积占优势，预后不佳；比值变化不大，但CⅣ、PⅢP均降低说明肝病稳定。

将LN、HA、CⅣ及PⅢP检测结果与肝功能指标（ALT、A/G、Bil）做直线相关分析，在急性肝病组和慢性肝病轻度组无显著相关性，而在慢性肝病重度组、肝硬化组与血清胆红素呈显著正相关，与A/G比值呈显著负相关。肝纤维化是一种慢性病变的过程，仅通过临床表现很难察觉，因此对于各种肝病患者，当血清胆红素升高、A/G比值低下时，应及早进行血清LN、HA、CⅣ及PⅢP的检测，当四者超过正常上限时，即应抗肝纤维化治疗。这些指标若联合应用，肝硬化组的阳性率可达100%，虽然不能完全取代肝穿活检，但其测定方法简单、敏感、无创伤性，且能动态观察肝纤维化的发展过程，与肝纤维化程度有较好的平行关系，不但对肝纤维化有诊断意义，而且对肝病的预后亦有参考价值。

值得注意的是，肝纤维化指标的检测可发现肝纤维组织增生的趋势，但升高不一定是肝硬化，肝硬化静止期也不一定升高。肝硬化的确诊及疗效观察临床仍依靠穿刺肝组织活检。

4. 测定方法评价

（1）精密度：批内 $CV < 10\%$，批间 $CV \leqslant 15\%$，不应超过15%。

（2）准确性：实测浓度与期望浓度的回收率，应在90%～110%范围内。

（3）灵敏度：最低检测限分别为 PⅢNP $0.02\mu g/L$，Ⅳ型胶原 $0.02\mu g/L$，LN $5\mu g/L$，HA $10\mu g/L$。

（4）干扰：Ⅰ型胶原 $500ng/ml$、Ⅲ型胶原 $1000ng/ml$ 对 PⅢP N-P 检测结果影响分别 $< 0.5\mu g/L$ 与 $< 1\mu g/L$。PCⅢ对Ⅳ型胶原的交叉反应均在临床允许的浓度范围内。Ⅰ型胶原 $200\mu g/L$、Ⅱ型胶原 $500\mu g/L$、Ⅲ型胶原 $800\mu g/L$、Ⅳ型胶原 $1000\mu g/L$ 时，对 LN 检测结果的影响分别 $< 2\mu g/L$、$< 5\mu g/L$、$< 8\mu g/L$、$< 10\mu g/L$。当 LN 为 $1000ng/ml$ 时，对 HA 检测结果的影响 $\leqslant 10\mu g/L$。

（5）线性范围：PⅢNP $0.02 \sim 2000\mu g/L$，Ⅳ型胶原 $0.02 \sim 2000\mu g/L$，LN $0.5 \sim 1000\mu g/L$，HA $0 \sim 2000\mu g/L$。

【其他检验项目】

1. 腹水检验　当肝硬化由代偿转化为失代偿时可出现腹水，一般为漏出性腹水；若并发自发性细菌性腹膜炎，则其腹水介于漏出性和渗出性之间，腹水透明度降低，比重介于漏出液和渗出液之间，白细胞数增多，常 $> 0.5 \times 10^9/L$ 以上，其中多形核白细胞＞0.25×10⁹/L。当疑诊自发性细菌性腹膜炎时，若在床边用血培养瓶做腹水细菌培养，可提高阳性率，并可以药物敏感试验作为选用抗生素的参考。

肝硬化漏出性腹水和自发性细菌性腹膜炎的检验分别参见第四章第一节腹水的检验诊断和第二节自发性细菌性腹膜炎的检验诊断。

2. 血常规

（1）测定方法：常采用血液自动分析仪，仪器能自动作红细胞、白细胞和血小板计数。

（2）参考区间（国家卫生和计划生育委员会制定）：红细胞成年女性为（3.8～5.1）×10¹²/L，成年男性为（4.3～5.8）×10¹²/L；白细胞成人为（3.5～9.5）×10⁹/L；血小板为（125～350）×10⁹/L。

（3）临床应用价值：代偿性肝硬化患者血小板轻度下降，红细胞和血红蛋白轻度下降；在失代偿期则有明显的血小板下降，红细胞和血红蛋白的轻、中度下降，以及白细胞下降。当出现上消化道出血时，红细胞和血红蛋白可发生中、重度下降。血小板减少是由于脾功能亢进所致，其程度可反映脾功能亢进的严重程度。非上消化道出血引起的贫血原因包括：①叶酸缺乏；②红细胞形态改变及脆性增加；③脾功能亢进使红细胞破坏增多。白细胞下降也由于脾功能亢进所致。

（4）测定方法评价：血液自动分析仪是目前血常规检验的主要方法，比手工法精密度更高，操作简便、快速，已广泛应用。

（5）标本：需采用 EDTA·K₂抗凝静脉全血。

3. 血清尿素（urea）和肌酐（CR） 上消化道出血时血清尿素可明显增高，超过参考值上限的 8.20mmol/L，甚至可达 15mmol/L 左右，与出血量呈正相关。其增高的原因为肠道出血、红细胞中大量蛋白质分解，其产物氨吸收入血后被肝脏合成尿素。上消化道出血时血清肌酐并不增高，两者同时测定可排除肾衰竭导致的血清尿素增高。

血清尿素和肌酐的测定方面参见本章第十五节肝肾综合征的检验诊断。

4. 血液电解质　多测定血清电解质，急诊时可采用血浆。严重肝硬化时常出现低钠血症，血钠低于 140mmol/L。

5. 肝硬化并发症时的其他检验　肝硬化的并发症如肝性脑病、酸碱平衡紊乱、感染、肝肾综合征等的检验诊断分别参见肝性脑病和肝肾综合征的检验诊断。

【检验综合应用评价】　肝硬化时蛋白质合成代谢功能损害超过其对生物转化和排泄功能的影响，可出现血清 Alb、A/G 比值、TP 、PA、SChE 下降，PT 延长，严重时血清 Bil、TBA 和 R_{15}ICG 增高，甚至血清 TC、TG、HDL-C 下降，血 NH_3 增高预示可能出现肝性脑病。由于肝脏具备强大的储备能力，肝硬化代偿期肝脏代谢功能基本维持正常，以上指标多数仍正常；但血清酶包括 ALT、AST、GGT、GLDH 和 ADA 等可能已增高，血清 γ 球蛋白多数增高以及血清 IgG、IgM、IgA 可增高，肝纤维化指标 PCⅢ、CⅣ、Lam P1、HA 和 PH 常已出现增高，这些异常结合病史和临床表现，对诊断代偿期肝硬化具有重要价值。脾功能亢进时血液中血小板常减少，上消化道出血时血清尿素明显增高，此外严重肝硬化常存在低钠血症以及酸碱平衡紊乱等。

（吴金明　陈筱菲）

第四节　药物性肝病

一、疾病概述

药物性肝病（drug-induced liver disease）是指药物或

（和）其代谢产物引起的肝脏损害，可以发生在既往没有肝病史的健康人或有严重疾病的患者身上。分为预见性和非预见性的两大类。临床上非预见性的药源性肝病比预见性的更为多见，药物在肝内的生物转化过程中产生了对肝脏有毒性的代谢产物，从而引起了肝脏损害。据统计，药物性肝病占所有药物副作用的 10％～15％，在所有因黄疸住院患者中，有 2％是由药物引起的，占暴发性肝衰竭中的 10％～20％。

【病因和发病机制】 目前已上市应用的化合性和生物性药物中，有 1100 种以上的药物具有潜在的肝毒性。

Kaplwitz 认为 DILI 发病机制的 3 个主要连续步骤为：①药物及其代谢产物首先引起直接的细胞应激（内源性途径）；②触发免疫反应（外源性途径）；③直接损伤线粒体功能，同时可能直接导致线粒体膜通透性的改变，触发细胞凋亡或坏死。

1. 药物中毒性肝损害 又称肝固有毒性肝损害，其损害程度与药物剂量相关，是剂量依赖性的，发病率较高，给药前能预测肝损害的发生，潜伏期较短，常在数小时至数天内出现临床症状，与宿主的易感性大致无关，可以用动物模型进行复制。主要导致小叶中心的损伤。

2. 特异体质性肝损害 是某些药物对少数个体在治疗剂量时发生的肝损害，是难以预计的，它是由特异的个体敏感性造成的，而非药物固有毒性所致，动物模型不能复制，肝损害程度一般与药物剂量无关，发生率为 1‰～1/10 万，同一药物或同一类药有相似的反应模式。

药物在肝内进行代谢通过肝细胞光面内质网上的微粒体的一系列药物代谢酶（包括细胞色素 P450 家族酶、单氧化酶、细胞色素 C 还原酶以及胞质中的辅酶）经过氧化、水解等形成相应的中间代谢产物，再与葡萄糖醛酸或其他氨基酸结合形成水溶性终末产物，排出体外。药物本身或其代谢产物通过改变肝细胞膜的物理特性或化学特性，抑制细胞膜上的 K^+-Na^+-ATP 酶的活性，干扰干细胞的功能，在胆汁中形成不可溶性的复合物等不同途径直接导致肝细胞受损，也可选择性破坏细胞成分，或与大分子物质共价结合，干扰细胞特殊代谢途径，诱导免疫变态反应，间接地引起肝损伤。由于药物代谢和速率的个体差异，特别是细胞色素 P450 活力的变异，故某些个体较易发生损害。

【临床表现】 药物性肝病表现复杂。最多见的是类似急性黄疸型肝炎或胆汁淤积性肝病的表现。可分为急性和慢性药物性肝病。

1. 急性药物性肝病

（1）急性肝细胞损害型

1）急性肝炎型：很多药物可引起肝实质细胞的损害，以异烟肼和对乙酰氨基酚最受重视。表现为黄疸出现数天前有乏力、食欲减退、恶心及尿色加深等前驱症状，但一般无发热，肝脏可肿大伴压痛。重者可发展为重症肝炎，导致死亡。

2）急性脂肪肝型：药物性脂肪肝主要因干扰了肝内蛋白质合成，肝脏分泌甘油三酯受阻，致肝细胞内脂质沉积。临床表现为食欲减退、恶心，少数可有轻度黄疸。肝脏轻度肿大，质地较硬，无压痛。

（2）急性肝内胆汁淤积型

1）单纯性胆汁淤积型：一般肝实质无损害。最常见的为口服避孕药。临床表现为隐匿起病，常无前驱症状，发病时无发热、皮疹、嗜酸性粒细胞增多。黄疸出现前即有 ALT 升高等变化。胆固醇、ALP 多正常。黄疸较轻，停药后很快消失，预后良好。但个别患者可进展为胆汁性肝硬化。

2）胆汁淤积性肝炎：临床表现为类似急性病毒性肝炎，有数天潜伏期，伴发热、皮肤瘙痒、尿色深、大便颜色变浅、黄疸、肝肿大伴压痛。本型预后良好，很少引起死亡。

（3）混合型：一般认为此型肝损害主要由免疫机制所致。临床表现除有肝损害的症状和黄疸外，还可伴有肝外脏器的损害，如皮疹、淋巴结肿大、关节炎等。

2. 慢性药物性肝病

（1）慢性肝炎：临床大多起病缓慢，乏力、畏食、肝区疼痛、尿色深等，体征可有黄疸、肝脾大、肝掌、蜘蛛痣，部分患者有肝外表现，如关节痛等。可出现自身抗体，如抗平滑肌抗体。本病一般预后良好，及时停药病情可恢复。反之可发生亚急性重型肝炎，最终可变为肝硬化。

（2）肝硬化：长期服用损肝药可引起肝硬化。临床表现为肝功能减退和门脉高压症，影像学检查有肝硬化的表现。

（3）慢性肝内胆汁淤积：临床表现为瘙痒、长期黄疸、皮肤黄疸、肝脾大、大便色浅、出血倾向和脂肪泻等。

（4）硬化性胆管炎：病理表现类似为原发性硬化性胆管炎的弥漫性胆管狭窄。

（5）脂肪肝：一般无临床症状。少数临床上表现为肝肿大。

（6）肝磷脂蓄积症：服用二乙基胺基乙氧基烷雌酚和胺碘酮可引起肝磷脂蓄积症。临床表现为乏力、低热、肝脾大、肺部感染，在重型病例可有黄疸、腹水、肝性脑病。血沉加快，外周白细胞有空泡形成。即使停用药物，病变仍可持续存在、恶化。

（7）特发性门脉高压症：长期服用或接触含砷制剂、抗肿瘤药等可引起本病。临床表现为门脉高压、脾肿大和脾功能亢进。

（8）肝肉芽肿：药物引发的肉芽肿为非干酪性。临床一般无严重肝损害的征象。确诊依靠肝活检。

（9）肝肿瘤：长期服用某些药物可引起灶性结节状增生、肝腺瘤、肝血管瘤及肝癌。

（10）肝血管病变：长期服用避孕药、抗肿瘤药可影响凝血机制，造成肝静脉血栓形成。它还可导致肝小静脉闭塞征。表现与 Budd-Chiari 相似。

【诊断与鉴别诊断】　一般认为可根据服药史、临床症状、血象、肝功能检查，以及停药后的结果做出综合诊断分析。应仔细详细询问发病前 3 个月内服过的药物，包括剂量、用药途径、持续时间及同时使用的其他药物。详细询问非处方药、中草药及保健品应用情况。此外还应了解患者的职业和工作环境、原来有无肝病、有无病毒性肝炎证据、以往有无药物过敏史或过敏性疾病史。除用药史外，发现任何有关的过敏反应如皮疹和嗜酸性细胞增多对诊断药物性肝病是十分重要的。

多数在 1～4 周出现肝脏损害的表现，可伴有不同程度的发热、皮疹、瘙痒等，外周血嗜酸性粒细胞增多，大于 60%；有肝内淤胆或肝实质细胞损害的征象及生化改变；各种血清学标志阴性，但原有病毒性肝炎血清标志阳性者，本次因服用药物而引起肝损害，其血清标志仍可呈阳性；巨噬细胞或淋巴母细胞转化试验阳性等，应诊断为药物性肝病。

诊断药物性肝病，需排除其他能够解释肝损伤的病因。如急性病毒性肝炎、心功能不全、胆道梗阻和感染、自身免疫性肝炎等，在疾病早期进行肝活检，有助于鉴别病变类型和了解肝损程度。

二、检验诊断

药物性肝病没有特异性的肝功能检查。但由于该病具有肝损伤，而肝损伤的确定依赖于肝脏组织学或肝功能检查的变化，由于肝组织学需做肝穿刺病理学检查，具有创伤性，所以多数情况下由肝功能检查异常来确定。药物性肝病时肝功能检查异常的指标类型及其异常幅度，可因疾病的类型和严重程度而表现出很大的不同。急性药物性肝病时，轻者仅有血清

ALT 或 ALP 增高，其临床病理分类与肝功能指标的关系如表 2-6 所示。当重至急性肝衰竭时，可出现急性肝衰竭的所有肝功能检查异常。慢性药物性肝病包括脂肪肝、慢性肝炎、肝硬化等不同类型，其临床检验中同样可表现这些疾病时所出现的检验异常，具体的检验指标变化可参见本章相关疾病时的检验诊断。以下叙述药物性肝病的一些共同问题。

表 2-6　急性药物性肝病的临床病理分类与肝功能指标的关系

分类	机制	肝组织学	血清生化指标	
			ALT、AST	ALP
肝细胞型				
直接毒性	理化机制直接破坏	坏死和（或）脂肪变性	8～500 倍	1～2 倍
间接毒性	干扰肝细胞代谢	坏死	8～500 倍	1～2 倍
		脂肪变性(微泡型)	5～20 倍	1～2 倍
		脂肪变性(巨泡型)	1～3 倍	1～2 倍
淤胆型	干扰胆汁分泌功能			
毛细胆管型		胆栓	1～5 倍	1～3 倍
肝和毛细胆管型		汇管区浸润	1～8 倍	3～10 倍
胆管型			1～5 倍	3～10 倍
	细胆管	胆汁浓缩		
	叶间小胆管	汇管区胆管破坏		
	间隔胆管	间隔胆管纤维化		
混合型	不定	淤胆和肝细胞损伤，变化不定	不定	不定
过敏反应型	药物变态反应	坏死或淤胆	不定	不定

【肝功能检查】

1. 肝功能检查的指标 主要有：①肝细胞损伤和胆汁淤积时增高的血清酶，包括 ALT、AST、GLDH、GGT、ALP 等增高；②肝脏生物代谢功能下降的指标，包括血清 TBil、DBil、TBA、R_{15}ICG 增高，Alb、PA、SchE 下降，PT 延长等；③血清肝纤维化标志物等。

2. 肝功能检查对肝损伤的判断 分为：①肝细胞型损伤，血清 ALT 大于参考值上限 2 倍，R＞5（R 为 ALT 增高倍数与 ALP 增高倍数的比值）；②淤胆型损伤，血清 ALP 大于参考值上界 2 倍，R＜2，可伴有或不伴有血清 Bil 增高；③混合型损伤，则 ALT 大于参考值上限 2 倍，ALP 大于参考值上限 2 倍，2＜R＜5。以上指标在一周内 2 次测定，均为异常，可判断为肝损伤。若单次测定增高或为参考值上限 1～2 倍，不能判断为肝损伤，需定期复查。

3. 尿液葡萄糖二酸（urine glucaric acid，UGA）

（1）测定方法：酶竞争抑制法。UGA 在尿液中以 1,4-和 1,6-葡萄糖二酸内酯（glucarolactone，GL）两种形式存在。在酸性条件下煮沸尿液，1,6-GL 可转化为 1,4-GL，后者可竞争性抑制 β-葡萄糖醛酸酶（β-glucuronidase，BG）对酚酞葡萄糖醛酸的酶促反应，使产物酚酞的含量发生变化，经碱发色而测定。而在碱性条件下 1,4-葡萄糖二酸内酯被破坏，葡萄糖醛酸酶活性不受抑制，作为对照。两管吸光度相减，就可求得被抑制的葡萄糖醛酸酶活性，根据相应的标准曲线求出 UGA 的含量。同时测定样本中的肌酐，最后以 UGA 与肌酐比值报告结果。

（2）参考区间：（1.8～31.3）（16.6±7.38）μmol/gCr。

（3）临床价值评价：药物性肝炎与病毒性肝炎的临床表现及常用的生化指标几乎一致，故药物性肝炎至今缺少可靠的生化诊断指标。然而，某些药物进入人体肝脏后，可以诱导肝微粒体氧化酶体进入第二相反应的生物转化，即在微粒体内与葡萄糖醛酸结合，葡萄糖醛酸可氧化为葡萄糖二酸，并随尿排出。药物性肝炎患者 UGA 值明显高于健康人群和病毒性肝炎患者，UGA 的含量变化可间接反映外源性毒物或药物对肝脏的损害情况，UGA 排出量与中毒程度相关。

（4）测定方法评价：该法批内 $CV<3.1\%$，批间 $CV\leqslant4.2\%$，回收率为 97.1%，最低检测限 $6.0\mu mol/L$，线性上限为 $180\mu mol/L$。标本中维生素 C、利福平及胆红素对测定无干扰。某些尿中排出的药物在不同 pH 条件处理下，对反应有不同影响，如环丙沙星、个别中药，经碱处理后对酶有抑制作用或使空白颜色加深，从而无法得到准确结果。

【药物过敏反应的检验指标】 通常 50% 以上的药物性肝损伤在用药后 1~4 周内发病，推测为迟发性过敏反应所致。药物过敏反应所致的肝病，除肝功能检查异常外，还可出现外周血嗜酸性粒细胞增高或白细胞总数增高、药物敏感试验阳性，以及血清中出现自身抗体。

1. 血液嗜酸性粒细胞和白细胞总数 在发病初期，嗜酸性粒细胞上升达 6% 以上，可占 35% 的患者，白细胞总数升高约占 20% 的患者。

嗜酸性粒细胞计数方法参见第一章第五节嗜酸性粒细胞性胃肠炎的检验诊断，其参考区间是 $(0.02\sim0.52)\times10^9/L$。白细胞计数方法参见第一章第七节克罗恩病的检验诊断，其成人参考区间为 $(3.5\sim9.5)\times10^9/L$。

2. 药物敏感试验 淋巴细胞转化试验可出现阳性。淋巴细胞转化试验的原理为：T 淋巴细胞在体外培养过程中，若再次遇到相应抗原如致敏的药物时，可转化为体积较大的母细胞，核内形成核仁，部分细胞发生分裂；称为特异性淋巴细胞转化试验。转化率＝转化的淋巴细胞数/（转化的淋巴细胞数＋未转化的淋巴细胞数）×100%，其参考区间为（60.1±

7.6)%。

3.血清自身抗体　氟烷引起药物性肝病，已明确其发病机制为细胞色素相关的自身抗原所致的肝损伤，患者血清中抗细胞色素 P450 2E1 的自身抗体的检出率颇高。已知的药物特异性抗体与致损伤药物之间的关系如表 2-7 所示，这些抗体的检出可协助药物性肝病的诊断。关于肝脏自身抗体的性质及其检测方法请参见本章第七节自身免疫性肝炎的检验诊断。

表 2-7　药物过敏反应性肝损伤的自身抗体

药　　物	抗　　体	靶抗原
氯噻苯氨酸	LKMA-2（抗微粒体抗体）	细胞色素 P450 2C9
双肼酞嗪	LMA（抗肝膜抗体）	细胞色素 P450 1A2
氟烷	LMA（抗肝膜抗体）	细胞色素 P450 2E1
		二硫异构酶
		羧酸酯酶
氯苯酰吲酸	ASMA（抗平滑肌抗体）	肌动蛋白
异丙烟肼	AMA6 型（抗线粒体抗体）	？

（韩清锡　陈筱菲　金抒清）

第五节　酒精性肝病

一、疾病概述

酒精性肝病（alcoholic liver disease，ALD）是由于长期大量乙醇摄入引起的肝脏疾病，包括酒精性脂肪肝、酒精性肝炎、酒精性肝纤维化及酒精性肝硬化。在严重酗酒时可诱发广泛肝细胞坏死或肝功能衰竭。本病在欧美等国多见，是肝硬化的主要病因（占 80%～90%）。近年来酒精性肝病在我国也不断上升，从 1991 年的 4.2%增至 1996 年的 21.3%；酒精性肝硬化在肝硬化的病因构成比从 1999 年的 10.8% 上升到 2003 年的 24.0%，仅次于病毒性肝炎，居肝硬化病因的第二位，严重危害人民健康。

【病因和发病机制】 ALD 主要是乙醇及其衍生物的代谢过程中直接或间接诱导的炎症反应，氧化应激、肠源性内毒素、炎性介质和营养失衡（尤其是蛋白质-热量营养不良）等多种因素相互作用的结果。尤其是肠道屏障功能受损引起的肠源性内毒素血症及内毒素激活 Kupffer 细胞在 ALD 的发生和发展中起到重要作用。肠源性内毒素与脂多糖结合蛋白、可溶 CD14 等血浆蛋白结合，再与脂多糖结合形成脂多糖—脂多糖结合蛋白复合物。脂多糖显著增加炎性细胞因子（如肿瘤坏死因子 Ct）的转录与释放，炎性因子产生放大炎症效应，刺激星状细胞向成纤维细胞转化，导致肝纤维化的发生。另外，乙醛可与多种蛋白形成的乙醛加合物具有很强的免疫原性，刺激机体产生抗体引起免疫损伤，导致包括蛋白酶在内的重要蛋白质以及 DNA 的损伤。

"二次打击"学说：乙醇因素作为初次打击，通过氧化应激促使反应性氧化物增加，而诱发肝脏脂肪聚集。在氧化应激相关的脂质过氧化及炎性细胞因子的作用下，使脂肪变的肝细胞发生第二次打击，造成炎症、坏死和纤维化。

【临床表现】 患者的临床表现存在个体的差异。一般来说症状和体征早期不典型，后期的症状与肝脏脂肪浸润、肝细胞功能不全、门静脉高压的严重程度，以及乙醇的肝外损害有关。在酒精性肝病的整个发展过程中，均可并发肝内胆汁淤积、低血糖、Zieve 综合征等。

1. 酒精性脂肪肝 一般情况良好，通常没有症状或症状轻微，可有腹胀、乏力、畏食等。体检多数患者营养状态良好，可有肥胖。肝脏有不同程度的肿大。常规的生化检查也可基本正常，但 γ-谷氨酰转肽酶（GGT）常增加。

2. 酒精性肝炎 酒精性肝炎临床表现不一，差别很大。轻者除有肝脏肿人，并无任何自觉症状。一般发病前往往有短期内大量饮酒史，可有全身疲倦、食欲缺乏、恶心、呕吐、腹部不适、体重减轻等症状。患者可有低热。体检则可发现肝脏明显增大。重症酒精性肝炎是指酒精性肝炎中出现肝性脑病、肺炎、急性肾衰竭、上消化道出血、腹水，伴有内毒素血症。体检以黄疸、肝肿大并有压痛为特点，同时有脾肿大、腹水、面色发灰、蜘蛛痣，病情严重时可出现精神症状。

3. 酒精性肝硬化 早期常无症状，以后可出现体重减轻、食欲缺乏、腹痛、乏力、发热、牙龈出血等。到失代偿期，可出现黄疸、腹水、水肿、食管胃底静脉曲张破裂出血，并可有肝性脑病、顽固性腹水、自发性腹膜炎、肾衰竭等对于酒精性肝硬化患者，肝癌的发病率很高，且一旦发生肝硬化，即使戒酒也不能防止肝癌的发生。体检可发现面色灰暗，营养差、巩膜黄染、腹水、水肿、毛细血管扩张、蜘蛛痣、肝掌。男性乳房发育、睾丸萎缩等男性特征丧失现象，肝脏早期肿大，晚期缩小，质地坚实，边缘不规则，脾脏肿大。

4. 酒精中毒的肝外表现 慢性嗜酒是扩张性心肌病的一个重要的病因。心功能不全的发展与饮酒的量和时间有明显关系。

乙醇通常还会引起慢性、复发性、钙化性的胰腺炎，一般在嗜酒 6～12 年后出现慢性胰腺炎的表现。

慢性嗜酒还可引起脑损伤和脑功能障碍。可引起周围神经病变、认知障碍、Wernicke-Kosakoff 综合征，酒精性小脑功能退化和酒精性痴呆。另外，乙醇还造成造血系统的损害，表现为白细胞减少，血小板减少，缺铁性、巨幼细胞性或溶血性贫血。半数酒精性肝病患者可以有各种维生素缺乏的表现，如末梢神经炎、口角炎、舌炎等。

【诊断和鉴别诊断】

1. 诊断

（1）有长期饮酒史，一般超过 5 年，折合乙醇量男性≥40g/d，女性≥20g/d，或 2 周内有大量饮酒史，折合乙醇量>80g/d。但应注意性别、遗传易感性等因素的影响。乙醇量（g）换算公式＝饮酒量（ml）×乙醇含量（%）×0.8。

（2）临床症状为非特异性，可无症状，或有右上腹胀痛、食欲缺乏、乏力、体重减轻、黄疸等；随着病情加重，可有神经精神症状和蜘蛛痣、肝掌等表现。

（3）血清天冬氨酸氨基转移酶（AST）、丙氨酸氨基转移酶（ALT）、γ-谷氨酰转肽酶（GGT）、总胆红素（TBil）、凝血酶原时间（PT）、平均红细胞容积（MCV）和缺糖转铁蛋白（CDT）等指标升高。其中 AST/ALT>2、GGT 升高、MCV 升高为酒精性肝病的特点，而 CDT 测定虽然较特异但临床未常规开展。禁酒后这些指标可明显下降，通常 4 周内基本恢复正常（但 GGT 恢复较慢），有助于诊断。

（4）肝脏 B 超或 CT 检查有典型表现。

（5）排除嗜肝病毒现症感染以及药物、中毒性肝损伤和自身免疫性肝病等。

符合第 1、2、3 项和第 5 项或第 1、2、4 项和第 5 项可诊断酒精性肝病；仅符合第 1、2 项和第 5 项可疑诊酒精性肝病。

2. 鉴别诊断

（1）病毒性肝炎：病毒感染标志阳性，无明显的饮酒史。当酒精性肝病合并 HCV 感染时，病理学更多表现为 HCV 感染的特点，而酒精中毒的特点不明显。

（2）药物性肝炎：无明显的饮酒史，有服药史，多数服药后 1~4 周出现肝脏损害的表现，可伴有不同程度的发热、皮疹、瘙痒等，外周血嗜酸性粒细胞增多，大于 60%；有肝内淤胆或肝实质细胞损害的征象及生化改变；停药后肝功能逐渐恢复。

（3）非酒精性脂肪性肝病：无饮酒史或饮酒折合乙醇量男

性每周＜140g，女性每周＜70g；可伴有肥胖、糖尿病、高脂血症、高血压代谢性疾病、肝脏组织学改变符合脂肪性肝病的病理学诊断标准，肝脏影像学表现符合弥漫性脂肪肝的影像学诊断标准。

二、检验诊断

由于乙醇损害导致不同的病理改变，故引起的临床检验指标变化差异较大，分别与脂肪肝、急慢性肝炎和肝硬化的检验指标变化相似。总体来说 ALD 的诊断和疗效监测等较多地利用临床检验，异常的检验指标可有以下几类：①肝细胞损伤致血清酶增高；②肝脏生物代谢能力下降的肝功能检查；③肝纤维化时的检验指标；④酒精对骨髓的直接毒性作用或继发脾功能亢进引起的血常规异常，以及血清缺糖基转铁蛋白增加等。

【常用肝功能检查】

1. 血清丙氨酸氨基转移酶（ALT）和天冬氨酸氨基转移酶（AST） 血清 AST 及 ALT 改变是反映乙醇所致肝损伤最敏感的指标；但轻型 ALD 患者基本正常，酒精性脂肪肝时仅轻微增高，酒精性肝炎则明显增高，可大于参考值上限 2 倍，一般＜300U/L；酒精性肝纤维化和酒精性肝硬化时 ALT 和 AST 也可增高，与非酒精性肝纤维化和肝硬化时的变化相似。ALD 尤其是酒精性肝炎时 AST/ALT＞1，多数比值为 2～5，AST/ALT＞3 强烈提示 ALD。AST 和 ALT 增高的程度不一定与肝细胞损伤成比例，不能确切预测组织学分期；酒精性肝炎即使肝损伤严重，ALT 也可正常或仅轻微增高，而 AST 多增高。

AST/ALT 为 1～2，则与慢性病毒性肝炎和肝硬化之间有重叠，急性病毒性肝炎通常 AST/ALT＜1。对于 AST 和 ALT 大于 300U/L 的患者，即使 AST/ALT 大于 2，仍应考虑急性非酒精性肝损伤的可能。

ALD 时多数 AST 增高幅度比 ALT 大，其机制可能是乙醇代谢产物乙醛与酶蛋白结合代替了磷酸吡哆醛，使作为 ALT 和 AST 辅酶的 5′-磷酸吡哆醛丢失，导致酶活性的下降，而 ALT 比 AST 受这种影响更大。研究发现诱导肝细胞坏死后，无磷酸吡哆醛缺乏时血清 AST/ALT 的比值为1，磷酸吡哆醛缺乏时为5。给磷酸吡哆醛缺乏组补充磷酸吡哆醛后，ALT 水平增高而 AST 不变，由此可部分说明酒精性肝损伤时 ALT 和 AST 不同的增高机制。另外由于肝脏 AST 总酶活性比 ALT 高，ALD 者因线粒体损伤使 ASTm 释放增多，也会引起血清 AST 高于 ALT。

中华医学会肝病学分会脂肪肝和酒精性肝病学组在 2002 年制订的 ALD 诊断标准中（2006 年、2010 年其诊断标准有所修改，参见以下检验综合应用评价），对血清 ALT、AST 和 GGT 在诊断中的作用有较为量化的描述，其对 ALD 三条临床诊断标准的第 2 条为：禁酒后血清 ALT、AST 和 GGT 明显下降，4 周内基本恢复正常，在 2 倍参考值上限以下；以及肿大的肝脏 1 周内明显缩小，4 周基本恢复正常；如禁酒前 ALT 和 AST<2.5 倍参考值上限，则禁酒后应降至 1.25 倍参考值上限以下。在戒酒期间，血清 GGT 或 AST 持续增高提示有酒精性肝硬化可能，但需排除合并有病毒性肝炎等。

关于血清 ALT 和 AST 的测定方面请参见本章第二节慢性肝炎的检验诊断。

2. 血清 γ-谷氨酰转移酶（GGT）和碱性磷酸酶（ALP）乙醇损伤肝细胞微粒体时血清 GGT 增高，是诊断 ALD 较敏感的指标。酒精性脂肪肝时血清 GGT 增高可能是唯一的生化指标；酒精性肝炎时 GGT 可大于参考上限 2 倍；酒精性肝纤维化和酒精性肝硬化时 GGT 也可增高，与非酒精性肝纤维化和肝硬化时的变化相似。约 69％慢性酒精中毒患者的血清 GGT 阳性，其增高程度较 AST 显著。但 GGT 增高的特异度不高，乙醇及其他药物可诱导肝脏合成 GGT，饮酒者即使无肝脏病变，也可出现血清 GGT 增高；故单凭血清 GGT 增高、且禁酒后很快下降，尚不能诊断 ALD，因此在历次的 ALD 诊断标准中，临床检验异常均同时包括 ALT、AST 和 GGT。GGT 是一种膜结合酶，可能因乙醇损伤肝细胞使肝细胞微粒体 GGT 酶释出，而致血清中此酶活性增高。

1995 年专家在南京会议上提出的 ALD 诊断要点中关于 GGT 的临床应用描述体现在以下诊断要点中，即血清 GGT 增高、GGT/ALP＞1.5、AST/ALT＞2、戒酒后迅速好转、再饮复增高。这条是四个诊断要点之一，说明 GGT 曾在诊断中作为重要依据。2002 年中华医学会肝病学分会脂肪肝和 ALD 学组制定的 ALD 诊断标准中有关 GGT 的临床应用描述已如上述。

关于血清 GGT 的测定方面请参见第五章第二节肝细胞性黄疸的检验诊断。

3. 血清谷氨酸脱氢酶（GLDH） ALD 患者多数有血清 GLDH 增高，有人认为其诊断敏感度与血清 GGT 接近，可作为 ALD 的常规检验项目；若血清 GLDH 低于参考值的 2.5 倍，可排除 ALD 的诊断。一些学者通过研究也发现 ALD 时此酶的假阳性和假阴性与 AST 类似。

中央静脉周围肝细胞是乙醇代谢的主要区域，比门静脉周围肝细胞含有更丰富的乙醇脱氢酶（ADH）和微粒体乙醇氧化酶系（MEOS），后者主要成分是细胞色素 P450 2E1（CYP2E1）。当组织中乙醇浓度超过 0.5g/L（10mmol/L）时，ADH 之外的 MEOS 也发挥出其促进乙醇氧化的作用；长期持续饮酒可使 CYP2E1mRNA 及其蛋白质水平上升，从而使 MEOS 活性提高 5～10 倍，而 MEOS 氧化反应的副产品氧自由基可损伤线粒体的功能和结构。因此，乙醇性肝损伤对肝小叶中央区域线粒体的损伤较严重，由于 GLDH 是一种线粒体酶，在肝脏又集中分布在肝小叶的中央区域，所以乙醇性肝损伤时出现血清中 GLDH 的明显增高。

关于 GLDH 的测定方面请参见本章第三节肝硬化的检验诊断。

4. 血清总胆红素（TBil）和直接胆红素（DBil）　在酒精性肝炎、酒精性肝纤维化和肝硬化时，肝脏对胆红素的摄取、结合和排泄能力可能下降，导致血清 TBil 和 DBil 增高。2002年中华医学会肝病学分会脂肪肝和 ALD 学组在 ALD 临床分型诊断标准中将血清 TBil>34.2μmol/L 作为酒精性肝炎的诊断依据之一。在评价 ALD 严重程度及近期存活率时，较好的判别值为凝血酶原时间-胆红素判别函数（Maddrey 判别函数），其公式为：4.6×（PT－对照值）＋血清胆红素（μmol/L），当该判别值>93 时，患者死亡的可能性甚大，此公式可明显提高对短期或中期预后较差患者的识别率。

关于血清 TBil 和 DBil 的测定方面请参见本书第五章第一节溶血性黄疸的检验诊断。

5. 凝血功能障碍　ALD 患者可出现凝血因子减少，表现为 PT 和 APTT 延长、Fg 下降等，在重型 ALD 时 PTA 可小于 40%。2006 年及 2010 年中华医学会肝病学分会脂肪肝和酒精性肝病学组在 ALD 临床诊断标准中，将 PT 延长与常用肝功能检查包括血清 AST、ALT、GGT、TBil 以及 MCV 增高并列在一起，说明 PT 在 ALD 诊断中有较高的价值。

6. 血清蛋白质　慢性 ALD 尤其是酒精性肝硬化时，可出现血清 Alb 下降、A/G 比值下降、PA、SChE 等下降，其下降程度与病情相一致。

7. 其他

（1）其他血清酶：随着 ALD 病变的加重，其他血清酶也可出现增高，如血清 ALP、LDH、ADA 等也可能增高。

（2）血清 TBA 增高是反映肝脏代谢功能下降较灵敏的指

标，尤其是餐后 TBA 增高更灵敏，且测定方便快捷。

（3）肝功能下降的指标还包括 R15ICG 增高等。

（4）与其他肝硬化等严重肝脏疾病相同，酒精性肝硬化严重时血清 TC 和 HDL-C 下降，甚至出现血 NH3 增高。

以上肝功能指标的测定方面请参见本章第二节慢性肝炎和第三节肝硬化的检验诊断。

【其他肝功能检查】

1. 血清免疫球蛋白　当出现酒精性肝硬化时，血清蛋白电泳 γ-球蛋白增高，血清 Ig 出现增高，且具有较明显的特点，其中 IgM 增高幅度最大，IgA 次之，IgG 增高幅度最小。这与肝炎后肝硬化患者不同，后者以血清 IgG 增加幅度最高，IgA 增高次之，IgM 增高幅度最小。

Ig 的测定方面请参见本章第二节慢性肝炎的检验诊断。

2. 血清肝纤维化标志物　当肝脏酒精性肝损伤出现纤维化和肝硬化时，将引起血清中肝纤维化标志物的增高，包括 PCⅢ、CⅣ、Lam P1 和 HA 等增高，其具体测定方法和临床价值评价参见本章第三节肝硬化的检验诊断。

【特殊检验指标】

1. 血清缺糖基转铁蛋白（carbohydrate-deficient transferrin，CDT）　血清中正常的转铁蛋白为糖蛋白，其糖基部分包括唾液酸、半乳糖、N-乙酰葡萄糖胺等，酒精性肝硬化患者的转铁蛋白中糖基含量下降，称为缺糖基转铁蛋白。

（1）测定方法：胶乳增强免疫散射比浊法。样本中的 CDT 与固定浓度的 CDT- 包被的聚苯乙烯胶乳颗粒竞争结合特异性的抗人 CDT 单克隆抗体，抗原-抗体结合引发的浊度与样本中的 CDT 含量成反比，以散射比浊法检测光信号，与已知的标准浓度对比就可得出样本中 CDT 浓度。

（2）参考区间：$28.1 \sim 76.0 \text{mg/L}$ CDT，$1.19 \sim 2.47\%$ CDT。

（3）临床应用价值：体内乙醇代谢产物－乙醛的累积阻断正常合成转铁蛋白酶－糖蛋白糖基转移酶的功能以及唾液酸酶活性增加，导致生成大量的 CDT。一般认为，CDT 是比 GGT 更为敏感的慢性酒精中毒标志物，其特异性也比 GGT 和 MCV 高。CDT 作为诊断慢性酒精中毒的生物学指标，精确性高于 GGT，预测值明显高于 MCV。用 CDT 诊断严重的慢性酗酒者时，敏感性达到 70%～90%，特异性＞90%，明显高于 GGT 和 MCV。CDT 不受大部分药物影响。CDT 和 GGT 是单独的乙醇中毒的生物学标志，两者之间无明显相关性，因此可以将两者组合以提高检测的敏感性。

CDT 在慢性酒精中毒的治疗中也具有重要的指导作用。CDT 的半衰期约为 14 天，动态监测戒酒前后 CDT 变化值可反映戒酒效果。CDT 还可以用于鉴别诊断酒精性肝炎和非酒精性脂肪肝，而其他慢性酒精中毒的指标〔MCV、GGT 和天冬氨酸转氨酶（AST）等〕则不能鉴别诊断酒精性肝炎和非酒精性脂肪肝。

（4）测定方法评价：该法精密度为批内 $CV<4.9\%$，批间 $CV\leqslant7.6\%$。线性范围为 $20\sim660mg/L$。其结果与用 HPLC 测定的 %CDT 值相比，特异度为 97%。

2. 平均红细胞比容（MCV）

（1）测定方法：MCV 指每个红细胞体积的平均值，以飞升（fL）为单位，由红细胞数和红细胞比容计算得出，即 MCV＝（红细胞比容×10^{15}）/每升中红细胞个数。因 MCV 以 fL 为单位，故式中乘以 10^{15}（$1L=10^{15}fL$）。举例：红细胞为 $3.6\times10^{12}/L$，红细胞比容为 0.392，则 MCV＝（0.392×10^{15}）/（3.6×10^{12}）＝$10^{9}fL$。

（2）参考区间：80～92fL。

（3）临床应用价值：ALD 时 MCV 是一个较为重要的指标，25% 的酗酒者中可见 MCV 增加，在停止饮酒后逐渐恢复正常。所以 2006 年和 2010 年中华医学会肝病学分会脂肪肝和 ALD 学组在 ALD 临床诊断标准中，将该指标增高与肝功能检查指标包括血清 AST、ALT、GGT、TBil、PT 增高并列在一起，共同作为诊断标准之一。

（4）测定方法评价：红细胞计数和红细胞比容测定必须用同一抗凝血标本，且这两项指标本身必须准确测定。目前多数自动血细胞分析仪可同时测定红细胞数和红细胞比容，并报告出 MCV。

（5）标本要求：EDTA 盐抗凝静脉全血。

3. 红细胞形态

（1）检测方法：制备血涂片后，做显微镜检查，观察红细胞形态。

（2）正常形态：红细胞呈双凹圆盘形，大小形态较为一致，直径为 6.7~7.7μm。

（3）临床应用价值：ALD 患者可出现各种异常红细胞，包括靶形细胞、巨红细胞、刺状细胞和口形细胞等。

（4）检测方法评价：由于自动血细胞分析仪的普遍使用，血涂片形态观察已不属于常规血细胞检验的项目，通常只有在血细胞分析仪检测出现某些异常时才做血涂片观察。因此红细胞形态观察较少做，可不作为 ALD 的常规检测指标。

（5）标本要求：EDTA 盐抗凝静脉全血。

4. 血小板　血小板减少症也很常见，可能由于乙醇对骨髓的直接毒性反应或继发脾功能亢进所引起。关于血小板的检测方法参见本章第十三节急性肝衰竭的检验诊断。

【检验综合应用评价】　2006 年和 2010 年中华医学会肝病学分会脂肪肝和酒精性肝病学组制定的 ALD 临床诊断标准中包括血清 AST、ALT、GGT、TBil、PT 和 MCV 等指标增高，禁酒后这些指标可明显下降，通常 4 周内基本恢复正常，AST/ALT>2 有助于诊断。ALT 和 AST 有较好的阳性率，

GLDH 也可能有较好的阳性率，只是临床资料尚少，GGT 的阳性率很高，但特异性较差，较严重病变时血清 TBil、PT 出现异常。其他异常的肝功能变化包括血清 TBA 增高、Alb 和 PA 等下降。血清 Ig 增高以 IgM 增高最明显，是 ALD 的特点；MCV 增加是 ALD 较特征性的表现，尽管其阳性率不高；异常红细胞是 ALD 区别与其他肝病的又一特点；血小板减少较常见。ALD 的特异性标志，是血清 CDT 增高，其诊断灵敏度和特异度较其他所有指标都高，目前 CDT 已是国外诊断酗酒者一个很普遍的检验项目。

第六节　非酒精性脂肪性肝病

一、疾病概述

非酒精性脂肪性肝病（nonalcoholic fatty liver disease，NAFLD）是一种与胰岛素抵抗（insulin resistance，IR）和遗传易感密切相关的代谢应激性肝脏损伤，其病理学改变与酒精性肝病相似，但患者无过量饮酒史，疾病谱包括非酒精性单纯性脂肪肝（nonalcoholic simple fatty liver，NAFL）、非酒精性脂肪性肝炎（nonalcoholic steato hepatitis，NASH）及其相关肝硬化和肝细胞癌。随着肥胖及其相关代谢综合征全球化的流行趋势，NAFLD 现已成为欧美等发达国家和我国富裕地区慢性肝病的重要病因。2 型糖尿病和高脂血症患者 NAFLD 患病率分别为 28%～55%和 27%～92%。随着肥胖症和代谢综合征在全球的流行，近 20 年亚洲国家 NAFLD 增长迅速且呈低龄化发病趋势，中国的上海、广州和香港等发达地区成人 NAFLD 患病率在 15%左右。

【病因和发病机制】　NAFLD 的危险因素包括高脂肪高热量膳食结构、多坐少动的生活方式，IR、代谢综合征及其组分（肥胖、高血压、血脂紊乱和 2 型糖尿病）。其病理特点主要为肝细胞大泡性脂肪变性。

非酒精性脂肪性肝病的发生机制可能包括两个打击。第一个打击主要是胰岛素抵抗，引起良性的肝细胞脂质沉淀；第二个打击是氧化应激及脂质过氧化反应。主要包括外脂肪酸动员增加、肝脏合成脂肪酸增加、肝脏分解代谢脂肪酸的功能受损、肝脏和成分泌极低密度脂蛋白能力受损、坏死性炎症改变。

【临床表现】　绝大多数脂肪肝患者无任何症状。脂肪肝的患者多无自觉症状，或仅有轻度的疲乏、食欲缺乏、腹胀、嗳气、肝区胀满等感觉。少数患者可出现脾肿大、蜘蛛痣和肝掌。糖尿病性脂肪肝有时可因糖尿病肾病出现低蛋白血症。严重脂肪肝可出现瘙痒、恶心、呕吐等症状，进至失代偿期的肝硬化患者可出现腹水、食管-胃底静脉破裂出血、水肿以及肝性脑病。黄疸发生于晚期患者，并提示病情进展。

30%～100%患者存在肥胖，肝肿大为 NAFLD 的常见体征，表面光滑，质地正常或稍硬。一小部分患者可有肝掌、蜘蛛痣等慢性肝病的体征。进展至肝硬化，出现黄疸、水肿、门脉高压体征，甚至肌肉萎缩。

【诊断和鉴别诊断】

1. 诊断　凡具有下列 1～5 项和第 6 或第 7 项任意一项者临床即可诊断为 NAFLD。

（1）无饮酒史或饮酒折合乙醇量男性每周<140g，女性每周<70g。

（2）除外病毒性肝炎、药物性肝病、Wilson 病、全胃肠外营养和自身免疫性肝病等。

（3）除原发病临床表现外，可出现乏力、消化不良、肝区隐痛肝脾大等非特异性症状和体征。

（4）可有体重超重和（或）内脏性肥胖、空腹血糖增高、血脂紊乱、高血压等代谢综合征。

（5）血清转氨酶、GGT 可升高（小于 5 倍正常值上限），通常以 ALT 为主，可伴有铁蛋白、尿酸等增高。

（6）肝脏组织学改变符合脂肪性肝病的病理学诊断标准。

（7）肝脏影像学表现符合弥漫性脂肪肝的影像学诊断标准。

2. 鉴别诊断　详见酒精性肝病。

二、检验诊断

由于 NAFLD 的病理包括单纯性脂肪肝、非酒精性脂肪性肝炎和脂肪性肝硬化，故其临床检验异常也有很大不同，分别表现为脂肪肝、肝炎和肝硬化的改变，可包括以下几类：①肝细胞损伤时血清酶增高；②肝脏生物代谢能力下降的肝功能指标；③肝纤维化时的检验指标；④肝功能之外的异常指标。

【常用肝功能检查】

1. 血清丙氨酸氨基转移酶（ALT）和天冬氨酸氨基转移酶（AST）　视脂肪侵蚀的程度、范围和病因而定，轻度脂肪肝时血清 ALT 和 AST 多数正常，中、重度脂肪肝由于脂肪囊肿的破裂及肥大的脂肪细胞压迫胆道，可出现血清氨基转移酶增高，一般不超过参考值上限的 2～4 倍。随着脂肪肝的好转，ALT 和 AST 也逐渐降至正常，若持续增高和明显增高提示出现脂肪性肝炎。非酒精脂肪性肝炎血清 AST/ALT 多小于 1。这是由于肝组织病理学改变以脂肪变和气球样炎症变化为主，使肝细胞膜通透性增加，细胞质内 ALT 和 AST 释放到血液中，而线粒体 AST 极少释放。非酒精性脂肪性肝炎的临床诊断指标包括血清 ALT 和（或）GGT 高于参考值上限的 1.5 倍，持续时间大于 4 周。

关于血清 ALT 和 AST 的测定方面请参见本章第二节慢

性肝炎的检验诊断。

2. 血清γ-谷氨酰转移酶（γ-GT，GGT）　各种脂肪肝患者血清 GGT 可轻度增高或正常，阳性率约为 63%，血清 GGT 增高可能是脂肪肝唯一的异常检验指标，除外饮酒因素和药物影响之后，血清 ALT 正常而 GGT 轻度增高，常要考虑非酒精性单纯性脂肪肝的可能。

关于血清 GGT 的测定方面请参见本章第二节慢性肝炎的检验诊断。

3. 其他血清酶　随着 NAFLD 病变的加重，其他血清酶也可出现增高，如血清 ALP 有时可增高，且随着脂肪肝的好转，ALP 也逐渐降至正常；血清 LDH、GLDH、ADA 等也可能增高。

4. 血清总胆红素（TBil）和直接胆红素（DBil）　轻度脂肪肝时血清 Bil 正常，脂肪性肝炎时可轻至中度增高，其程度与慢性肝炎类似，随着脂肪肝的好转，Bil 也逐渐降至正常。若出现脂肪性肝硬化，则血清 Bil 可能更高，其水平可反映肝硬化病情严重程度。在血清 Bil 增高同时，血清 ALP 也可增高。

关于血清 TBil 和 DBil 的测定方面请参见本章第二节慢性肝炎的检验诊断。

5. 血清蛋白质　非酒精性脂肪性肝炎尤其是脂肪性肝硬化时，可出现血清 Alb 下降、A/G 比值下降、PA、SChE 等下降，其下降程度与病情相一致。血清蛋白电泳可见 Alb 比例降低，而 α_1、α_2、β 球蛋白比例增高。

6. 其他指标　血清 TBA 增高是反映肝脏代谢功能下降较灵敏的指标，尤其是餐后 TBA 增高更灵敏，且测定方便快捷；肝功能下降的指标还包括 R15ICG 增高等。

以上肝功能指标的测定方面请参见本章第二节和第三节的

检验诊断。

【其他肝功能检查】

1. 凝血功能障碍 严重非酒精性脂肪性肝病患者常出现凝血因子减少，表现为 PT 和 APTT 延长、Fg 下降等。

2. 血清肝纤维化标志物 血清 PCⅢ、CⅣ、Lam P1 和 HA 的浓度与肝脏纤维化程度密切相关，可作为慢性肝病肝脏纤维化的诊断依据。这些纤维化指标的血清浓度在单纯性脂肪肝时多在正常范围，脂肪性肝纤维化时多增高，脂肪性肝硬化时显著增高；因此，血清纤维化指标测定有助于确定 NAFLD 的分期，推测 NAFLD 的预后。关于肝纤维化指标的测定方面请参见第三节肝硬化的检验诊断。

【其他检验项目】

1. 血清甘油三酯（TG）、高密度脂蛋白胆固醇（HDL-C）和总胆固醇（TC）

（1）测定方法：目前国内基本上采用 GPO-PAP 法测定血清 TG。利用脂蛋白脂酶（LPL）催化血清中 TG 使水解成甘油与脂肪酸，甘油激酶（GK）及三磷酸腺苷（ATP）将甘油磷酸化为 3-磷酸甘油（G-3-P），后者在甘油磷酸氧化酶（GPO）作用下产生过氧化氢，过氧化氢和 4-氨基安替比林及 4-氯酚反应显色，测定波长 500nm 处吸光度值与 TG 浓度成正比。

血清 TC 和 HDL-C 的测定方法请参见本章第三节肝硬化的检验诊断。

（2）参考区间和医学决定水平

1）参考区间：TG 0.3 ～ 1.70mmol/L，TC 3.0 ～ 5.20mmol/L，HDL-C 男性（1.4±0.33）mmol/L、女性（1.58±0.32）mmol/L。

2）我国血脂异常防治建议对血脂水平的划分标准：TG

的合适水平为≤1.69mmol/L，>1.69mmol/L 为增高；TC 和 HDL-C 的医学决定水平参见第三节肝硬化的检验诊断。

（3）临床应用价值：NAFLD 通常与单纯性肥胖症、代谢综合征、糖尿病等密切相关，因而多数 NAFLD 患者血清 TG 增高，同时可出现 HDL-C 的相应降低，约有半数患者血清 TC 也增高。但若出现脂肪性肝硬化、肝功能严重损害时，则血清 TC 和 HDL-C 常可下降，血清 TG 也可能下降。

当人体出现肥胖、代谢综合征时，能量主要以脂肪即甘油三酯的形式储存于脂肪组织中，脂肪组织中脂肪合成增加并大于其分解使人体出现肥胖。在脂肪组织中脂肪的合成和分解都是不断进行的，脂肪组织中脂肪合成明显增加时，同时也有较多的脂肪分解，其产物游离脂肪酸进入血液，再被肝脏摄取。肝脏将脂肪酸合成为 TG，并与肝脏合成的载脂蛋白 B100 等成分一起，装载成大分子的极低密度脂蛋白（VLDL）进入血液，为身体其他组织提供能量来源。若身体各组织已有足够的能量，血液中的 VLDL 包括其中的 TG 便会增高。当身体能量来源过多时，血液中的 VLDL 来源增多、去路相对不足，则作为身体脂肪酸主要转化场所的肝脏，将脂肪酸合成为 TG 之后，过多的 TG 只能储藏在自身细胞之中了。当脂肪代谢发生紊乱时，肝脏必定要担负其处理脂肪的任务并将其肝细胞也作为储藏脂肪的场所。所以在能量来源过多和其他原因造成的脂肪代谢紊乱时，均可造成脂肪肝，此时循环血液中已经有了较多的脂肪即 TG，故血清 TG 增高。

许多研究还表明，高脂肪饮食尤其是饱和脂肪酸含量高的饮食，也可使血液中胆固醇含量增高，而多不饱和脂肪酸可降低血液胆固醇含量。近年来我国代谢综合征的人数增长很快，由此导致的脂肪肝和高 TG 血症很多，许多人同时伴有高 TC 血症。

（4）测定方法评价：GPO-PAP 法测定血清 TG 的精密度

和准确度均较好，但与胆固醇测定相比稍差，其批内 $CV \leqslant$ 3%，批间 $CV \leqslant 5\%$，检测灵敏度可低至 0.15mmol/L，检测上限可达 11.3mmol/L。TG 测定也易受一些还原性物质（如尿酸、胆红素、维生素 C 和谷胱甘肽等）的负干扰，血清高浓度胆红素常使其测定结果偏低，尤其是在肝功能严重损害时血清 TG 本身就较低，这时很难区分 TG 下降是由于肝功能下降引起，还是由于高胆红素负干扰引起。某些进口品牌的 TG 测定试剂中含有分解胆红素的物质，能有效地消除其负干扰。

血清 TC 和 HDL-C 的测定方法评价请参见本章第三节肝硬化的检验诊断。

（5）标本要求：血清 TG 测定需空腹 12 小时后采血，最好及时分离血清。血清 TC 和 HDL-C 测定均不需空腹，但因经常与 TG 同时测定，故也常在空腹 12 小时采血。标本存放中会有少量 TG 水解，所以在 4℃存放不宜超过 3 天。

2. 血清胆碱酯酶（SChE） 脂肪肝时 SChE 常增高；无论脂肪肝的原因如何，SChE 增高均与肝内脂肪化程度相关。SChE 活性高者多伴有高脂蛋白血症，在反映肝脂类代谢异常及脂肪肝严重程度方面，SChE 活性增高可能比其他任何一项生化检验均敏感。这与肝实质损害时因肝蛋白质合成功能下降所导致的血清 SChE 活性下降不同。

关于 SChE 的测定方面请参见本章第二节慢性肝炎的检验诊断。

3. 血清尿酸

（1）测定方法：常用尿酸酶-过氧化物酶偶联法。尿酸酶氧化尿酸，生成尿囊素和 H_2O_2，在过氧化物酶催化下，H_2O_2 使 3,5 二氯 2-羟苯磺酸（DHBS）和 4-氨基安替比林缩合成红色醌类，尿酸浓度与波长 520nm 下所读取的吸光度成正比。

（2）参考区间：男性 149～416μmol/L，女性 89～357μmol/L。

（3）临床应用评价：代谢综合征、高 TG 血症时可伴有高尿酸血症。尿酸浓度＞$420\mu mol/L$ 时血浆尿酸已成过饱和状态，当浓度高于 $480\mu mol/L$ 持久不降，再遇到局部 pH 降低、局部温度降低等情况时，可使尿酸钠呈微小结晶析出，沉积在关节腔内、软骨和结缔组织等，从而造成关节疼痛等痛风症状。

（4）测定方法评价：胆红素对本法有明显负干扰，在胆红素大于 $100\sim200\mu mol/L$ 时，尿酸结果可明显偏低，甚至可低至无法测出。

【检验综合应用评价】 对于非酒精性脂肪肝患者，其检验指标变化与肝活检组织学检查结果的相关性较差，经肝活检证实的脂肪肝病例中仅 20％～30％有 1 项或多项肝功能指标异常，其检验指标的变化不多，也无特异性；血清 ALT、AST、GGT 等可能正常或轻度增高，血清 TG 常增高、HDL 下降，TC 也可增高，SChE 常增高。Bil 增高和 PT 延长反映 NAFLD 病情较重，血清肝纤维化标志物的出现说明可能已加重为脂肪性肝纤维化和肝硬化。

（陈筱菲　韩清锡　金舒清）

第七节　自身免疫性肝炎

一、疾病概述

自身免疫性肝炎（autoimmune hepatitis，AIH）是一种病因未明的肝脏慢性炎症，以血清转氨酶升高、高 γ 球蛋白血症、肝相关自身抗体阳性及组织学上界面性肝炎及汇管区浆细胞浸润为特征。多数对免疫抑制疗法有效。多见于女性，男：女约为 1：4。10～30 岁及 40 岁以上呈 2 个发病高峰。本病有明显的种族倾向和遗传背景。

【病因和发病机制】 本病发病机制尚不明。目前认为遗传易感性是 AIH 的主要因素，而病毒感染、药物和环境可能是其促发因素。

【临床表现】 女性多见。起病缓慢，少数患者表现类似急性病毒性肝炎。症状轻重不一，可无症状，一般表现为疲乏、食欲缺乏、上腹不适、瘙痒等。早期肝大，常有蜘蛛痣、脾大。晚期肝硬化，可有肝性脑病、腹水。

肝外表现可有持续发热伴急性、复发性、游走性大关节炎；女性患者常有闭经；可有牙龈出血、鼻出血；满月面容、痤疮、多体毛、皮肤紫纹；还可有桥本甲状腺炎及肾小球肾炎等。

我国患者以中老年女性为多，病情相对较轻，而年轻女性患者病情较重，治疗应答相对较差，病情进展较快。

【诊断和鉴别诊断】 根据临床表现、实验室检查和肝穿刺活检可诊断 AIH。但需排除其他可导致慢性肝炎的病因，如病毒性、遗传性、代谢性、胆汁淤积性、酒精性及药物损伤性等。非典型的病例可参考国际自身免疫性肝炎小组（IAIHG）的评分系统进行诊断。根据血清免疫学检查可分为三型。

（1）Ⅰ型：占 80%。多为女性，特征为抗核抗体（antinuclear antibody，ANA）和（或）血清抗平滑肌抗体（smooth muscle antibody，SMA）阳性，部分有抗肌动蛋白抗体，其中聚合 F-肌动蛋白的自身抗体具有高度特异性，且与疾病预后有关，阳性者预后差。多数Ⅰ型患者对免疫抑制剂的治疗效果较好。

（2）Ⅱ型：仅占 AIH 的 4%，儿童多见。其特征为抗肝肾微粒体抗体（anti-liver-kidney microsomal antibody，LKM1）和（或）抗Ⅰ型肝细胞溶质抗原抗体（liver cytosol type 1，LC1）阳性。临床表现较Ⅰ型重，常急性起病，可快速发展为肝硬化，复发率高，激素治疗效果欠佳。

（3）Ⅲ型：多见于 30～50 岁的女性，特征为抗可溶性肝抗原抗体（antibodies to soluble liver antigen，anti-SLA）和抗肝胰抗体（anti liver-pancreas，anti-LP）阳性。由于 11% 的Ⅰ型 AIH 亦有抗 SLA 阳性，故有人认为Ⅲ型可能为Ⅰ型的一种亚型。此外，尚有人将自身抗体阴性的 AIH 称为Ⅳ型。Ⅳ型 AIH 与慢性隐匿性肝病的区别是它对糖皮质激素治疗有效，而后者无效。

二、检验诊断

AIH 的检验指标异常主要集中在：①肝细胞损伤导致的血清酶活性及胆红素等的改变；②血清免疫球蛋白的改变，以 IgG 增高最明显，IgM 可中度增高，IgA 常正常；③血清中存在多种肝相关的自身抗体为本病特征，而且相对特异的自身抗体有助于 AIH 的分型；④其他指标：血小板、白细胞、血沉改变等。

【肝功能检查】

1. 血清丙氨酸氨基转移酶（ALT）和门冬氨酸氨基转移酶（AST）持续或反复增高，可大于参考值上限 5～10 倍，甚至 50 倍，常为 3～5 倍以上，一般为 ALT＞AST，有时 AST＞ALT；血清 γ-谷氨酰转移酶（GGT）和腺苷脱氨酶（ADA）增高，血清碱性磷酸酶（ALP）正常或轻度增高。肝脏蛋白质合成功能严重受损时，则表现为低清蛋白（ALB）血症和凝血酶原时间（PT）延长，但 γ-球蛋白增高更为突出；血清胆红素（BIL）常明显增高。这些肝功能检查的变化不是 AIH 的特征性改变。

关于肝功能检查各指标的测定内容请参见本章第二节慢性肝炎与第三节肝硬化的检验诊断。

2. 血清免疫球蛋白（Ig）　大多数患者有高 Ig 血症，血清 IgG 常明显增高，但少数患者血清 IgG 可在正常范围内；IgM

可中度增高；血清 IgA 缺失见于部分患者，在 Ⅱ 型 AIH 多见（45%），Ⅰ 型 AIH 仅为 9%。

血清免疫球蛋白测定内容请参见本章第二节慢性肝炎的检验诊断。

【特殊检验项目——血清自身抗体】 根据患者血清中的自身抗体，可将 AIH 大致分为三型，各种亚型各有其相对特异的自身抗体，检测这些自身抗体有助于慢性肝炎的诊断及鉴别诊断。AIH 相关的自身抗体谱包括器官非特异性抗体和器官特异性抗体。抗核抗体（antinuclear antibody，ANA）、抗平滑肌抗体（anti-smooth muscle antibody，ASMA）、抗肌动蛋白抗体（anti-actin）、抗肝胰抗体（anti liver-pancreas，anti-LP）以及抗肝肾微粒体抗体（anti-liver/kidney microsomal autoantibody，ALKM）为 AIH 血清中常检出的器官非特异性自身抗体；抗肝膜抗原抗体（anti-liver membrane antigen antibody，ALMA）、抗可溶性肝抗原抗体（anti-soluble liver antigen antibody，ASLA）、抗肝特异性蛋白抗体（anti-liver specific protein antibody，ALSP）、肝细胞质 Ⅰ 型抗体（liver cytosol type 1 antibody，LC1）、抗中性粒细胞胞质抗体（anti-neutrophil cytoplasmic antibodies，ANCA）、抗去唾液酸糖蛋白受体抗体（anti-asialoglycoprotein receptor，anti-ASG-PR）为 AIH 常见的器官特异性自身抗体。

1. 抗核抗体（ANA）

（1）检测方法：ANA 检测首选间接免疫荧光法。1975 年 Holborow 及 Friou 等首先以啮齿动物组织冷冻切片作为抗原底物，应用间接免疫荧光法（indirect immunofluorescence，IIF）检测 ANA，是目前临床常用检测 ANA 的方法，为总 ANA 的筛选试验。被检血清中存在抗细胞核成分的抗体与抗原底物中的细胞核抗原成分特异地结合形成抗原抗体复合物，再与荧光抗体标记的抗人 IgG 抗体结合，观察荧光显微镜下细胞核和细胞质的不同部位有无发出特异的亮绿荧光。

（2）结果判定：健康者为阴性。实验结果报告应包括 ANA 荧光染色模型及抗体的滴度。在细胞核及细胞质位置上出现特异性亮绿荧光染色为 ANA 阳性，无特异性荧光染色为 ANA 阴性；以 Hep-2 细胞作为底物测定，ANA 效价应＞1：40，方能判定为阳性；对阳性血清应稀释后测得其最终效价。

（3）临床应用价值：ANA 是慢性肝病中第一个被测出的自身抗体，与 I 型 AIH 相关，约 74％的 AIH 患者 ANA 阳性。目前将抗核抗体和（或）抗平滑肌抗体作为 I 型 AIH 的标志性抗体，但 20％～30％的 I 型患者上述抗体为阴性。抗核抗体有多种，包括抗核仁、核浆内蛋白、核膜型等，以斑点型（38％）和均质型（34％）最为多见，斑点型阳性者通常为年轻患者，其 ALT 较均质型者高，这些荧光模型与相应的抗体性质有关。另外 ANA 和 anti-SMA 在免疫抑制剂治疗期间，其滴度可随患者病情的缓解而下降直至消失。

此外，血清中抗核抗体阳性的疾病很多，如全身性系统性红斑狼疮（SLE）、药物（抗心律不齐药普鲁卡因胺，降压药如肼苯达嗪，治癫痫药乙内酰脲，抗甲状腺药物硫脲嘧啶等）所引起的狼疮以及重叠综合征、混合性结缔组织病（MCTD）、全身性硬皮病、皮肌炎、干燥综合征、类风湿性关节炎以及桥本甲状腺炎、重症肌无力等，而且正常老年人也可出现低滴度的 ANA 阳性，因此 ANA 在临床上是一个极重要的筛选指标。

（4）检测方法评价：目前临床常用的实验室检测方法有以核质丰富的 Hep-2 细胞为基质的 IIF 法、免疫印迹法（IB 法）和酶联免疫吸附法（EIA）。这些方法各有优缺点。IF 法是目前临床最常用的筛选方法，其灵敏度、特异性均较好，而且能观察到不同荧光染色模型，通过荧光染色核型，可初步判断相应抗体性质范围，从而指示进一步检测特异性抗体；但需要荧光显微镜，有荧光的淬灭。IB 法操作极为繁杂，虽然特异性好，但灵敏度不够。EIA 不需要特殊的仪器设备，很适合基层医院，但由于其包被的抗原不如直接用细胞丰富，因而其灵敏度受到限制，而且非特异性反应较多，假阳性率较高。

2. 抗平滑肌抗体（ASMA）

（1）检测方法：ASMA 的检测通常也采用间接免疫荧光法，以大鼠的胃、灵长类动物的肝肾为抗原，与待检血清中 ASMA 特异性结合形成抗原抗体复合物，再与荧光抗体标记的抗人 IgG 抗体结合，在荧光显微镜下可观察亮绿荧光。

（2）结果判定：健康者为阴性。在胃切片胞质荧光类型见于肌纤维、肌黏膜、腺体间纤维、血管肌层，而在肝、肾中仅见于血管肌层。

（3）临床应用价值：ASMA 阳性，且滴度≥1：80，对 AIH 的诊断意义较大，阳性率达 70%～90%。ASMA 针对的是胞质骨架蛋白，如肌动蛋白、肌钙蛋白、原肌球蛋白，以及肌动蛋白的聚合体形式（F-肌动蛋白）。高滴度 ASMA 与 AIH 密切相关，常与抗核抗体同时出现，为 I 型 AIH 的血清标志物，有时也是这类肝炎的唯一血清学指标。ASMA 对 AIH 无特异性，常出现于其他病因导致的肝病以及感染性和风湿性疾病中，但在这些疾病中的滴度常低于 1：80。ASMA 可能是一些年幼的 I 型患者血清中唯一的自身抗体，滴度也可能低至 1：40。ANA 和 ASMA 在 AIH 中可分别单独存在，又可混合存在，而且 ANA 和 ASMA 在免疫抑制剂治疗期间，其滴度可随患者病情的缓解而下降直至消失。

（4）检测方法评价：常用的实验室检测方法是以大鼠或灵长类动物的胃组织冷冻切片为基质的间接免疫荧光法。该法简便，敏感度、特异性均较好，但需要使用荧光显微镜。

3. 抗肝/肾微粒体抗体（ALKM1）

（1）检测方法及其结果判定

1）间接免疫荧光法：以 Wistar 大鼠的肝、胃、肾冷冻切片为底物抗原，待检血清中的 ALKM 1 可以特异地与抗原底物中的细胞相关成分结合形成抗原抗体复合物，再与荧光抗体标记的抗人 IgG 抗体结合。在荧光显微镜下观察肝细胞质呈荧光为阳性；肾切片的邻近肾小管部分呈荧光，而远端肾小管无荧光为阳性。

2）放射免疫法：用密度梯度离心法从大鼠的肝脏细胞分离纯化微粒体抗原。利用标准抗血清建立固相放射免疫法，其后用待测样品及^{125}I 标记的抗体竞争结合已纯化的作为标准抗原的 ALKM 1，以抑制率＞40％为阳性。

（2）临床应用价值：ALKM 1 是Ⅱ型 AIH 的标志性抗体，在诊断及其鉴别诊断中起着非常重要的作用。除了Ⅱ型 AIH 外，少数丙型肝炎患者血清中也可出现 ALKM 1。分子生物学技术的发展为鉴定自身免疫性疾病的自身靶抗原提供了非常有用的实验手段。经 DNA 重组技术发现，ALKM 有三型：①ALKM 1 的靶抗原是细胞色素 P450 IID6，是一种药物代谢酶，可代谢 25 种常用的药物，包括 β-阻断剂、抗心律失常药、抗忧郁药、抗高血压药物等。ALKM1 是Ⅱ型 AIH 的主要特征，抗体阳性率可达 90％。②ALKM2 的靶抗原是细胞色素 P450 IIC9，也是药物代谢酶，可见于利尿药物诱导的药物性肝炎。③ALKM3 的靶抗原可能是 UDP-葡萄糖醛酸基转移酶，约 10％的丁型肝炎和Ⅰ型 AIH 患者血清中 ALKM3 阳性。ALKM3 具有肝脏特异性，只出现于 AIH 和丁型肝炎，很少见于其他肝病和肝外自身免疫性疾病。

（3）检测方法评价：间接免疫荧光法较灵敏、特异，但以肾切片作为抗原片时，应包括内、外皮质和髓质，以便与 M 抗体区别；免疫印迹法的特异性高，但操作较繁琐；酶联免疫吸附法及放射免疫法均需同时制备人、兔、小鼠肝脏及大鼠各器官的微粒体来作为固相抗原，也比较繁琐。

4. 抗可溶性肝抗原抗体（ASLA）

（1）检测方法：检测 ASLA 的方法有免疫印迹法、酶联免疫吸附法和放射免疫法。放射免疫法用密度梯度离心制备可溶性的肝抗原，固相包被后，用竞争抑制试验的原理检测 AS-LA。

（2）参考值：阴性。

（3）临床应用价值：ASLA 与慢性 AIH 的活动度相关，而且有助于对 HbsAg 阴性 AIH 进一步分型。在 HbsAg 阴性 AIH 患者血清中，ASLA 常增高，且 ASLA 阳性的血清中 ANA、ALKM1 常为阴性。ASLA 是 AIH 中唯一特异的自身抗体，仅见于Ⅲ型 AIH，是Ⅲ型 AIH 的标志性抗体，具有 ASLA 阳性的 AIH 患者临床病程更为严重。

（4）检测方法评价：放射免疫法灵敏、特异，但有放射性污染；酶联免疫吸附法较难测出；免疫印迹法较繁琐，临床应用较少。

5. 抗肝膜抗原抗体（ALMA）

（1）检测方法：常见的检测方法是间接免疫荧光分析。将分散的家兔肝细胞与待测血清共孵，如待测血清中有抗肝细胞膜抗原抗体，即可与膜上的靶抗原结合，洗涤后加入荧光素标记的抗人-IgG 抗体，进行反应后用荧光显微镜检查，即可在肝细胞膜上见到特异荧光。

（2）结果判定：健康者为阴性。ALMA 阳性时，兔肝细胞周边呈特异性荧光，而且阳性血清应进一步稀释测定效价。

（3）临床应用价值：高滴度的 ALMA 与其他肝抗原没有交叉反应，可作为 AIH 的标志；在Ⅰ型 AIH 活动期阳性率为 37%～100%，急性病毒性肝炎阳性率为 0～17%，慢性乙肝肝炎阳性率为 0～16%，隐匿性肝硬化阳性率为 0～61%，原发性胆汁性肝硬化阳性率为 0～42%，酒精性肝病阳性率为 0～27%，其他肝病阳性率为 0～4%，非肝性自身免疫病＜4%。而且在慢性活动性肝炎的诊断和观察病情转归上有一定的意义。

（4）检测方法评价：间接免疫荧光分析灵敏、特异，而且能定位检查，但需要使用荧光显微镜。

6. 抗人唾液酸糖蛋白受体抗体（anti-ASGPR）

（1）检测方法：常用间接免疫荧光分析，灵敏、特异，适合临床应用。

（2）参考值：阴性。

（3）临床应用价值：1986年首次在 AIH 患者血清中检测到 anti-ASGPR。可见于各型 AIH 患者，anti-ASGPR 出现的频率为 76%，但主要是 I 型 AIH。由于靶抗原属器官特异性，很少存在于其他肝外自身免疫性疾病。不过，anti-ASGPR 在其他慢性肝病中也有一定的阳性比例，但滴度往往较低，病毒性肝炎为 11%，PBC 中为 19%，其他肝病为 8%，存在一定的非特异性，但 anti-ASGPR 在 AIH 的滴度明显高于 PBC 和病毒性肝炎，且与 AIH 的活动性相关，经过治疗，anti-ASGPR 的滴度可明显下降。

7. 抗中性粒细胞胞质抗体（ANCA）

（1）检测方法：常用方法为间接免疫荧光分析。以中性粒细胞为抗原基质片与待测血清反应，若血清中存在针对其胞质成分的抗体，在加入荧光标记的抗人 IgG 抗体后，可在荧光显微镜下观察到特征性的荧光模式。

（2）结果判定：健康者为阴性。ANCA 的荧光阳性模式有两种：中性粒细胞胞质呈均一弥漫型荧光者为 cANCA；中性粒细胞核周部分胞质呈荧光者为 pANCA。

（3）临床应用价值：ANCA 在 AIH 可呈阳性，但 ANCA 不是该病特异性的指标，在其他自身免疫性疾病中，ANCA 均可阳性。抗中性粒细胞胞质抗体（ANCA）可在 65%～96% 的 AIH 患者中检测到，但在 II 型 AIH 患者中极少出现。

（4）检测方法评价：间接免疫荧光分析能将 ANCA 分为

两种类型，有助于鉴别诊断，而 ELISA、RIA 则不能这样直观地分析。

除上述几种自身抗体外，还有肝细胞质Ⅰ型抗体、抗肝胰抗体、抗双链 DNA 或单链 DNA 的抗体，抗甲状腺球蛋白抗体、抗甲状腺微粒体抗体、抗着丝粒抗体及抗 Lamin 抗体等均与 AIH 有关。

【检验综合应用评价】 自身免疫性肝炎的检验尤其是自身抗体的检验为早期诊断提供了有效的、非介入的诊断方法，是目前主要的过筛检查。但是多数抗体均没有肝特异性，并非 AIH 的特异指标诊断。由于Ⅰ型 AIH 占 AIH 中的 70%，故 AIH 患者尤其是Ⅰ型患者血清 ANA、ASMA、ALMA、anti-ASGPR 和 ANCA 抗体出现的阳性率均较高；Ⅱ型 AIH 以 ALKM1 为标志性抗体，且阳性率达 90%，ANCA 极少出现；Ⅲ型 AIH 的标志性抗体是 ASLA，且该抗体是 AIH 中唯一的特异性抗体。

（江明华　吴金明　陶利萍）

第八节　原发性胆汁性肝硬化

一、疾病概述

原发性胆汁性肝硬化（primary biliary cirrhosis，PBC）是一种病因未明的慢性进行性胆汁淤积性肝脏疾病。多见于中年女性，男女比例为 1:9。

【病因和发病机制】 病因迄今尚未明了，一般认为本病是一种自身免疫疾病。$CD4^+$、$CD8^+$ T 细胞持续损伤胆小管，肝细胞及胆管上皮细胞Ⅱ类 HLA 的上调加重免疫介导的细胞损伤。体液免疫出现抗线粒体抗体。另外，病毒、细菌、某些新抗原可能促发这些免疫反应。

【病理】　特点是胆汁淤积、肝实质损害及进行性肝纤维化。病变主要在汇管区，可分为 4 期：①Ⅰ期（胆小管炎期）：主要为非化脓性破坏性胆管炎；②Ⅱ期（胆小管增生期）：主要为肉芽肿形成和不典型胆小管增生；③Ⅲ期（瘢痕形成期）：表现为汇管区瘢痕形成，并向另一汇管区扩展或向肝小叶内延伸；④Ⅳ期（肝硬化期）：形成大小不等的多小叶增生结节。胆汁淤积严重者，毛细胆管内有胆栓。

【临床表现】　本病绝大多数见于中年女性，40～60 岁患者占 85%～90%。起病隐匿、缓慢，早期症状较轻，瘙痒和乏力为最常见的初发症状。瘙痒常在黄疸前数月至 2 年出现，少数患者瘙痒与黄疸同时出现，先有黄疸后瘙痒者少见。黄疸出现后尿色深黄，粪色变浅，皮肤渐有色素沉着。

因长期排泄至肠腔的胆汁减少，影响脂肪的消化吸收，可有脂肪泻和脂溶性维生素吸收障碍，出现皮肤粗糙和夜盲症（维生素 A 缺乏）、骨软化和骨质疏松（维生素 D 缺乏）、出血倾向（维生素 K 缺乏）等。由于胆小管堵塞，血中脂类含量和胆固醇持续增高，可形成黄瘤（为组织细胞吞噬多量胆固醇所致，为黄色扁平斑块，常见于眼睑内眦和后发际）。肝功能衰竭时，血清脂类下降，黄瘤亦逐渐消散。

肝中度或显著大，脾中度以上大，晚期出现腹水、门脉高压症与肝功能衰竭。此外，还可伴有干燥综合征、甲状腺炎、类风湿关节炎等自身免疫疾病的临床表现。

【诊断和鉴别诊断】

1. 诊断依据　主要有：①中年以上女性，有显著皮肤瘙痒、肝大、出现黄瘤；②有显著胆汁淤积性黄疸的生化改变而无肝外胆管堵塞的证据；③IgM 明显增高、抗线粒体抗体（AMA）阳性，且滴度很高，其中 AMA-M2 的特异性最好。确诊靠肝穿刺活组织病理检查。

2. 鉴别诊断　首先应排除肝内外胆管阻塞引起的继发性

胆汁性肝硬化，可采用各种影像学检查如超声、经皮穿刺胆管造影、ERCP 等，明确肝内外胆管有无阻塞。此外，还要和慢性肝炎、药物性肝内胆汁淤积、硬化性胆管炎以及其他类型肝硬化等鉴别。

二、检验诊断

原发性胆汁性肝硬化的检验诊断主要包括：①肝功能检查；②血清自身抗体；③血清肝纤维化标志物。

【肝功能检查】

1. 血清丙氨酸氨基转移酶（ALT）和天门冬氨酸氨基转移酶（AST）　大多数 PBC 患者的血清生化检测呈胆汁淤积性改变，而肝细胞无明显损伤或轻度损伤。PBC 患者的血清 ALT 和 AST 水平多为正常或轻度增高，一般不超过参考值上限的 5 倍。如果患者的血清 ALT 和 AST 水平明显增高，则需进一步检查，以除外合并其他原因所致的肝病。

2. 血清碱性磷酸酶（ALP）　96％ PBC 患者可有血清ALP 水平的增高，且可见于疾病的早期及无症状患者。ALP 广泛分布于人体的骨、肝、肠等组织内，成人血清 ALP 主要来自肝，半衰期为 7 天左右。在胆汁淤积、肝脏炎症及肝癌时，肝细胞过度制造 ALP，经淋巴管及肝窦进入血流，使血清 ALP 增高。在肝细胞内 ALP 与脂性膜紧密结合，胆汁淤积时，胆汁酸凭借其表面活性作用，可将肝细胞内 ALP 从脂性膜上渗析出来，所以血清 ALP 显著增高。

3. 血清 γ-谷氨酰转移酶（GGT）　PBC 患者血清 GGT 增高，其敏感度可能高于 ALP，但由于 GGT 在体内分布广，且易受药物、乙醇等诱导，使其特异性不如 ALP；但血清 GGT 增高可以协助判断血清中增高的 ALP 为肝源性，在骨病时，血清 ALP 可能增高，但 GGT 正常。PBC 患者的血清 ALP 及 GGT 水平可以预测熊去氧胆酸（ursodeoxycholic acid，UD-

CA）治疗的疗效，疗效不完全患者的血清 ALP 及 r-GT 水平高于疗效完全患者，治疗开始时，完全疗效及不完全疗效的界值为 ALP 660U/L 和 r-GT 131U/L。正常人血清 GGT 主要来自肝脏，肝内 GGT 主要分布于肝细胞质和肝内胆管上皮中，胆汁淤积、肝脏炎症及肝癌时，血清 GGT 增高的机制与 ALP 相似。

4. 血清胆红素（Bil） 血清 Bil 水平有助于判定 PBC 患者的预后及决定肝移植的时机。血清 Bil、主要是 DBil 增高是 PBC 患者较晚期的表现，但需除外肝外胆管阻塞引起的继发性胆汁性肝硬化、硬化性胆管炎，以及慢性肝炎、药物性肝内胆汁淤积等疾病。血清 Bil 是判断患者预后的重要指标，与 PBC 患者的生存率显著相关，相比之下其他指标几乎可以忽略，如果血清 Bil 持续超过 $100\mu mol/L$（6mg/dl），患者生存期一般不超过 2 年。

5. 血清总胆汁酸（TBA） 血清 TBA 浓度增高反映胆汁淤积的敏感度高于血清 Bil。胆汁淤积时，TBA 循环及代谢障碍，肝脏清除 TBA 减少，血 TBA 浓度增高。PBC 早期，空腹血清 TBA 即可增高，UDCA 治疗也可使血清 TBA 浓度降低。和血清 Bil 相似，血清 TBA 水平也具有判定预后的价值。

以上各指标的测定方面内容请参见本章第二节慢性肝炎与第三节肝硬化的检验诊断。

6. 免疫球蛋白（Ig） PBC 患者体液免疫异常，血清蛋白电泳表现为高 r-球蛋白血症，特征表现为血清 IgM 增高，$70\%\sim80\%$ 患者的 IgM 呈多克隆性增高，且见于本病的早期阶段，IgA 及 IgG 正常或增高。慢性胆汁淤积，血清 IgM 明显增高者提示病因为 PBC，AMA 阴性的 PBC 患者可能 IgM 不增高而 IgG 增高。

血清免疫球蛋白测定方面内容请参见本章第二节慢性肝炎的检验诊断。

7. 肝纤维化的血清学指标　肝纤维化及肝硬化时，血清Ⅲ型前胶原氨基端肽（PⅢNP）可增高，但肝脏炎症及功能损伤也使血清PⅢNP增高。构成基底膜的主要成分为Ⅳ型胶原和层黏蛋白（LN），其血清值可反映基底膜的更新率和肝窦的毛细血管化及汇管区纤维化。透明质酸（HA）的代谢主要在肝脏内皮细胞，肝纤维化时血清水平增高，但除肝脏合成HA外，其他体细胞也有HA合成。对上述肝纤维化血清学指标的测定有助于早期发现PBC患者的肝纤维化及评价肝纤维化的严重程度。

肝纤维化的血清学指标的测定方面内容参见本章第三节肝硬化的检验诊断。

8. 血脂　PBC早期，最常见的脂蛋白异常为血清高密度脂蛋白（HDL）增高，低密度脂蛋白（LDL）也可增高，HDL的增高明显高于LDL的增高，磷脂及甘油三酯不变或变化很小。UDCA治疗可使LDL降低，而HDL不变，随着疾病的进展，脂蛋白可降低。

血脂测定方面内容参见本章第三节肝硬化和第六节非酒精性脂肪性肝病的检验诊断。

【特殊检验项目——血清自身抗体】

1. 抗线粒体抗体（anti-mitochondrial antibodies，AMA）是一种无种属特异性和器官特异性的自身抗体，是PBC诊断的主要检测项目。AMA存在若干亚型（9种，M1～M9），其中与PBC有关的有4种，即M2、M4、M8、M9，抗M2是PBC敏感、特异的诊断标志抗体。

（1）检测方法：①间接免疫荧光法检测总的AMA，用大鼠胃及肾组织冷冻切片抗原基质与待检血清共孵育，洗涤后加入荧光标记的抗人IgG抗体，用荧光显微镜观察；②ELISA检测AMA-M2，③免疫印迹法检测M2、M4、M9。

（2）参考值：阴性。

（3）临床应用价值：PBC患者血清AMA通常为高滴度阳性（≥1∶40）；若患者AMA高滴度阳性（≥1∶40），并存在典型的症状及生化异常，一般不需要做肝穿活检，即可作出PBC的诊断。血清AMA诊断PBC的敏感度和特异度均超过95％。应用酶联免疫吸附法及免疫印迹法检测可以提高AMA的敏感度和特异度，高滴度AMA是PBC患者的重要血清学标志，并且这种高滴度AMA可在PBC的临床、生化和组织学表现之前就出现。

到目前为止，发现线粒体上存在9种自身抗原（M1～9），其中与PBC关系最大的是M2。AMA的特异性抗原M2抗原属于线粒体内膜的丙酮酸脱氢酶复合体（pyruvate dehydrogenase complex，PDC）。M2亚型对AMA诊断PBC的特异性最高，而其他亚型PBC的特异性不如M2亚型。有学者认为M2伴M4、M8阳性多见于PBC的严重类型，M2伴M9阳性多见于PBC轻型患者以及PBC患者的亲属，而M3阳性与药物的反应有关，M5阳性与胶原性疾病有关，M6阳性与服用异烟肼有关。极少数患者（＜5％）临床、生化及组织学均符合PBC的诊断但AMA检测阴性，称为AMA阴性的PBC。这些患者的自然病程及相关的自身免疫状况与AMA阳性的PBC患者无差异。AMA的滴度水平及反应类型和PBC的临床病情无关，应用药物治疗及肝脏移植成功后，血清AMA不消失。

（4）检测方法评价：间接免疫荧光法最为经济简便，但有一定的局限性，易受其他自身抗体的干扰，灵敏度、特异性低于以纯化的线粒体亚型成分为靶抗原的抗体检查方法，而且不能分型。联合使用免疫荧光分析，亚型抗原特异性的酶免方法、免疫印迹法可以提高AMA临床应用的特异性，对PBC与AIH疾病的诊断、鉴别诊断和治疗提供帮助。

2. 抗核抗体（ANA） 许多研究已证明ANA是诊断PBC

的重要标志，大约 50％PBC 患者有 ANA，尤其是在 AMA 呈阴性时可作为其诊断的另一重要标志。曾有研究者发现约53％的 PBC 患者能检测出 ANA，其中 27％抗 Sp100 抗体阳性、16％抗 gp210 抗体阳性、16％抗着丝粒抗体阳性、6％抗核板素 B 受体抗体阳性、16％抗多核点型抗体阳性。以下介绍几种常见的抗核抗体。

（1）核心蛋白 gp210 抗体（抗 gp210）

1）检测方法：包括间接免疫荧光分析、ELISA 及免疫印迹法。前者荧光免疫染色为点状的环形模型。

2）参考值：阴性。

3）临床应用价值：抗 gp210 是 PBC 中一个多克隆的高特异性抗体，使用免疫印迹和 ELISA 的方法进行检测时，发现其特异度高达 99％，敏感度可达 10％～41％，该抗体在其他患者如 AIH、风湿性疾病、多发性肌炎及干燥综合征中很少见。另外抗 gp210 可与 AMA 同时出现，并存在于 20％～47％ AMA 阴性的 PBC 患者中。对于临床、生化和组织学表现疑诊 PBC 而 AMA 阴性的患者，或 AMA 阳性而临床症状不典型、存在重叠综合征（如与干燥综合征重叠）的患者，抗gp210 检测有重要价值。此外，抗 gp210 自身抗体出现在有明显的胆汁淤积和严重的肝功能损害患者中时，提示其疾病的预后不良。抗 pg210 可能是一种独立的预后指标。

4）检测方法评价：免疫荧光分析简便，但灵敏度、特异性较低，联合使用免疫荧光分析、特异性的酶免方法、免疫印迹法可以提高抗 gp210 自身抗体临床应用的特异性。

（2）核心蛋白 p62 抗体

1）检测方法：免疫荧光法和免疫印迹法。

2）临床应用价值：核心蛋白 p62 抗体是 PBC 另一特异性的核心糖蛋白抗体。核心蛋白 p62 抗体在诊断 PBC 中具有很高的特异性，敏感度为 23％～32％。除了干燥综合征以外，在其他肝脏或自身免疫性疾病中未检测到此抗体，而且核心蛋白p62抗体可能与 PBC 患者的病情进展有关。

3）检测方法评价：用免疫荧光法检测可以定位，而且比较简便、经济。

（3）核板素 B 受体（lamina B receptor，LBR）抗体：LBR 是一种可以结合 B 型核板素及双链 DNA 的核内膜蛋白，LBR 抗体在 PBC 中具有很高的特异性，但是其敏感度较低（1%～3%），并且 LBR 抗体常出现于 AMA 阴性的 PBC 患者血清中。

（4）核板素相关多肽抗体（anti-lamina associated polypeptide，anti-LAP）：anti-LAP 的靶抗原是位于核内膜上与核板层相连结的 LAP 成分，分为 LAP1 和 LAP2 两种。anti-LAP 的特异性并不是很高，在其他免疫性疾病中，如 SLE、血清反应阴性的多发性关节炎、原发性干燥综合征、风湿性多肌痛、抗磷脂综合征、视神经炎、肾病综合征及其他非自身免疫性疾病如痛风和骨关节炎等均有出现。

（5）抗板层素抗体（anti-lamin antibodies，ALA）：ALA 又称抗核纤层抗体，在细胞核分裂间期内，ALA 染色时有一个浅的、平滑的、连续的染色模型。这种 ALA 的染色模型仅可以在高稀释度的血清中出现，可能是由于干扰其他的低稀释的核抗原而产生，ALA 可通过进一步的免疫印迹或 ELISA 识别其特征。其特异性并不是很高，该抗体还出现在抗磷脂综合征、血小板减少症、硬皮病、系统性红斑狼疮、风湿性关节炎、雷诺综合征、干燥综合征、慢性自身免疫性肝脏疾病及少数慢性疲劳综合征患者中。

以上五种自身抗体是对自身免疫性肝病的诊断具有重要临床价值的抗核膜蛋白抗体。下面两种即抗 Sp100 抗体和抗早幼粒细胞性白血病抗体为抗核点抗体，两者在 AMA 阴性 PBC 患者中有 60% 为阳性，而在 AMA 阳性患者中只有 20% 为阳性，提示其有助于 AMA 阴性 PBC 患者的诊断。

（6）抗 Sp100 抗体

1）检测方法：间接免疫荧光法。在抗核点抗体阳性患者的非分裂期细胞可见 5～20 个散在的点状颗粒，大小不同且分布在整个细胞核，细胞质无荧光。

2）临床应用价值：抗 Sp100 自身抗体是 PBC 重要的诊断标志。20％～30％PBC 患者血清中含有抗 Sp100 核蛋白，该抗体在 PBC 中特异度约为 97％。抗 Sp100 抗体亦见于风湿性自身免疫病患者，但阳性率低（一般＜3％），且阳性患者多与 PBC 密切相关。

（7）抗早幼粒细胞性白血病抗体（抗 PML）

1）检测方法：间接免疫荧光法。

2）临床应用价值：抗早幼粒细胞性白血病（acute promyelocytic leukemia，PML）抗体主要出现在抗 Sp100 抗体阳性的 PBC 患者中，约 90％的抗 Sp100 抗体阳性的 PBC 患者血清中可同时检测到抗 PML 抗体，两者具有相同的敏感度和特异度，是检测 PBC 的重要诊断标志。且同时出现抗 Sp100 抗体和抗 PML 抗体的 PBC 患者病情进展快，预后较差。

3. 其他抗体　20％～50％PBC 患者表现有抗平滑肌抗体（ASMA）阳性，少数患者尚有抗甲状腺抗体、抗肾抗体、抗 DNA 抗体、类风湿因子（RF）、抗着丝点抗体阳性等。

【检验综合应用评价】　自身抗体的检测是诊断原发性胆汁性肝硬化的重要标志，目前认为对这些自身抗体的联合检测将使更多的 PBC 患者得到早期诊断和正确治疗。临床上，对于血清 ALP 增高且无其他原因解释（B 超检查胆道系统正常）者，应测定 AMA，如果血清 AMA 阴性，则应做 ANA、ASMA 及免疫球蛋白检验。如有胆汁淤积的生化改变（ALP、GGT 升高）且无其他原因解释，同时 AMA 滴度≥1：40，则 PBC 可能性较大（尤其是中年女性患者）；如果血清 AMA 滴度≥1：40，但血清 ALP 正常，则应每年复查。

第九节 原发性硬化性胆管炎

一、疾病概述

原发性硬化性胆管炎（primary sclerosing cholangitis，PSC）是以肝内外胆管广泛炎症和纤维性狭窄为特征的慢性胆汁淤积性疾病。常进展性为肝硬化、门静脉高压和肝功能失代偿。

【病因和发病机制】 病因迄今未明，可能为自身免疫、遗传、门静脉与胆道的慢性非特异性感染等综合因素共同作用的结果。

【病理】 病理特征为门静脉区在胆管周围形成洋葱样同心圆形纤维性肥厚，纤维化严重者胆管上皮消失形成纤维芯致使胆管消失。此种改变也见于原发性胆汁性肝硬化，因而 PSC 的肝脏病理组织变化并不特异，仅靠肝活检诊断本病有一定困难。但肝活检对 PSC 的病期及预后的判定有意义。可分为：①Ⅰ期：胆管周围纤维化，炎症限于门静脉区；②Ⅱ期：门静脉区及其周围的炎症和纤维化波及肝实质；③Ⅲ期：门静脉区之间及门静脉区与中央静脉之间纤维间隔形成；④Ⅳ期：胆汁性肝硬化。

【临床表现】 男女比例约为 2∶1，儿童老人均有发病，但诊断的平均年龄约为 40 岁。国外报道超过 80％的 PSC 患者伴发炎症性肠病，其中 90％为溃疡性结肠炎。国内报道 PSC 与炎症性肠病共存者少。

多缓慢起病，临床表现差异很大，早期可无任何症状体征，仅以胆系酶学如 AKP、γ-GT 等升高为唯一异常发现。瘙痒常为首发症状，后出现黄疸，可伴右上腹痛、食欲缺乏、恶心呕吐等。全身表现以乏力、嗜睡、体重下降、间歇性发热较常见。体征除黄疸外，可见皮肤搔抓伤痕、黄斑瘤或黄瘤。肝大最为常见，常有脾大，剑突下及右上腹可有压痛，可触及肿大的胆囊，Murphy 征常阴性。晚期病例常伴有肝硬化门静脉高压的表现；合并有胆系感染时，可出现寒颤、高热、胆绞痛及右上腹局限性腹膜炎体征。10％～20％的 PSC 并发胆管癌，CEA 和 CA19-9 升高可视为并发癌的标志，在行 ERCP 时细胞刷检有助于确诊。

【诊断和鉴别诊断】 诊断依据为：①有显著的胆汁淤积性的生化改变：ALP 和 GGT 升高；②胆管造影：磁共振胆管造影（MRCP）、内镜逆行胰胆管造影（ERCP）、经皮肝穿刺胆管造影显示典型的多灶性狭窄和节段性扩张的胆管改变；③除外继发性硬化性胆管炎。若符合 PSC 的临床、生化和组织学特点，但是胆系影像学检查正常者，有的分类为"小胆管 PSC（特别伴有炎症性肠病者）"或"变异综合征"的一部分。

鉴别诊断：排除各种类型的继发性硬化性胆管炎，包括各种形式的胆管结石症、缺血性胆管病（遗传性出血性毛细血管扩张症、结节性多发性动脉炎及其他形式的脉管炎）、AIDS及其他形式免疫抑制相关的感染性胆管炎。此外，还要与原发性胆汁性肝硬化、胆管癌、慢性活动性肝炎等鉴别。

二、检验诊断

PSC 患者的自身抗体检查，特别是 ANCA 阳性，可协助疾病诊断，有些患者有胆管淤积性肝功能指标的异常。

【一般检验项目】

1. 粪便检验　伴有炎性肠炎/溃疡性结肠炎时，活动期有黏液脓血便；大便可正常或硬且干燥，但在排便时或在两次排便之间可伴有从直肠内排出充满红细胞和白细胞的黏液；粪便也可呈水样，可含有黏液。常常所含的几乎全是血液和脓液。

粪便常规的检测方面内容参见第一章第二节消化性溃疡的检验诊断。

2.血常规　白细胞增多，分类以中性粒细胞为主，血红蛋白降低。

血常规检测方面内容参见第一章第四节吸收不良综合征的检验诊断。

【肝功能检查】

1.血清碱性磷酸酶（ALP）　在有症状的PSC患者中，血清ALP常增高，至少高于正常上限2倍，可增高3～5倍甚至10倍以上。但ALP无特异性，需作进一步检查。但有些PSC患者特别是晚期患者，ALP可在正常范围内，往往因此延误诊断。

2.γ-谷氨酰转移酶（GGT）　PSC患者血清GGT常增高。GGT的敏感度可能高于ALP，但由于GGT在体内分布广，且易受药物、乙醇等诱导，使其特异性不如ALP，血清GGT增高可以协助判断血清中增高的ALP为肝源性。

3.血清胆红素（Bil）和总胆汁酸（TBA）　血清Bil增高，呈波动性变化，DBil占TBil 70%以上；血清Bil、主要是DBil显著增高是PBC患者较晚期的表现，并且是判断患者预后的重要指标。血清TBA浓度常明显增高。

4.血清丙氨酸氨基转移酶（ALT）和天门冬氨酸氨基转移酶（AST）　血清氨基转移酶呈轻度增高，一般增高幅度低于参考值上限3倍；但有部分小儿患者血清ALT/AST比值明显增高，高于正常5倍，其组织学呈慢性活动性肝炎改变，极易误诊。

5.免疫球蛋白（Ig）　PSC患者体液免疫异常，表现血清多种免疫球蛋白增高，常见IgM增高。

以上各指标的测定方面内容参见本章第二节慢性肝炎与第三节肝硬化的检验诊断。

【特殊检验项目——血清自身抗体】

1.抗中性粒细胞胞质抗体（ANCA）

（1）检测方法：常见的检测方法是间接免疫荧光分析，以中性粒细胞为抗原基质片与待测血清反应，若血清中存在针对其胞质成分的抗体，在加入荧光标记的抗人 IgG 抗体后，可在荧光显微镜下观察到特征性的荧光模式。

（2）参考值：阴性。

（3）临床应用价值：pANCA（中性粒细胞核周部分胞质呈荧光者）是与 PSC 最相关的自身抗体，存在于 85％以上的 PSC 病例，但也可能存在于 5％以上的 PBC 患者和大多数 AIH 患者。pANCA 与疾病的特异性的临床症状无关，不是患者治疗时的有用标志，但它在 PSC 高发地区，与其他诊断试验合用时为合适的诊断标志。

（4）检测方法评价：间接荧光免疫分析是 ANCA 抗体筛选的可靠的方法，其进一步确认可采用 ELISA 试剂测定 APR3 和 AMPO。但在高效价时，pANCA 与 cANCA 较难区分。

2. 其他自身抗体　除抗中性粒细胞胞质抗体外，还有 ANA、ASMA 等自身抗体可能阳性，提示合并其他自身免疫性疾病。

【检验综合应用评价】　PSC 患者肝功能检查表现为胆汁淤积性改变，目前还未发现特异性的血清抗体及生化标志物，血清 IgM 常增高，血清 pANCA 存在于 85％以上的 PSC。

（吴金明　江明华　陶利萍）

第十节　遗传代谢障碍性肝病

一、半乳糖血症

（一）疾病概述

半乳糖血症（galactosemia）是一种半乳糖代谢异常的遗传病，由于半乳糖-1-磷酸尿苷酰转移酶缺陷，使 1-磷酸半乳糖和半乳糖醇沉积于体内尤其是肝脏中而致病。

【病理】 肝脏病变包括胆汁淤积、广泛脂肪变性、无炎症性细胞浸润，有假胆管形成、假腺体增生，肝细胞破坏，假腺体增生是半乳糖血症的特点，无特异性。随疾病进展出现细纤维组织增生，纤维组织增生始于门脉周围，向门脉区延伸构成桥状联接，形成再生结节，在肝硬化过程中其变化与酒精性肝硬化相似，在整个病变过程中始终无明显的炎性细胞浸润。

【临床表现】 消化道症状包括黄疸、食欲缺乏、腹胀、腹泻，可出现腹水，初生婴儿出现上述临床表现者，应警惕本病的可能性。

【诊断和鉴别诊断】

1. 诊断 主要依据临床症状及相关酶活性测定。以下检测有助于半乳糖血症的诊断：①血半乳糖浓度测定；②尿半乳糖和半乳糖醇浓度测定；③红细胞半乳糖-1-磷酸尿苷酰转移酶测定；④非特异性：主要是肝功能异常。

2. 鉴别诊断

（1）婴儿肝炎综合征：肝功能损害明显，黄疸以直接胆红素升高为主，检测血半乳糖浓度、尿半乳糖和半乳糖醇浓度等可鉴别。

（2）遗传性果糖不耐受症：常染色体隐性遗传，摄入极少量的果糖或蔗糖（水解产生葡萄糖和果糖）引起低血糖症、出汗、震颤、头晕、恶心、呕吐、腹部疼痛，可能惊厥、昏迷。在婴儿期，果糖摄入后不久有症状发生可提示诊断，通过肝脏活检，显示有酶的缺乏，以及经静脉注射果糖 250mg/kg，5～40 分钟后血糖下降可以确诊。通过直接的 DNA 分析可以诊断和确认基因突变的杂合子携带者。

（二）检验诊断

半乳糖血症的生化表现主要为血和尿中半乳糖增高，特别在进食含乳糖的膳食后增高明显，同时因替代途径生成的半乳糖醇或半乳糖酸也增高。

【肝功能检查】 血清胆红素显著增高，血清丙氨酸转氨基酶与天门冬氨基酸转氨基酶明显增高；血清 γ-谷氨酰转肽酶和碱性磷酸酶轻度增高；肝脏蛋白质合成功能严重受损时凝血酶原时间延长。肝功能异常的发生机制是由于半乳糖代谢相关酶的缺陷，半乳糖在体内积聚，可通过异常途径产生具有毒性的代谢物，在肝脏、晶状体等器官内累积。

肝功能各指标的测定方面内容请参见本章第二节慢性肝炎与第三节肝硬化的检验诊断。

【特殊检验项目】

1. 血清和尿液半乳糖

（1）测定方法：半乳糖氧化酶法。其原理为半乳糖氧化酶催化半乳糖，被空气中的氧氧化生成半乳己二醛糖和过氧化氢，后者被过氧化物酶催化放出氧气，使色原性氧受体氧化而呈色。

（2）参考区间：血清半乳糖为 $110\sim194\mu mol/L$，尿中不含或仅有微量。

（3）临床应用评价：先天性半乳糖代谢障碍的患者血清和尿液中可出现半乳糖增高。但在哺乳期女性及新生儿血尿中也可出现少量的半乳糖；另外，在甲状腺功能亢进及肝炎患者的半乳糖耐量试验中，半乳糖耐量指数均增高，疾病缓解后半乳糖耐量指数下降。

（4）方法学性能评价：半乳糖氧化酶法测定半乳糖简便、灵敏，可以自动化；不需要特殊设备，适合很多基层单位使用。

2. 半乳糖耐量试验

（1）试验方法：受试者在晚餐后禁食至次日清晨，空腹排空膀胱，收集此尿液作为对照标本，以检查尿液中是否有半乳糖存在；将 40g 半乳糖溶于 300ml 温开水中，一次性服完，然后每 1 小时收集尿液标本 1 次，共 5 次。分别测定每份尿中半乳糖的含量，也可在服糖后 1.5 小时抽取静脉血，测定血清半乳糖浓度。40g 半乳糖耐量试验正常者如临床仍有怀疑，可进一步查 100g 半乳糖耐量试验。

（2）结果判断和临床应用评价：正常情况下，口服半乳糖后 5 小时内，尿液中半乳糖总量应小于 16.7mmol/L。如大于 19.4mmol/L，提示肝脏有病变，如大于 33.3mmol/L，表示肝脏有严重病变。肝脏有轻度损害的患者常呈阴性。肝细胞性黄疸可呈阳性，而淤积性黄疸多呈阴性，因而对肝炎诊断有一定的参考价值。一般认为，半乳糖耐量试验比葡萄糖耐量试验对肝炎的诊断更有价值。

3. 红细胞半乳糖-1-磷酸尿苷酰转移酶（galactose-1-1phosphate uridyl transferase，GALT）

（1）测定方法：最常用的方法是尿苷二磷酸葡萄糖（UDP-葡萄糖）消耗测定法，此方法是基于用半乳糖 -1- 磷酸与样本中的半乳糖-1-磷酸尿苷酰转移酶温育一定时间后，加入尿苷二磷酸葡萄糖脱氢酶将尿苷二磷酸葡萄糖转化为尿苷二磷酸葡萄糖醛酸，同时 NAD^+ 被还原为 NADH，在 340nm 吸光度值的增加，以此来测定剩余的尿苷二磷酸葡萄糖。NADH 量与 NADH 半乳糖-1-磷酸尿苷酰转移酶的活性成反比。

（2）参考区间：$270 \sim 475\mu mol$ UDP-葡萄糖/（min·kg）Hb。

（3）临床应用价值：半乳糖血症是由于多种半乳糖代谢酶的缺乏所致的疾病，其中 GALT 缺陷最常见，患儿红细胞中 GALT 活性下降可用于半乳糖血症的诊断与鉴别诊断。

（4）测定方法的评价：尿苷二磷酸葡萄糖（UDP-葡萄糖）消耗测定法是红细胞半乳糖-1-磷酸尿苷酰转移酶活性测定的推荐方法，灵敏度较高，测定所用的仪器对大多数实验室来说都常用。微量酶测定法可作为红细胞半乳糖-1-磷酸尿苷酰转移酶活性测定的参考方法，灵敏度高，准确性好，但必须具有高灵敏度的仪器。

（5）标本要求：用清洗过并溶化的红细胞作为标本，可以用肝素、EDTA及枸橼酸钠作为抗凝剂，并在低温下离心去除白细胞及血浆，然后用二倍体积的冷氯化钠溶液（0.15mol/L）清洗红细胞两次。最后一次测定红细胞比积可知细胞的体积，加入等体积的蒸馏水获得血红蛋白液。

4. 基因检测

（1）测定方法：通过DNA提取、PCR扩增技术、变性梯度凝胶电泳法、多态性分析、限制性内切酶分析以及荧光标记杂交技术对*GALT*基因热点突变进行检测可以达到基因诊断半乳糖血症的目的。

（2）临床应用评价：基因诊断由于需要时间相对较长，可以作为辅助诊断的方法。在减少基因诊断成本的基础上，用基因分析进行产前诊断有可能成为未来半乳糖血症诊断的发展方向。

【检验综合应用评价】 上述检验诊断的指标各有其优缺点，均存在一定的假阴性和假阳性结果。目前半乳糖血症的诊断方法仍然是先进行代谢物检测，并以检测GALT活性的方法作为"金标准"。

二、糖原累积症

（一）疾病概述

糖原累积症（glucogen storage disease，GSD）系一组罕见的隐性遗传性疾病。糖原合成和分解代谢中所必需的各种酶至少有8种，由于这些酶缺陷所造成的临床疾病有12型，其中Ⅰ、Ⅲ、Ⅳ、Ⅵ、Ⅸ型以肝脏病变为主；Ⅱ、Ⅴ、Ⅶ型以肌肉组织受损为主。这类疾病共同的生化特征是糖原贮存异常，绝大多数为糖原在肝脏、肌肉、肾脏等组织中贮积量增加；仅少数病种的糖原贮积量正常，而糖原的分子结构异常。

【病因和发病机制】

1. Ⅰ型 GSD　葡萄糖-6-磷酸酶缺乏（Ⅰa 型）及更罕见的Ⅰ型亚型葡萄糖-6-磷酸微粒体转移酶缺乏（Ⅰb 型）。

2. Ⅲ型 GSD　肝和肌肉内淀粉-1,6-葡萄糖苷酶（脱支酶）缺陷，糖原由磷酸化酶分解后，不能进一步彻底分解为葡萄糖。

3. Ⅳ型 GSD　由于淀粉-（1,4-1,6)-转葡萄糖苷酶（分支酶）缺陷所致。所积贮的糖原结构异常，外链长、分支减少，结构似支链淀粉，故又称支链淀粉病。所积贮的异常糖原溶解度远低于正常糖原，本病罕见。

【病理】　Ⅰ型 GSD 可发展为良性肝腺瘤和腺癌。Ⅲ型 GSD 可发展为肝纤维化或肝硬化，出现肝内纤维隔，无脂肪沉积；除肝脏病变外，肌肉也有糖原累积。Ⅳ型 GSD 会导致肝硬化和肝功能衰竭；肝脏呈小结节性肝硬化伴有宽纤维束围绕或插入肝小叶，门脉区胆管轻度增生；白色的两染性物质或嗜碱性染色物质沉积在肝细胞、心肌、骨骼肌和脑细胞；肝小叶周边细胞内可发现嗜酸性或无色包涵体沉积在细胞质，把肝细胞核推向一侧，构成了Ⅳ型 GSD 的特征性病变；组织化学染色显示肝细胞内沉积物系异常糖原。

【临床表现】

1. Ⅰ型 GSD　患儿出生后即出现低血糖、肝脏肿大、高脂血症、伴有酮症和乳酸性酸中毒、高尿酸血症、肾脏增大。

2. Ⅲ型 GSD　本型亦称 Forbe 病、Cori 病，较常见。以许多组织的糖原及糊精为特征。临床症状与Ⅰ型大致相同，由于糖原尚能进行磷酸化，水解成葡萄糖，且糖原异生尚能进行，故低血糖症、高脂血症等不如第Ⅰ型严重。婴儿期肝肿大、发育障碍较突出，此患儿可有肝纤维化的证据，但不一定发展为肝硬化和肝功能衰竭。部分患者有肌肉萎缩，糖原可累积在心脏，出现心脏增大。

3. IV型GSD　一些非特异性消化道症状，肝、脾肿大，肝功能不全，生长迟缓等症状和体征，肌肉张力低、萎缩，可出现肝硬化门脉高压，多死于慢性肝功能不全、上消化道出血、心力衰竭、感染。

【诊断和鉴别诊断】

1. I型GSD诊断依据　包括：①参考上述临床综合征；②胰高血糖素试验；③肝穿刺活检：测定肝糖原常大于正常值6%湿重；④血糖下降，血乳酸增高，输入丙氨酸或果糖，不引起血糖效应，而出现血浆乳酸盐迅速上升。

2. III型GSD诊断依据　包括：①上述临床表现。②血糖下降，半乳糖、蔗糖、氨基酸和蛋白质转变为糖的过程正常，因而这些食物可使血糖升高。空腹胰高糖素反应差，若进食数小时后再做胰高糖素试验则反应正常；③本病患者亲属中携带杂合子基因者可从血液红、白细胞中测定脱支酶活性，仅为正常人的50%左右。

3. IV型GSD诊断依据　血清转氨酶和碱性磷酸酶升高，晚期胆固醇轻度升高；在肝功能衰竭发生后，可有一系列变化如低蛋白血症、胆红素升高、球蛋白升高及血氨变化。胰高糖素试验血糖呈阳性反应，血清乳酸和丙酮酸正常。

GSD应注意与病毒性肝病鉴别，可通过血清病毒学指标检查等加以鉴别。

（二）检验诊断

该症有肝功能检查异常、糖代谢异常、某些糖代谢酶的缺陷，此外可有血脂成分以及乳酸含量的改变。

【肝功能检查】　由于糖原代谢障碍而在肝脏中累积，从而影响了肝脏的功能，出现肝功能检查异常，这些异常不是糖原累积病的特征性改变。GSD患者血清胆红素显著增高，血清丙氨酸转氨基酶与天门冬氨基酸转氨基酶明显增高；血清 γ-谷氨酰转移酶和碱性磷酸酶轻度增高。肝脏蛋白质合成功能严重受损时则表现为低蛋白血症和凝血酶原时间延长。

肝功能各指标的测定方面内容参见本章第二节慢性肝炎与第三节肝硬化的检验诊断。

【一般检验项目】

1. 血糖 由于葡萄糖-6-磷酸脱氢酶及脱枝酶等的缺乏，使糖原不能转化为血糖，空腹时血糖降低，特别是在 GSD I 和 GSD III 中。

血糖测定方面内容请参见第三章第一节急性胰腺炎的检验诊断。

2. 血脂 其改变不是该类肝病特征性的变化，主要是由于肝内三羧酸循环障碍，糖酵解加强及脂肪不完全代谢增加，出现了高胆固醇血症、高甘油三酯血症等。

血脂的测定方面内容参见本章第三节肝硬化和第六节非酒精性脂肪性肝病的检验诊断。

【特殊检验项目】

1. 全血葡萄糖-6-磷酸脱氢酶 （glucose-6-phosphate dehydrogenase，G-6-DP）

（1）测定方法：红细胞葡萄糖-6-磷酸脱氢酶催化葡萄糖-6-磷酸氧化为 6-磷酸葡萄糖-δ-内酯，后者很快氧化为 6-磷酸葡萄糖酸，同时氧化型辅酶 II （NADP）还原成还原型辅酶 II （NADPH），在波长 340nm 处测定还原型辅酶 II 的生成量，计算葡萄糖-6-磷酸脱氢酶活性。需同时测定 Hb 值，计算 U/g Hb。

（2）参考区间：健康成年人红细胞 G6PD 活性为 8～18 U/g Hb。

（3）临床应用评价：全血葡萄糖-6-磷酸脱氢酶活性下降作为确诊 I 型糖原累积病的依据，肝组织中糖原的增加及全血葡萄糖-6-磷酸脱氢酶活性的降低是此病的诊断要点。

（4）测定方法评价：该方法简便，易于自动化分析，获得的结果是真正的葡萄糖-6-磷酸脱氢酶活性，较定性筛选的方法敏感，不受主观影响，但当酶活性极低时，该方法不够敏感。

（5）标本要求：用 5mmol/L 的 EDTA-Na_2 $20\mu l$ 抗凝 2ml 静脉血，及时送检。

2. 全血或血浆乳酸

（1）测定方法：可采用乳酸脱氢酶法与乳酸氧化酶法。乳酸脱氢酶法的原理是乳酸在乳酸脱氢酶作用下生成丙酮酸，同时氧化型辅酶Ⅱ还原成还原型辅酶Ⅱ，并加入硫酸苯肼使反应向有利于丙酮酸方向移动，在波长 340nm 处测定还原型辅酶Ⅱ吸光度的增加值可以反映血液中乳酸的含量，多用于测定全血中的乳酸含量。乳酸氧化酶法是利用乳酸在乳酸氧化酶作用下生成过氧化氢和丙酮酸，再采用 Trinder 反应测定过氧化氢的生成量，以此来反映血液中乳酸的浓度，多用于测定血浆中的乳酸含量。

（2）参考区间：在空腹安静状态下，静脉全血乳酸为 0.5～1.7mmol/L；血浆乳酸比全血中含量高 7%。

（3）临床应用评价：GSD 患者血乳酸增高。由于先天性葡萄糖-6-磷酸脱氢酶、T_1-移位酶、淀粉-1,6 葡萄糖苷酶等缺乏，使肝内三羧酸循环障碍，糖酵解和脂肪不完全代谢增加，血中乳酸和酮体浓度增加，形成高乳酸血症，引起代谢性的酸中毒。检测血液中乳酸浓度是Ⅰ型糖原累积症诊断的要点之一。

（4）测定方法评价：测定乳酸的标本需及时处理，以减少乳酸含量的改变。乳酸脱氢酶法简便，但试剂成本较贵；乳酸氧化酶法检测范围较宽，显色稳定，但乳酸氧化酶的活性受 pH 影响。

（5）标本要求：用肝素-氟化钠作为抗凝剂（1mg 肝素，

6mg 氟化钠可抗凝 5ml 血）。抽血时应尽量不要用止血带，而且血液抽取后应置于冰浴中及时送检，并及时分离血浆（血浆乳酸测定），冰冻保存待测。

3. 胰高血糖素试验

（1）试验方法：受试者在空腹（整夜或 6 小时以上）皮下注射 1.0mg（0.1mg/kg，最大剂量为 1mg）胰高血糖素，在试验前和试验后 30、60、90 分钟各采集血标本 1 次，测定这些标本的血糖与乳酸。

（2）参考区间：与试验前相比，正常人血糖可升高 3～4mmol/L。

（3）临床应用评价：与试验前相比，GSD 患者血糖升高<0.1mmol/L，乳酸升高 3～6mmol/L，并加重已有的乳酸性酸中毒。胰高血糖素试验主要用于 GSD Ⅰ、GSD Ⅲ、GSD Ⅵ及 1,6 二磷酸果糖酶缺乏的诊断与鉴别诊断。

（4）试验方法评价：该试验会加重乳酸性酸中毒，并常出现呕吐和恶心。60～90 分钟后应注意观察有无低血糖。

【检验综合应用评价】　糖原累积病主要累及肝脏，在婴幼儿期出现明显的肝肿大，以及出现不同程度的低血糖、高乳酸血症和血脂成分改变。本组疾病的诊断主要依靠肝脏及肌肉活检并进行酶活性的测定，部分可从白细胞、红细胞及成纤维细胞中测定酶活性。

三、α_1-抗胰蛋白酶缺乏症

（一）疾病概述

α_1-抗胰蛋白酶缺乏症（alpha 1-antitrypsin deficiency，α_1-ATD）是血浆中抗蛋白酶成分 α_1-抗胰蛋白酶（α_1-antitrypsin，α_1-AT）缺陷引起的一种先天性代谢病，通过常染色体遗传。

【病因】　α_1-AT 是循环中的一种糖蛋白，是蛋白酶抑制物家族中的代表。α_1-AT 的产生受第 14 号染色体上的蛋白酶抑

制物等显性等位基因控制，由于 α_1-AT 基因突变，可表现为 PiMM、PiMS、PiMZ、PiSS 和 PiZZ 等，正常人基因型为 PiMM，PiZZ 型个体血浆 α_1-AT 活性严重缺乏。

【发病机制】 α_1-AT 为一种肝脏合成的糖蛋白，存在于泪液、十二指肠液、唾液、鼻腔分泌物、脑脊液、肺分泌物及乳汁中，炎症刺激、肿瘤、妊娠或用雌激素治疗可使血清 α_1-AT 浓度增加 2～3 倍，但这些刺激对 α_1-AT 缺乏症患者则几乎无效。正常人体内常存在外源性和内源性蛋白酶，如细菌毒素和白细胞崩解出的蛋白酶对肝脏及其他脏器有破坏作用，α_1-AT 可拮抗这些酶类，以维持组织细胞的完整性。

【病理】 肝脏病理特征是在小叶周围的肝细胞内有圆形或卵圆形的沉积物，该沉积物直径为 $1～40\mu m$，这些球状物随年龄增长而增大，HE 染色在肝细胞质内呈嗜伊红染色，用淀粉酶处理后 PAS 染色分辨最清楚。对于 PiZZ 表型的新生儿，由于 α_1-AT 缺陷而伴有胆汁淤积性黄疸，肝脏有如下三种病理表现：①肝细胞损伤；②门脉性肝纤维化和胆道增生；③小胆管发育不良。

【临床表现】 α_1-抗胰蛋白酶缺乏在儿童期表现为肝病，在成人表现为肺气肿，老年人表现为肝硬化。许多患者在病程中的少数几个月内表现为胆汁淤积和肝炎，一些患者可能死亡，儿童在后期出现局灶性肝肿大，大约 25％的患者发展为肝硬化和门脉高压，并在 12 岁前死于肝硬化的并发症。25％的患者在 20 岁之前死亡，25％出现肝纤维化和轻微的肝功能障碍，存活至成年期，然而也有 25％的患者无疾病进展的表现。虽然成人 α_1-抗胰蛋白酶缺乏症不常见，但可导致慢性肺气肿（60％的患者）和肝硬化（12％的患者），肝硬化可为小叶性或大叶性，最终可发展为肝癌。

【诊断和鉴别诊断】

1. 诊断 血清球蛋白水平下降，尤其是 α_1-AT 水平下降是其特征性改变。肝活检 HE 染色发现嗜酸性小体可以确诊，这些小体 PAS 亦阳性。

2. 鉴别诊断

（1）胆道闭锁：出生时可无黄疸，在 1～2 周内出现黄疸逐渐加重。粪便颜色为白陶土色，严重病例的肠黏膜上皮细胞可渗出胆红素。肝脏明显肿大，晚期可出现腹水，超声检查示胆道发育不良或缺如，十二指肠液观察 24 小时无胆汁，肝活检显示小胆管增生，有胆栓形成。

（2）病毒性肝炎：病毒性肝炎病毒标志物常呈阳性。

（二）检验诊断

临床检验主要表现血清蛋白电泳中 α_1-球蛋白水平下降、α_1-抗胰蛋白酶缺陷等。

【肝功能检查】　肝功能检查异常不是 α_1-抗胰蛋白酶缺乏症的特征性改变。主要为低球蛋白血症，尤其是 α_1-球蛋白减少，表现为血清蛋白电泳中 α_1-球蛋白区带下降，因为正常时 α_1- AT 是这一区带的主要组分，大约占 90％；血清丙氨酸转氨基酶与天门冬氨酸转氨基酶可明显增高；血清胆红素显著增高，胆汁酸增高；血清 γ-谷氨酰转肽酶和碱性磷酸酶轻度增高。

肝功能各指标的测定方面内容请参见本章第二节慢性肝炎与第三节肝硬化的检验诊断。

【特殊检验项目】

1. 血清 α_1-抗胰蛋白酶（α_1-AT）

（1）测定方法：抗-α_1-AT 的 M 型蛋白抗体与标本中的 α_1-AT 反应，用免疫比浊仪测定其透射光或散射光吸光度的改变，从而得到待测标本中 α_1AT 的 M 型蛋白浓度。

（2）参考区间：成人 1.03～2.02g/L；新生儿 1.03～2.02g/L；60 岁以上的老年人 1.15～2.00g/L（采用不同厂家的试剂，其参考区间有所不同）。

（3）临床应用评价：遗传性 α_1-AT 缺陷症患者血清 α_1-AT 的 M 型蛋白明显下降。因为对蛋白酶的抑制作用主要限于血液循环中 M 型蛋白的浓度，若以 PiMM 的蛋白酶抑制能力作为 100%，则 PiMS、PiMZ、PiSS、PiSZ 和 PiZZ 相对活力分别为 80%、60%、60%、35% 和 15%，所以测定血清中 α_1-AT 的 M 型蛋白浓度可反映 α_1-AT 的缺陷。但是要注意 α_1-AT 是急性时相反应蛋白，在炎症、感染、心肌梗死及恶性肿瘤等疾病中都可增高。

（4）测定方法的评价：免疫比浊法测定简便，易于自动化，灵敏度较 ELISA 等高，适合临床常规应用。

2. 血清肝纤维化指标　肝硬化及纤维化是 α_1-抗胰蛋白酶缺乏症后期的表现，此时可出现血清透明质酸、胶原等指标的增高，但不是其特征性改变。

血清肝纤维化指标的检测方面内容参见本章第三节肝硬化的检验诊断。

3. α_1-抗胰蛋白酶 Z 等位基因（PCR 扩增或分子杂交）α_1-抗胰蛋白酶 Z 等位基因者，其 α_1-抗胰蛋白酶活性很低，容易发生肺气肿和肝硬化。检验主要用于患者诊断与产前诊断，后者依赖于羊膜穿刺术或绒毛活检，在细胞内可检出 Z 等位基因。

（陈向荣　石　亮　吴小丽）

四、肝豆状核变性

（一）疾病概述

肝豆状核变性（hepatolenticular degeneration，HD）又名 Wilson 病，系一种以肝和神经系统异常为主要特征的常染色体隐性遗传病。

【病因和发病机制】　Wilson 病是 13 号染色体上 *WND* 基因几种不同突变造成，*WND* 基因为铜转运性腺三磷酸编码，主要在肝、肾表达。Wilson 病患者胆道排铜障碍，导致铜在体内聚集，损害肝、脑等器官而致病。机体内铜含量过多时，高浓度的铜会使细胞受损和坏死，导致脏器功能损伤，其中尤以肝、脑、角膜、肾等处的损害为明显。

【临床表现】

1. 神经系统症状　以细微的震颤、轻微的言语不清或动作缓慢为其首发症状，逐渐加重并相继出现新的症状。典型者以锥体外系症状为主，表现为四肢肌张力强直性增高、运动缓慢、面具样脸、语言低沉含糊、流涎，咀嚼和吞咽常有困难。精神症状以情感不稳和智能障碍较多见。

2. 肝脏症状　儿童期患者常以肝病为首发症状，成人患者可追溯到"肝炎"病史。肝脏肿大，质较硬而有触痛，可出现肝硬化症状。

3. 角膜色素环（K-F 环）　角膜边缘可见宽为 2～3mm 的棕黄或绿褐色色素环，用裂隙灯检查可见细微的色素颗粒沉积，为本病重要体征。

4. 其他系统临床表现　肾脏病变包括近端或远端肾小管酸中毒，心肌受累可引起心肌病。

【诊断和鉴别诊断】　临床诊断主要根据 4 条标准：①肝病史，或肝病症状/锥体外系症状；②血清铜蓝蛋白显著降低和（或）肝铜增高；③角膜 K-F 环；④阳性家族史。

鉴别应从肝脏及神经系统两个主要方面考虑：

1. 病毒性肝病　可通过血清病毒学指标检查以鉴别。

2. 原发性胆汁淤积性肝硬化　原发性胆汁淤积性肝硬化患者的尿铜不高，结合血清梗阻酶显著增高，抗线粒体抗体阳性可鉴别。

3. 精神分裂症　肝豆状核变性可出现精神障碍，需与精神分裂症鉴别。应详细询问病史，并行血、尿、肝功等检查，必要时行 CT、尿铜等检查鉴别。

（二）检验诊断

临床检验主要包括血清总铜量和铜蓝蛋白减少、尿铜排泄量增加，以及肝功能检查异常等。

【肝功能检查】 肝功能检查异常不是肝豆状核变性的特征性改变。血清胆红素在儿童患者中显著增高，而在青少年与成年患者中可正常；血清丙氨酸转氨基酶和天门冬氨基酸转氨基酶增高或正常；血清清蛋白明显降低。

肝功能各指标的测定方面内容请参见本章第二节慢性肝炎与第三节肝硬化的检验诊断。

【特殊检验项目】

1. 血清铜和尿铜

（1）测定方法：通常采用原子吸收分光光度法，其原理利用铜的空心阴极灯发射 324.5nm 谱线，经处理后的标本被吸入原子化器中，铜在高温下离解成铜原子蒸气，部分发射光被铜原子吸收，光吸收的量与火焰中铜离子的量成正比。

比色法主要是双环已酮草酰二腙比色法与杂环偶氮化合物比色法两种。前者的原理是在血清中加盐酸使与蛋白质结合的铜游离出来，再以三氯醋酸沉淀蛋白质，滤液中的铜离子与双环已酮草酰二腙反应，生成稳定的蓝色化合物，可在波长 600～620nm 处比色测定；后者的原理是在 TritonX-100 存在下，血清铜与 2-（2-噻唑偶氮基）-4-5-甲硫基苯甲酸作用形成稳定的紫红色络合物，可在波长 585nm 处比色测定。

（2）参考区间：血清铜：成年男性为 $11\sim22\mu mol/L$，成年女性为 $12.6\sim24.4\mu mol/L$，儿童 $12.6\sim29.9\mu mol/L$；尿液铜为 $0\sim0.79\mu mol/24h$。

（3）临床应用评价：肝豆状核变性时，由于体内铜蓝蛋白缺乏，血清蛋白结合铜的能力降低，使血清铜水平降低；但少数患者血清铜不降低。血清铜水平降低还见于其他铜代谢异常的疾病，如 Menke 卷发综合征及低蛋白血症。

尿铜的增加，尤其尿铜高于 $1.6\mu mol/24h$ 时，对于肝豆状核变性患者有重要诊断价值，尽管肝内外胆汁淤积、胆汁性肝硬化和职业性铜中毒时尿铜排出也增加。测定尿铜还可以用于观察已确诊的患者对青霉素胺治疗的反应，以确定适当个体化的维持量。

（4）测定方法评价：原子吸收光度法敏感、线性较好，但不同仪器检测灵敏度不完全一致，需要特殊的仪器，不易在基层医院开展。而比色法灵敏度较好，不需要特殊的仪器设备，易于开展，但对试剂要求高，实验中所用的仪器、试管、抽血注射器均应避免铜的污染，每次实验都必须设空白对照，而且不能采用 $EDTA\text{-}Na_2$ 等抗凝剂制备的血浆，否则将会抑制反应。

2. 血清铜蓝蛋白（ceruloplasmin，Cp）

（1）测定方法：通常使用免疫散射速率比浊法，其原理是应用铜蓝蛋白的单克隆抗体与血清中的铜蓝蛋白反应后，测定反应过程中散射光的动态变化，从而获得血清 Cp 的浓度。

比色法测定原理是利用 Cp 的酶活性，催化基质联苯茴香胺二盐转化为淡棕色的反应物，加酸终止酶反应，并且形成紫色溶液，根据颜色深浅确定 Cp 的活性。

（2）参考区间：免疫散射速率比浊法为 $0.26\sim0.63g/L$，比色法为 $52.9\sim167.7U/L$。

（3）临床应用评价：检测血清铜蓝蛋白可以协助 Wilson 病的诊断。95％的血清铜存在于 Cp 中，另外 5％呈可扩散状态，在血液循环中 Cp 可视为铜的没有毒性的代谢库；该病患者体内 Cp 生成减少，循环中铜不能被携带和代谢，使铜蓄积于肝脏等组织。在进行性肝豆状核变性时，血浆 Cp 显著降低，血清 $Cp<0.2g/L$ 或血清 Cp 活性 $<0.2U/L$。而在慢性肝炎活动时则增高；在铜的吸收障碍或丢失过多（营养不良、严重肝病及肾病综合征）时血清 Cp 也会明显减低，但经治疗后可恢复正常，而肝豆状核变性则不能恢复。因而动态检测血清

中 Cp 的水平有助于肝豆状核变性的诊断与鉴别诊断。

3. *ATP7B*（编码一种 P 型铜转运 ATP 酶）基因突变检测

（1）检测方法：根据 *ATP7B* 基因设计特异的引物，体外扩增相关的基因片段，然后用限制性内切酶进行酶切或直接测序的方法检测，从而获得 *ATP7B* 基因突变方面的信息。

（2）临床应用评价：*ATP7B* 基因突变形式多，以错义或无义突变为主，HD 患者多为复合杂合子突变，只有少数为纯合子突变，目前发现的 *ATP7B* 基因突变多为点突变。大量研究表明基因型和表型之间不存在明确的相关性，但对 *ATP7B* 基因突变进行基因诊断有助于对临床可疑患者进行确诊、婚前杂合子检出产前胎儿诊断都有决定性的意义。

4. 肝组织铜

（1）测定方法：一定量的肝组织经抽提、干燥后用测定血清铜的方法测定。

（2）参考区间：$15\sim55\mu g/g$ 肝干重。

（3）临床应用评价：肝组织中铜检测为诊断 Wilson 病最具价值的指标，该病肝铜可达 $250\sim3000\mu g/g$ 肝。有 Wilson 病家族史或无症状的患者伴明显或不明显的铜蓝蛋白血症时，便有测定肝铜的必要性，若肝铜浓度正常可排除 Wilson 病。

【检验综合应用评价】 临床检验是诊断肝豆状核变性的主要诊断要点。尿、血中的铜含量及血中铜蓝蛋白含量的分析是主要的筛选试验，肝活检测定组织中铜含量或检测铜蓝蛋白相关基因突变位点，可确定诊断。

五、血色病

（一）疾病概述

血色病（hemochromatosis）系一种铁代谢紊乱引起体内铁负荷的常染色体隐性遗传性疾病见。

【病因和发病机制】　血色病为一种罕见的先天性代谢缺陷病，已确定引起此病的 HFE 基因在 6 号染色体上。由于过多的铁质沉着在脏器组织，最突出的病理变化是各脏器实质细胞内有不等量的含铁色素（含铁血黄素、铁蛋白）及非含铁色素的沉着。引起不同程度的基质细胞破坏、纤维组织增生及脏器功能障碍，临床表现有肝硬化、糖尿病、皮肤色素沉着、内分泌紊乱、心脏和关节病变。

【临床表现】　血色病患者当体内铁贮积量达 25～50g 时才出现临床症状，出现症状的平均年龄为 50 岁。

血色病最主要的症状为皮肤色素沉着、糖尿病、肝硬化和性腺功能减退。肝硬化形成后，多出现肝功能不全和门脉高压，肝功能检查可有血清清蛋白降低，凝血酶原时间延长，转氨酶可轻度升高，肝硬化其他非特异性表现有性欲减退、闭经、男性乳房发育，在肝硬化基础上易发生肝癌。

【诊断和鉴别诊断】

1. 诊断　血色病的诊断依据如下：①对临床症状明显的患者诊断不难；②有血清铁增高；③血清铁饱和度增高；④血清铁蛋白增高；⑤肝活检确诊。

2. 鉴别诊断

（1）继发性血色病：多有外因性铁代谢异常或继发于慢性肝病的铁代谢障碍，如长期大量输血、反复溶血等。

（2）病毒性肝病：通过血清病毒学指标检查以鉴别。

（二）检验诊断

该病检验指标主要是血清铁、铁蛋白、转铁蛋白异常，以及肝功能检查异常。

【肝功能检查】　肝功能检查异常不是血色病的特征性改变。血清胆红素显著增高，丙氨酸氨基转移酶和天门冬氨酸氨基转移酶明显增高；γ-谷氨酰转肽酶和碱性磷酸酶轻度增高；肝脏蛋白质合成功能严重受损，血清清蛋白降低，血糖增高。

　　肝功能各指标的测定方面内容请参见本章第二节慢性肝炎与第三节肝硬化的检验诊断。

【特殊检验项目】

1. 血清铁和铁饱和度

（1）测定方法：血清铁可采用亚铁嗪比色法，其原理是血清铁与运铁蛋白结合成复合物，在酸性介质中铁从复合物中解离出来，再被还原为二价铁，并与二价铁生成紫红色化合物，在 562nm 处有吸收峰，可比色测定。血清铁饱和度则由血清铁除以总铁结合力而得出。

（2）参考区间：血清铁男性为 $10.6\sim36.7\mu mol/L$，女性为 $7.8\sim32.2\mu mol/L$（国家卫生和计划生育委员会制定）。铁饱和度为 $30\%\sim38\%$。

（3）临床应用评价：血色病患者血清铁增高达 $37\mu mol/L$ 以上，平均约为 $45\mu mol/L$，血清铁的测定有助于血色病的诊断及疗效观察。患者早期贮存铁增多不显著，血清铁含量已增加，故铁蛋白饱和度可大于 60%，这是诊断的可靠依据。血清铁蛋白与转铁蛋白饱和度两项指标联检，能灵敏地检测出大量无症状的遗传性血色病纯合子。

（4）测定方法评价：比色法灵敏、简单，不需要特殊的仪器，但对所用试剂的纯度要求高，应防止铁污染而影响结果。

2. 血清铁蛋白（ferritin，FER）

（1）测定方法：荧光酶免技术。其原理是包被在微粒子上的抗铁蛋白抗体与血清中的铁蛋白、碱性磷酸酶标记抗铁蛋白抗体形成抗体-抗原-抗体复合物，该复合物中的碱性磷酸酶水解发光底物 4-甲基伞型酮磷酸盐，形成荧光产物 4-甲基伞型酮，测定其荧光强度，根据标准曲线计算待测标本中的铁蛋白的含量。

（2）参考区间：男 $15\sim200\mu g/L$，女 $12\sim150\mu g/L$（各实验室应建立自己的参考区间）。

（3）临床应用评价：遗传性血色病时血清铁蛋白大于 $1000\mu g/L$ 是诊断本病依据之一；铁蛋白水平在早期无症状患者已明显增高；本指标也是放血疗法疗效的考核指标。血清铁蛋白在肿瘤、急慢性肝炎、肝硬化等疾病中都增高，而在缺铁性贫血中降低。铁蛋白水平反映人体铁贮存量，每 $1\mu g/L$ 的铁蛋白相当于 $8mg/L$ 的贮存铁。

（4）测定方法评价：荧光酶免检测方法简便、灵敏，易于自动化分析，但需要特定的仪器及试剂较贵，而 RIA 的灵敏度较高，但操作繁杂，并且有放射性污染，已逐步为前者代替。

3. 肝组织铁量

（1）检测方法：采用组织化学方法，即普鲁氏蓝反应，来定性检测肝脏活组织的铁浓度；或将肝组织干燥、抽提后用检测血清铁的方法来定量检测肝铁含量。

（2）参考区间：定性为－～＋，定量＜$50\mu mol/g$ 肝（干重）。

（3）临床应用评价：肝铁浓度的测定是血色病诊断的"金标准"，并有助于鉴别酒精性肝病与血色病。血色病伴肝硬化患者，其肝铁含量可达 $200\mu mol/g$ 肝。虽然骨髓涂片及切片也可见到含铁血黄素颗粒显著增多，但骨髓可染铁增多和肝铁浓度的相关性并不好。

（4）检测方法评价：肝组织活检具有创伤性，但该检查还能检出铁质沉积的部位，了解肝损伤程度、纤维化范围等情况，较其他方法更准确。

4. *C282Y* 及 *H63D* 基因型的检测

（1）检测方法：利用 PCR 技术与限制性内切酶技术分析 *C282Y* 与 *H63D* 突变情况。从 EDTA 抗凝血中提取基因组 DNA。然后设计引物，进行两个区域的 PCR 基因扩增，利用 2％的琼脂糖进行电泳，应用紫外透射分析仪观察。选取扩增特异性良好的 PCR 样本分别进行 Rsa Ⅰ（*C282Y*）和 Mbo Ⅰ（*H63D*）限制性内切酶酶切，反应物利用 2% 的琼脂糖进行电泳。应用凝胶成像系统进行成像处理。

（2）临床应用评价：*HFE* 基因突变的主要形式为 ①*C282Y* 突变，即核酸水平上第 845 位鸟嘌呤取代腺嘌呤（845G→A）引起蛋白水平第 282 位酪氨酸（tyrosine）替代半胱氨酸（cysteine）；②*H63D* 突变：即核酸水平上第 187 位鸟嘌呤取代胞嘧啶（187C→G）引起蛋白水平第 63 位天冬氨酸（aspartate）替代组氨酸（histidine）。85% 的 HH 患者都可检测到 *C282Y* 突变，它是一个比较好的 HH 识别标记。进行相关基因突变类型的检测，为血色病的早期发现、早期诊断和早期治疗提供遗传学筛查方法。

【检验综合应用评价】 血清铁、铁饱和度及铁蛋白的测定是血色病的主要筛选试验，肝铁浓度检测是血色病诊断的"金标准"。近年来，有关基因检测技术在血色病的诊断及筛选应用越来越多，对遗传性的血色病的诊断及筛选、产前诊断有重要的意义。

六、肝卟啉代谢病

（一）疾病概述

肝卟啉病（hepatic porphyria）是由于肝内卟啉代谢紊乱所引起的间歇发作性腹痛、呕吐、便秘及神经精神症状等一系列综合征，以青壮年发病为多，系常染色体显性遗传性疾病。

【病因和发病机制】 在卟啉代谢合成胆红素过程中，由于卟胆原合成酶缺乏，卟胆原不能代谢而在体内积聚，使胆红素合成减少，可通过反馈作用使 δ-氨基酮戊酸合成酶活性增加，结果 △氨基 γ 酮戊酸（△-ALA）和卟胆原（porphobilinogen，PBG）在体内产生增多，它们的增多可通过直接或间接机制在神经传递功能中起毒性反应，进而引起本病的发作，常有肝功能损害。根据不同临床表现又可分为下列五型：急性间歇性卟啉病；ALA 脱水酶缺乏性卟啉病；混合性卟啉病；遗传性粪卟啉病；迟发性皮肤卟啉病，其中以急性间歇性卟啉病多见。

【病理】 肝组织可含有大量的卟啉前体 PBG，肾脏也可有之，当迟发性皮肤型和混合型等出现皮肤损害时，肝脏除含有 PBG 外，尚有卟啉存在。神经系统可有髓素（髓磷脂，myelin）损害，神经纤维发生退行性变，脊髓前角细胞染色质可以溶解，交感神经节的神经元也可受累，脑的血管周围偶可发现黄色色素小体，下丘脑视上核和视旁核及其神经纤维也可受损。

【临床表现】 本病临床表现差异很大，腹绞痛和神经精神症状的间歇发作为特征。可通过服用巴比妥类、磺胺类药物或应激状态所诱发。腹部表现为剧烈绞痛，伴便秘、恶心呕吐，类似急腹症表现，但腹痛无固定部位，无反跳痛和肌紧张。外周运动神经障碍表现有四肢软弱无力、轻瘫，甚至软瘫。精神症状有忧郁、精神错乱、幻觉等。症状常反复急性发作，可持续数天至十几天。另外可有自主神经功能失调表现，如心动过速、高血压、尿潴留。由于 δ-氨基酮戊酸和卟胆原从肾脏排出增加，将患者尿液暴露于日光下可转变为红色或茶色，这是本病一个很重要的特点。

【诊断和鉴别诊断】

1. 诊断 测定红细胞或大便中原卟啉含量增高，即可诊断原卟啉病。另外肝细胞和 Kupffer 细胞中有双折光原卟啉沉积也支持该病的诊断。

2. 鉴别诊断

（1）急腹症：急性间歇型腹痛发作时，常被误诊为急性阑尾炎、胆囊炎、胰腺炎、肠梗阻、肾绞痛等。尿液经暴晒、酸化加热后不变红色，PBG 试验阴性等可鉴别。

（2）铅中毒：铅中毒可引起卟啉代谢障碍且发生腹绞痛，

与急性间歇型的发作相似。但铅中毒患者尿中排出△-ALA 和粪卟啉虽增多，而 PBG 则正常；同时有明确的铅接触史，血铅增多，尿铅排出量增高。

（3）其他：本病神经精神系统症状需与脊髓灰质炎、脑炎、精神分裂症等鉴别。

（二）检验诊断

检验指标主要是尿和（或）大便中大量排出多种卟啉、卟啉原和卟啉的前身物质。

【肝功能检查】 肝功能检查异常不是肝卟啉代谢病的特征性改变。卟啉在肝脏中累积，使肝细胞受损，因而其血清胆红素显著增高，丙氨酸氨基转酶和天门冬氨酸氨基转酶明显增高，血清 γ-谷氨酰转肽酶和碱性磷酸酶轻度增高，血清清蛋白降低。

肝功能各指标的测定方面内容请参见本章第二节慢性肝炎与第三节肝硬化的检验诊断。

【特殊检验项目】

1. 尿液卟胆原（porphobilinogen，PBG）定性

（1）检测方法：PBG 在酸性溶液中与对二甲基试剂反应，生成卟胆原的红色醛化物，然后用氯仿和正丁醇抽提，如水溶液为红色，则证实尿中卟胆原为阳性。

（2）参考值：阴性。

（3）临床应用评价：原在急性间歇性卟啉病、遗传性粪卟啉病和变异型卟啉病的急性发作期尿液 PBG 均明显增高。虽然 δ-氨基-γ-酮戊酸也会增高，但不如 PBG 增高明显。因此，PBG 水平正常可有力地排除卟啉病，尿液卟胆原可作为一线筛选试验。

（4）检测方法评价：化学萃取的方法简单、经济，但尿中的 PBG 和吲哚类化合物会干扰此反应。PBG 不稳定，易转化为红黑色的胆色素，必须用新鲜尿液检测。目前已开发有定量

测定的方法，但其价格昂贵，较繁琐，不适宜在临床开展。

2. 尿液卟胆原（PBG）定量

（1）测定方法：先用离子交换树脂分离 PBG，再用对二甲氨基苯甲酸（dimethylaminobenzaldehyde，DMAB）与之反应进行吸光度测定。

（2）参考区间：(5.75 ± 3.5) μmol/L。

（3）临床应用评价：尿 PBG 的定量分析对于诊断非皮肤型卟啉症的患者非常重要；24 小时尿 PBG 的定量对急性间歇性卟啉症的活动监测很有帮助。在急性发作期，尿 PBG 的浓度很高，可用定性筛选的方法检出。在间隔期，尿 PBG 高于正常，但定性筛选无法检出，只能用定量的方法测定。

（4）测定方法评价：虽然高效液相色谱（HLPC）法的特异性及灵敏度在定量 PBG 方面首屈一指，但操作繁琐，对实验室要求较高，临床应用较少。目前广泛使用的仍然是树脂分离后显色的方法，成本较低，应用方便，试剂稳定。

（5）标本要求：用于 PBG 测定的 24 小时尿样应避光，收集过程中始终在 4℃ 保存；收集尿液之前放 5g 碳酸钠于容器中可以碱化尿液，增加 PBG 的稳定性。在碱性条件下，PBG 于 4℃ 可稳定 1～2 周，−20℃ 保存可达数月。

3. 尿卟啉

（1）检测方法：尿中卟啉类物质在酸性条件下，经乙醚提取，于 405nm 处显红色荧光，从而可对尿卟啉进行定性检测。

（2）参考值：阴性。

（3）临床应用评价：尿卟啉增加主要见于先天性红细胞生成性卟啉病、迟发性皮肤性卟啉病、肝红细胞生成型卟啉病。除了卟啉病外，卟啉类化合物的检测对缺铁性贫血、地中海性贫血也有一定的诊断价值。

（4）检测方法评价：该方法简便，不需要特殊试剂，临床易于开展。但不能准确定量检测。

4. 尿与血浆 δ-氨基-γ-酮戊酸（ALA）

（1）测定方法：通常采用气相色谱法。将内标加入血或尿中，然后分别采用沉淀法或层析法去蛋白。再使之与乙酰丙酮反应，血浆 δ-氨基-γ-酮戊酸（δ-aminolevulinic acid，ALA）和内标物分别转变为它们各自的吡咯；最后将吡咯甲基化，再用气相色谱分离，火焰离子化后检测定量。

（2）参考区间：成人血浆为 30.5～130.0nmol/L，尿液为 191.0～763.0nmol/h。

（3）临床应用评价：ALA 是从甘氨酸生物合成血红素代谢途径中的第一个中间产物，接下来是两分子 ALA 缩合形成血红素的前身物质 PBG，此反应由 ALA 脱水酶催化，此酶缺乏或受抑制或肝脏合成 ALA 量增加，血、尿中的 ALA 均增高。因此，血、尿 ALA 浓度可作为肝性卟啉代谢病和慢性铅接触的筛选指标；反复发作患者的血或尿 ALA、PBG 均维持高水平，对急性卟啉病有诊断价值；而病情发作期间检测结果正常可排除急性卟啉病。

（4）测定方法评价：ALA 测定方法还有比色法，需要纯化标本，而且不够特异，干扰较多，但不需要昂贵的仪器。气相色谱分析特异、准确，灵敏度高，是较好的筛选试验。

（5）标本要求：标本保存方法不同是 ALA 定量测定变化的主要外在原因。收集尿液之前或之中加入酒石酸（0.5mmol/10ml 标本）使其酸化至 pH 为 2.4～2.7，且将样本避光保存，在室温中保存至 2 周而 ALA 损失很小（≤2%；另一种方法是在收集尿之前或之中加入 0.5g 苯甲酸，然后－20℃冰冻保存，可保存 1 年而 ALA 无明显改变（≤3%）。用 24 小时尿比一次性尿更好。血样最好用肝素抗凝真空管抽取 5ml；血浆标品应冰冻保存直至分析。

【检验综合应用评价】 临床检验有助于肝性卟啉代谢病的

诊断、分型与鉴别诊断。血、尿中卟啉、PBG 及 ALA 的测定是重要的一线诊断与筛选实验。另外 DNA 分析对酶突变携带者及产前诊断的筛选实验。

七、肝淀粉样变性

（一）疾病概述

肝淀粉样变性（amyloidosis of liver）系淀粉样物质在肝内沉积所致的病变，多是系统性淀粉样变的一部分；局灶性的肝淀粉样变性，虽有报道，但罕见。

【发病机制】 淀粉样产物产生和在组织中沉积的原因尚不清楚，在不同的淀粉样变性生化类型中，病因学机制可能不同。

【病理】 肝淀粉样变肉眼可见肝脏肿大，色泽呈灰白色，表面光滑；淀粉样物质沉积于肝实质或小血管壁，以小动脉多见。

【临床表现】 肝脏是淀粉样变性常累及的器官之一，临床主要表现为肝脏肿大、体重减轻、水肿和乏力，部分患者有脾大、腹水，肝功能损害均较轻微，主要以 γ-谷氨酰转移酶及碱性磷酸酶升高为主，偶有门脉高压存在。

【诊断和鉴别诊断】 行肝组织活检可确诊，但对于肝脏明显肿大的淀粉样变性患者，由于肝被膜紧张，肝穿刺有引发肝破裂或肝出血的危险，临床应慎重。皮下腹脂肪垫抽吸术和直肠黏膜活检是最常用的筛查方法，其他有用的活检部位是牙龈、皮肤、神经、肾。用放射性核素标记血清 AP 的闪烁试验可确诊淀粉样变性。

肝脏淀粉样变性需与肝脏肿大的各种肝脏疾病做鉴别诊断，如急性肝炎、肝硬化、肝豆状核变性等。

（二）检验诊断

【肝功能检查】 肝功能检查异常不是肝淀粉样变性的特征

性改变。患者血清碱性磷酸酶增高，多在正常上限的 2 倍以内，可有轻度胆红素增高，丙氨酸氨基转酶和天门冬氨酸氨基转酶多正常。该病患者常有凝血功能障碍，以凝血酶原时间延长为主。

肝功能各指标的测定方面内容请参见本章第二节慢性肝炎与第三节肝硬化的检验诊断。

【特殊检验项目】 肝组织中淀粉样物质。

（1）检测方法：肝组织中的淀粉样物质经刚果红染色后，在相差显微镜下呈绿色双折光，具有诊断价值。同时借助免疫组织化学方法，应用特异的抗血清能准确区分淀粉样蛋白和不同的轻链类型。

（2）参考值：阴性。

（3）临床应用评价：活检组织检查是诊断全身性淀粉样变性最主要和最可靠的手段。应用特异的抗血清能精确区分淀粉样蛋白和不同的轻链类型，有助于该疾病的分型，这样不仅对诊断，而且对选择治疗方案均有重要意义。但肝穿刺活检可引起严重、甚至致死性的出血并发症，而且无凝血试验可预测。

（4）检测方法评价：肝组织淀粉样变性可以用普通的光镜、电镜及相差显微镜等进行检测。经苏木精-伊红染色后在普通显微镜下观察，方便、快速、经济，但特异性较差；刚果红染色后利用相差显微镜观察，特异性较强，而且也较方便、快速。电子显微镜是最特异的诊断方法，可观察到淀粉样物质直线状不分支的纤丝聚集组成，但需要昂贵的电子显微镜，而且较繁琐。因而临床多用刚果红染色后利用相差显微镜观察特征性的绿色折射光的方法。

（石　亮　陈向荣　吴小丽）

第十一节 原发性肝癌

一、疾病概述

原发性肝癌（primary hepatic carcinoma，PHC）是原发于肝脏的恶性上皮细胞肿瘤，主要包括肝细胞癌（hepatic cell carcinoma，HCC）、肝内胆管癌以及肝细胞和肝内胆管混合癌。在我国高发，占全球的55%；在肿瘤相关死亡中仅次于肺癌，位居第二。

【病因】 PHC的病因迄今尚未确定，可能与多种因素综合作用有关：①病毒性肝炎；②肝硬化；③黄曲霉毒素；④饮用水污染；⑤其他。

【发病机制】 肝癌发病机制远未弄清。正常肝细胞在各种致癌因素的长期作用下，加上遗传易感性，可导致肝细胞遗传特性的改变，这种改变的积累导致癌前病变，并发展为早期癌，然后发展为侵袭性癌。

【临床表现】 本病起病隐匿，但一旦出现症状，多属中晚期。近年来对高危人群进行肝癌普查，血清甲胎蛋白（AFP）测定和B型超声检查每年1次，经普查检出的病例可无任何临床症状和体征，称为亚临床肝癌。中晚期症状有：

1. 肝区疼痛 是肝癌最常见的症状。半数以上患者肝区疼痛，多呈持续性钝痛或胀痛。突然发生的剧烈腹痛和腹膜刺激征则为肝包膜下癌结节破裂出血，或向腹腔内破溃引起腹腔内出血及腹膜刺激所致。

2. 肝脏肿大 肝肿大呈进行性，质坚硬，表面凹凸不平，有大小不等的结节或巨块，边缘钝而不整齐，常有程度不等的压痛。位于肝表面接近下缘的癌结节最易触及，有时患者可自已发现而就诊。

3. 黄疸　常在晚期出现，多由于癌肿或肿大的淋巴结压迫肝门附近胆管引起或侵犯胆道而致梗阻性黄疸，亦可因肝细胞损害而引起。

4. 肝硬化征象　常有门脉高压症。血性腹水多因侵犯肝包膜或结节破溃入腹腔引起。

5. 恶性肿瘤的全身表现　患者常有进行性消瘦、发热、乏力、食欲缺乏、营养不良和恶病质等。部分患者可出现自发性低血糖症、红细胞增多症、高钙、高脂血症及类癌综合征等伴癌综合征。

6. 转移灶症状　如发生肺、骨、脑、胸腔转移，可产生相应症状。

【诊断和鉴别诊断】

1. 诊断　对具有典型临床表现者诊断并不困难，但往往已发展为中晚期，疗效不佳，故应早期发现、早期诊断和早期治疗。PHC 的检测指标主要包括血清甲胎蛋白（AFP）和肝脏超声检查两项。对于≥35 岁的男性、具有 HBV 和（或）HCV 感染、嗜酒的高危人群，一般是每隔 6 个月进行 1 次检查。对 AFP>400μg/L 而超声检查未发现肝脏占位者，应注意排除妊娠、活动性肝病、生殖腺胚胎源性肿瘤；如能排除，应作 CT 和（或）MRI 等检查。如 AFP 升高但未达到诊断水平，除了应该排除上述可能引起 AFP 增高的情况外，还应密切追踪 AFP 的动态变化，将超声检查间隔缩短至 1～2 个月，需要时进行 CT 和（或）MRI 检查。若高度怀疑肝癌，建议做 DSA 肝动脉碘油造影检查。

对原发性肝癌的临床诊断及对普查发现的亚临床肝癌的诊断可参考以下标准：

（1）非侵入性诊断标准

1）影像学标准：两种影像学检查均显示有＞2cm 的肝癌特征性占位性病变。

2）影像学结合 AFP 标准：一种影像学检查显示有＞2cm 的肝癌特征性占位性病变，同时伴有 AFP≥400μg/L，能排除妊娠、生殖系胚胎源性肿瘤、活动性肝病及转移性肝癌。

（2）组织学诊断标准：肝组织学检查证实原发性肝癌。对影像学尚不能确定诊断的≤2cm 的肝内结节，应通过肝穿刺活检以证实原发性肝癌的组织学特征。

2. 鉴别诊断　PHC 常需与以下疾病鉴别：

（1）继发性肝癌：许多肿瘤可能转移至肝脏。继发于胃癌者最为多见，其次为胰、结肠、肺和造血系统肿瘤等。继发性肝癌一般病情发展相对缓慢，多数有原发癌的临床表现，甲胎蛋白检测大多阴性。与原发性肝癌的鉴别，关键在于查明原发癌灶。

（2）活动性肝病及肝硬化：急慢性活动性肝炎可出现一过性 AFP 增高，应作 AFP 及 ALT 水平的动态观察。如两者动态曲线平等或同步，或 ALT 持续升高，则活动性肝病可能性大，如两者曲线分离，AFP 升高，而 ALT 下降则应多考虑原发性肝癌。原发性肝癌与肝硬化鉴别常有困难，若肝硬化患者出现肝区疼痛，肝脏较前增大，AFP 增高（即使是低浓度增高），发生癌变的可能性极大，应及时作腹部 B 超及肝血管造影等以明确诊断。

（3）肝脓肿：肝脓肿有发热、白细胞增多等炎性反应，脓肿相应部位的胸壁常有局限性水肿、压痛及右上腹肌紧张等改变。多次超声检查可发现脓肿的液平段或液性暗区，但肝癌液性坏死亦可出现液性暗区，应注意鉴别，必要时在超声引导下作诊断性穿刺，也可用抗感染药物行试验性治疗。

（4）邻近肝区的肝外肿瘤：腹膜后的软组织肿瘤，及来自肾、肾上腺、胰腺、结肠等处的肿瘤，也可在右上腹出现包块。超声检查有助于区别肿块的部位和性质，AFP 检测多为阴性，鉴别困难时需剖腹探查才能确诊。

（5）肝非癌性占位性病变：肝血管瘤、肝囊肿、棘球蚴病、局灶性结节性增生及炎性假瘤等肝良性占位性病变可用CT、MRI 和彩色多普勒超声检查帮助诊断，有时需剖腹探查才能确定。

二、检验诊断

肿瘤标志物尤其是具有 PHC 相对特异性的肿瘤标志物，对 PHC 诊断特别是早期诊断非常重要。许多 PHC 与乙型肝炎病毒、丙型肝炎病毒感染（尤其是前者）以及肝硬化有关，所以早期即可出现程度不同的肝功能检查异常；但无肝病史的PHC 患者常在晚期才出现肝功能检查异常。

【肝癌肿瘤标志物】

1. 血清甲胎蛋白（AFP）

（1）测定方法：目前甲胎蛋白（alpha-fetoprotein，AFP）的定量测定方法主要是发光免疫测定法和放射免疫分析法，其定性检测已极少采用。发光免疫测定法（MEIA）的原理是，包被在微粒子上的 AFP 抗体与血清中的 AFP、碱性磷酸酶标记抗 AFP 形成抗体-抗原-抗体复合物，该复合物中的碱性磷酸酶水解发光底物 4-甲基伞型酮磷酸盐（4-MUP），形成荧光产物 4-甲基伞型酮（MU），测定荧光强度，根据标准曲线计算待测标本中 AFP 含量。

（2）参考区间：AFP$<20\mu g/L$。妊娠者不同孕周 AFP 值不同，妊娠中期 AFP 含量为 $90\sim500\mu g/L$。

（3）临床应用价值：美国一个多中心研究表明，AFP 对早期肝癌诊断的敏感性为 66%，特异性为 81%，但 AFP 对于诊断肝癌仍然存在一定的局限性。肝炎、肝硬化患者的血清AFP 含量也升高，其 AFP 的水平与肝癌的 AFP 水平存在交叉，导致了诊断的假阳性。且近年 AFP 阴性的肝癌有上升趋势，且小肝癌通常 AFP 水平较低，这使得 AFP 不能成为肝癌早期诊断的理想指标，这促使广大研究者一直致力于探索敏感性和特异性更高的肝癌诊断标志物。

1）AFP 诊断肝癌的标准：血清 AFP≥400μg/L 持续 1 个月或≥200μg/L 持续 2 个月，并能排除其他原因引起的 AFP升高，包括妊娠、生殖系胚胎源性肿瘤、活动性肝病及继发性肝癌等。AFP 对肝癌诊断的阳性率一般为 60%～70%，有时差异较大，强调需要定期检测和动态观察。

2）AFP 动态监测的意义：AFP 动态检测对 PHC 诊断等非常重要，AFP 动态变化大致可分为 8 种类型：①持续高浓度型：诊断特异性最强，以中、晚期肝癌居多；②马鞍型：较少见；易漏诊，当出现 AFP 高峰时，往往已出现明显的肝癌表现；③急剧上升型：多见于肿瘤发展迅速、恶性程度较高的肝癌；少数 AFP 急剧上升又迅速下降，伴有 ALT 增高者，常为良性肝病肝坏死所致；④稳定上升型：最具早期诊断价值，在定期开展普查工作的地区和定期进行体检者中较多见；⑤反复波动型；⑥先高后低型；⑦持续低浓度型；⑧一过性增高型：几乎仅见于良性肝病。PHC 主要表现为前 4 型，⑤～⑦这三种主要见于急慢性良性肝病，但一部分可能已是早期肝癌。

血清 AFP 浓度在一定程度上反映肿瘤的大小，其含量动态变化可视为病情发展或判断疗效的敏感指标。根据影响肝癌切除预后多变量分析结果，术后 AFP 是否降至正常值（＜20μg/L）是影响预后最明显的因素，因而术后动态监测 AFP变化可及时预报复发。

3）AFP 低浓度持续阳性（低持阳）：持续 2 个月测定 AFP 3 次以上，AFP 浓度均为 50～200μg/L，称为低持阳，这类患者应列为随访对象。肝癌高发地区（启东）普查发现，0.3％的自然人群（不包括孕妇），AFP 浓度超过正常，其中 33.8％属于低持阳，这些人多患有慢性肝炎或肝硬化。经随访 243 例低持阳患者，81.9％在 2 年内 AFP 转阴（其中 69.6％ 在 1 年内转阴），其余病例则发生肝癌。更大系列的 AFP 低持阳患者（启东，3117 例）随访表明，1 年内肝癌发生率为 10.46％，为当地自然人群的 315.2 倍，2～11 年间肝癌累计发生率为 14.57％，自第一次测得 AFP 低浓度到发生肝癌的平均时间为 22.8 个月（中位时间为 17.5 个月）。密切随访低持阳对象，Ⅰ期肝癌的发生率为 56.77％，术中单结节者占 65.38％，瘤体<3cm 者占 32.69％。因此，对 PHC 高危人群应每隔数月测 1 次 AFP，当 AFP 值有持续增高趋势时，哪怕是轻微的增高，亦需要进一步做影像学检查。日本第六次全国肝癌调查指出，PHC 患者 AFP<200μg/L 者占 37％。

（4）测定方法评价：发光免疫测定法灵敏度和准确度高，检测范围大，能实现自动化、快捷方便，无放射性污染。放免法灵敏度高、特异性强；但其检测上限较低，对高浓度 AFP 测定结果可能偏低，存在较明显的不足；此外不能完全自动化。放射性核素受物理半衰期的限制，且具有放射性危害；对放射性测量仪器要求稳定性好、效率高。

2. 血清 AFP 异质体　肝癌和肝炎中的 AFP 的蛋白部分相同，但两种情况下其糖基化过程存在差异，故形成不同糖链结构的 AFP 分子，通常将能与某些植物凝集素（如小扁豆凝集素或刀豆素 A 等）结合的 AFP 称为 AFP 异质体，PHC 患者的 AFP 异质体在总 AFP 中比值常增高。

（1）检测方法：较常用的是亲和交叉免疫电泳放射自显影

法。其原理是将血清加入到含小扁豆凝集素（lens culinaris agglutinin，LCA）的琼脂糖凝胶中电泳，与 LCA 结合的结合型 AFP（即 AFP 异质体）在电泳时被阻留，而非结合型 AFP 则向阳极移动。然后，与首次电泳的方向垂直，在含抗 AFP 的琼脂糖凝胶中作第二次电泳。此时被首次电泳分离的结合型和非结合型 AFP，将分别在凝胶板中与抗 AFP 反应形成沉淀峰，根据峰的大小即可了解结合型或非结合型 AFP 所占的比例。在第一相电泳后的样品中加入微量的^{125}I 标记 AFP，再进行第二相电泳，完毕后用 X 线胶片感光显影，可使峰带得以清晰显示，灵敏度达 $100\mu g/L$。

（2）参考值：非肝癌者 LCA 结合型 AFP 比值（AFP 异质体）一般小于 25%。

（3）临床应用价值：近年来，因内外对 AFP 异质体作了许多研究，认为其具有早期诊断和鉴别诊断意义。肝细胞癌（HCC）、转移性肝癌、胚胎细胞瘤和良性活动性肝病均可合成 AFP，但其糖链结构不同。由于 HCC 患者血清的岩藻糖苷酶活性明显增高，使其 AFP 岩藻糖基化，在与植物凝集素反应时，表现出不同的亲和性，从而分出不同的 AFP 异质体。常将人血清 AFP 与小扁豆凝集素（LCA）进行结合反应，其检测方法如上所述；也可将其与刀豆素 A（ConA）进行结合反应，则其 AFP 分为 ConA 结合型和 ConA 非结合型。

1）AFP 异质体用于鉴别良恶性肿瘤：许凯黎等报道 59 例 PHC 患者，其 LCA 结合型 AFP 的比值为（52.3±19.0）%，除 3 例外均大于 25%；而 40 例肝炎患者为（10.5±4.5）%，均小于 25%。Aoyagi 等报道 83 例 PHC 和 51 例良性肝病患者，LCA 结合型 AFP 比值分别为（45±33）% 和（3±5）%。

良性肝病和脐带血清中大部分 AFP 属 LCA 非结合型；

HCC产生的 AFP 其 LCA 结合型增高，卵黄囊肿瘤和转移性肝癌的 AFP 也主要为 LCA 结合型。但是，对于 HCC 患者以及脐带血清、肝硬化患者，其 AFP 以 ConA 结合型占大部分，而卵黄囊肿瘤和转移性肝癌患者的 AFP 以 ConA 非结合型占比例更高（常常为 50％或更高）。因此，可用 LCA 结合型比例高低来鉴别良性肝病与肝癌，用 ConA 结合型比例高低鉴别原发性 HCC 与转移性肝癌。

2）AFP 异质体有助于早期诊断：涂振兴等报道，在 I 期 HCC、AFP＜400μg/L 的 HCC 和瘤体直径≤5cm 的小肝癌中，AFP 异质体（LCA 分型）的阳性率分别为 74.1％、71.4％和 79.5％，可见病期早晚、血清 AFP 浓度和肿瘤大小都不影响 AFP 异质体对肝癌的诊断。

（4）检测方法评价：亲和交叉免疫电泳放射自显影法灵敏度高，经过国内外学者的不断改进和摸索，此法已成为一个标准化的方法。但其操作仍过于繁琐，且需特殊装置和材料。

3. 血清 γ-谷氨酰转移酶（γ-GT，GGT）及其同工酶

（1）检测方法：GGT 总酶测定方法参见本章第二节慢性肝炎。GGT 同工酶多采用梯度聚丙烯酰胺凝胶电泳法（polyacryamide gel electropHoresis，PAGE）。

（2）参考区间：GGT 男 10～60U/L，女 7～45U/L；GGT 同工酶有 9～11 条区带，非肝癌者无 GGT-II。

（3）临床应用价值：PHC 患者血清 GGT 总酶可轻中度增高，转移性肝癌患者 GGT 则显著增高，常达到正常上限的 5～10 倍甚至以上；若无胆道梗阻存在，极高的血清 GGT 应注意转移性肝癌可能。如同 AFP 一样，γ-GT 的活性在正常成人肝脏中相当低，但在胎肝和 HCC 中极高，这有力提示，γ-GT 的胚胎性活性在肝癌细胞中得到恢复，而且可在 HCC 患者血清中测出。实验研究表明，以致癌剂对动物的肝脏诱癌过

程中，γ-GT 明显激活。无论在癌前阶段还是 HCC 形成阶段，肝细胞中 γ-GT 值显著增高。

γ-GT 同工酶可作为 HCC 的早期诊断标记。用聚丙烯酰胺凝胶电泳可将血清 γ-GT 同工酶分为 13 条区带，其中 HCC 特异的是Ⅱ、Ⅱ′、Ⅰ′带。据报道 HCC 患者Ⅱ、Ⅱ′、Ⅰ′带阳性率为 55%～90%，特异度达 90% 以上；非癌肝病和肝外疾病假阳性率低于 5%，正常人和孕妇全为阴性。有报道直径＜5cm 的小肝癌和 AFP 阴性肝癌患者 γ-GT 同工酶阳性率分别为 78.6% 和 84.0%。认为 γ-GT Ⅱ是 AFP 外最好的肝癌标志物。γ-GTⅡ与 AFP 联检，PHC 的诊断阳性率可达 94.4%。研究还显示，γ-GT Ⅱ与 γ-GT 总活性之间无平行关系，其他胆汁淤积性黄疸的血清 γ-GT 总活性虽增高，但 γ-GT Ⅱ为阴性。对于总 γ-GT 高活性的 HCC 患者，γ-GT Ⅱ的检出率更高。即使在 AFP 低浓度 HCC 患者中，γ-GT Ⅱ也有较高的阳性率，在 AFP＞1000μg/L、500μg/L、200μg/L、50μg/L、＜50μg/L 五个浓度组中，γ-GT Ⅱ的阳性率可在影像学检查显示异常前出现阳性，表明有早期诊断价值。

（4）检测方法评价：PAGE 法分离检测 γ-GT Ⅱ较为麻烦，一般需做梯度浓度凝胶，需时长，且需要较熟练的操作技术，否则区带可能不够清晰、难以辨认，因此限制了该指标的应用。

4. 血清碱性磷酸酶（serum alkaline phosphatase，ALP）及其同工酶

（1）检测方法：ALP 总酶测定方法参见第五章第一节溶血性黄疸的检验诊断。ALP 同工酶检测大多采用梯度聚丙烯酰胺凝胶电泳法（PAGE）。

（2）参考值：ALP 总酶测定方法参见第五章第一节溶血性黄疸的检验诊断。ALP 同工酶可被 PAGE 分出Ⅰ～Ⅶ带，

正常人和良性肝病者不出现Ⅰ带。

（3）临床应用价值：Wzrnock 和 Reisman 于 1969 年发现一种变异的 ALP，被认为是由于致癌作用而出现在血清或癌组织中的特异同工酶，由肝细胞产生。HCC 和极少数转移性肝癌可出现 ALP-Ⅰ，其特异度达 90％ 以上，但阳性率仅 25％。

（4）检测方法评价：PAGE 法分离检测 ALP 同工酶较为麻烦，一般需做梯度浓度凝胶，需时长，且需要较熟练的操作技术，否则区带可能不够清晰、难以辨认。

5. 血清 α-L 岩藻糖苷酶（α-L-fucosidase，AFU）

（1）测定方法：α-L 岩藻糖苷酶（AFU）采用连续监测法，其原理是血清中 AFU 催化 2-氯-对硝基酚 α- L-岩藻吡喃糖苷（CNPF）水解生成 2-氯-对硝基酚（CNP），用自动生化分析仪于 405nm 或 410nm 波长监测 CNP 的生成速率，可计算出 AFU 活性。

（2）参考区间：均值为（27.1±12.8）U/L，不同年龄性别间无显著性差异。

（3）临床应用价值：HCC 患者血清 AFU 不仅显著高于对照组，而且显著高于转移性肝癌、胆管细胞癌、恶性血管内皮细胞瘤、恶性间皮瘤、肝硬化、先天性囊肿和其他良性肝占位病变。血清 AFU 对 HCC 诊断的阳性率为 64％～84％。

血清 AFU 活性增高与 AFP 无相关性。58％～81％AFP 阴性的 PHC 患者的血清 AFU 增高。血清 AFU 增高幅度和阳性率与病灶的大小无明显关系，病灶＜3cm 患者血清 AFU 增高的阳性率为 70.8％ ～ 80.0％，明显高于 AFP 阳性率（37.5％～40.0％）。PHC 患者经手术治疗或化疗后，病灶局限时，其血清 AFU 降低；复发或恶化时活性再度增高。因与 AFP 无明显相关，如两者同时测定，可将 PHC 的检出率提高至 90％以上。所以，测定血清 AFU 是诊断 PHC 的一项有效指标，而且对观察病情和判断预后也有重要的价值。

目前对 PHC 患者血清 AFU 活性增高的机制尚不清楚，可能是肿瘤细胞合成 AFU 后大量释放至血流；降解减慢（正常时可能肝脏星形细胞能识别和清除 AFU 分子中的甘露糖-6-磷酸残基，在 PHC 时此能力消失）；肿瘤细胞坏死破裂；因代谢紊乱致使正常组织受损引起 AFU 释放增多；肝癌时可能存在某些促进合成、抑制清除因子参与有关。

（4）测定方法评价和 AFU 的单位问题：采用 CNPF 底物的连续监测法，其准确度和精密度均较好，线性上限为 244.5U/L；抗干扰性及试剂稳定性都较高。

【肝功能检查】　早期 PHC 往往没有肝功能检查异常，晚期才出现某些指标异常，终末期可出现严重肝功能异常。而与乙型肝炎病毒、丙型肝炎病毒感染以及肝硬化有关的 PHC，可在早期就出现程度不同的肝功能检查异常。

1. 血清 γ-谷氨酰转移酶（GGT）和氨基转移酶（ALT、AST）　在 PHC 时增高较多见，GGT 可中度到重度增高，ALT、AST 多数仅轻度增高。

2. 血清碱性磷酸酶（ALP）和胆红素（BIL）　PHC 时血清 ALP 增高也较多见；胆管细胞癌时早期即可出现血清 BIL 增高，并以 DBIL 增高为主；同时有 ALP 增高。对 BIL 增高待查的疑难病例，应考虑有胆管细胞癌的可能。HCC 患者晚期才出现血清 BIL 增高，以 DBIL 增高为主，其机制为癌灶转移至肝内外胆管或肝门淋巴结压迫胆管或癌细胞广泛浸润累及主要胆管，引起阻塞性黄疸。当癌瘤广泛浸润及弥散性分布，破坏残存的肝细胞，则引起肝细胞性黄疸；HCC 患者胆红素呈进行性增高时，提示近期预后不良。

3. 在肝硬化或者慢性病毒性肝炎之后发生的 HCC，则同时存在这些疾病的肝功能指标异常，包括肝损伤引起的血清酶活性增高、血清 ALB 下降和 γ-球蛋白增高、凝血功能指标异常等。

关于肝功能指标的测定方法请参见本章第二节和第三节的检验诊断，其中胆红素测定参见第五章第一节溶血性黄疸的检验诊断。

【其他检验指标】

1. 红细胞增多　见于 2.8%～11.7% 的患者，其发生机制尚不甚清楚。研究结果表明，对于红细胞增多症患者，HCC 细胞和组织培养均可产生具有红细胞生成素样活性的物质；另外，肿瘤组织可分泌大量的球蛋白，球蛋白与肾脏分泌的红细胞生成因子起反应，从而产生过量的红细胞生成素。还有可能肝脏对红细胞生成素的灭活障碍致红细胞增多。由于伴发肝硬化使血浆容量扩大，使红细胞增多的发生率偏低。

2. 高钙血症　HCC 者高血钙的发生率尚未明确。其发生机制与其他恶性肿瘤引起的高血钙相似，常由于溶骨性骨转移引起骨质中钙释放；无骨转移性骨溶解的发生，可能为肿瘤产生激素或激素样物质而改变骨代谢所致。某些肿瘤还产生阻碍肾脏对钙清除的体液因子，使肾小管重吸收钙增加。

3. 低血糖　其确切发生率尚未肯定，各地报道相差悬殊。我国香港地区和南美地区低血糖发生率分别为 27% 和 24%，而南非黑人和北美患者仅 6.7% 和 4.6%。MeFadzean 和 Yeung 描述了我国 HCC 患者两种类型的低血糖，A 型患者大多数肿瘤分化程度差，生长迅速，其中约 20% 发生低血糖，且发生在疾病的最后几周，伴迅速消耗和严重肌肉消瘦，其低血糖以中度血糖降低为特征，易于控制；B 型低血糖中少数患者肿瘤分化比较好、生长缓慢，以严重低血糖为特征，见于疾病早期，难以控制。HCC 低血糖的发生机制未完全明了，A 型低血糖是由于晚期 HCC 时肿瘤替代了大部分的肝组织，使肝脏的糖代谢能力下降；B 型低血糖患者肝糖原分解障碍。

4. 高胆固醇血症 HCC 患者高胆固醇血症的发生率高达 38％。有关动物和人的 HCC 研究表明，HCC 可自主地合成胆固醇，即恶性细胞完全缺乏正常的负反馈系统，这种失控所合成的胆固醇有 90％以上释入血液中。动物实验性 HCC 研究表明，癌细胞表面缺乏乳糜微粒残体受体，乳糜微粒残体和胆固醇不能进入癌细胞内，因而不能对胆固醇生物合成限速酶羟甲戊二酰辅酶 A（HMG-CoA）还原酶起抑制作用。

【检验综合应用评价】 AFP 对 PHC 具有重要的诊断价值，AFP 动态观测对 PHC 诊断很重要，AFP 低浓度持续阳性患者应列为随访对象，以利于早期发现肝癌；术后动态监测 AFP 变化可及时预报复发。在许多非癌性肝病中可出现 AFP 的假阳性，其浓度多为 25～200ng/ml，1～2 个月内常随病情好转而下降。恶性畸胎瘤 AFP 阳性率约为 70％，睾丸癌和卵巢癌等也可有 AFP 增高；妊娠时 AFP 增高，产后下降。AFP 异质体可用于 AFP 假阳性的鉴别，非肝癌者 LCA 结合型 AFP 比值多小于 25％，AFP 的异质体还有助于 PHC 的早期诊断。

各种肝癌标志物的联合检测是提高 PHC 诊断率和特异度的较好手段，但采用哪些指标联检，尚有不同的报道。多数学者认为 AFP 与 γ-GTⅡ联检是最好的选择；考虑到各指标开展检测的难易程度，可将 AFP、AFU 和（或）γ-GTⅡ联检，但要注意 AFU 的非特异性。

早期 PHC 往往没有肝功能检查异常，晚期 PHC 血清 GGT 可中度到重度增高，ALT、AST 多数仅轻度增高，ALP 也可增高。胆管细胞癌时早期即可出现血清 BIL 增高，HCC 患者晚期才出现。HCC 时还可出现其他检验指标变化，如红细胞增多、高钙血症、低血糖和高胆固醇血症。

第十二节　继发性肝癌

一、疾病概述

继发性肝癌（secondary hepatic carcinoma）是指原发于其他组织器官的肿瘤，通过各种途径转移至肝脏所形成的肝脏肿瘤。在欧美，原发性肝癌少见，继发性肝癌高于原发性肝癌可达20倍以上；我国则两者较为接近，但随着大肠癌、肺癌等的上升，继发性肝癌亦有增多趋势。

【病因】　多来自消化道肿瘤，占35%～50%，包括胃癌、结肠癌、胰腺癌等，造血系统肿瘤、胸部肿瘤（肺癌、食管癌）次之，其余依次为泌尿系、女性生殖系、头颈部、乳腺、软组织等部位的肿瘤。

【临床表现】　继发性肝癌病程发展相对较缓慢，早期无明显症状体征，一旦有临床表现，病灶常已较大或较多。随着癌灶增大可出现与原发性肝癌相仿的临床表现，诸如消瘦、乏力、肝痛、腹胀、腹块。扪诊时肝软而癌结节相对较硬，有时可扪到脐凹。晚期出现黄疸、腹水、恶病质，但多无慢性肝炎、肝硬化的临床表现。有的患者在临床过程中可仅有原发癌的表现而无肝脏受累的症状。少数患者即使通过多方面详细检查亦不能发现原发病灶的部位。

【诊断和鉴别诊断】

1. 诊断　大致可按以下依据作出诊断：①常有原发癌史，常无肝炎、肝硬化或HBV感染史和证据；②有肝肿瘤的临床表现；③AFP常<20μg/L，而CEA可升高；ALP、γ-GT早期可升高；④影像学检查证实肝内实质性占位性病变，且常为

散在分布、多发、大小相仿的类圆形病灶；CT增强无强化、超声示"牛眼征"，能排除肝血管瘤者；⑤细针穿刺活检证实为与原发癌病理相同的转移癌。

一旦怀疑为继发性肝癌，应在治疗前设法寻找原发癌。如怀疑来自大肠癌者，可查CEA、大便隐血、肠镜或钡剂灌肠。如怀疑来自胃癌者，可查胃镜或钡餐。如怀疑来自胰腺癌者，可查超声显像和（或）CT。如怀疑来自肺癌者，可查痰脱落细胞、胸片或CT。如怀疑来自乳腺癌者也应不难发现。

2.鉴别诊断

（1）原发性肝细胞癌：约半数以上的患者有病毒性肝炎和肝炎后肝硬化的病史，可有HBsAg或抗-HCV阳性；AFP可明显升高或呈进行性升高；B超发现肝内实性占位并有肝硬化表现，有时可见门静脉癌栓，肝动脉造影常为多血管性肿瘤；临床表现较重，病情发展较快，可出现肝癌结节破裂出血，门静脉癌栓引起的上消化道出血和顽固性腹水。

（2）肝血管瘤：无原发癌史。女性较多，发展慢，病程长，临床表现轻。CEA、AFP均阴性。HBV、HCV标记常阴性，多无肝硬化背景。超声显像可单个或多个，小者常为高回声光团，大者可呈低回声灶，内有网状结构。CT静脉相常见自外向中心的水墨样增强。核素肝血池扫描阳性。

（3）局灶性结节性增生（focal nodular hyperplasia, FNH）：无原发癌史和证据。CT动脉相和静脉相均明显增强，有时可见动脉支供应。

（4）炎性假瘤：无原发癌史和证据。超声显像常呈分叶状低回声灶。CT动脉相和静脉相均无增强。

（5）肝肉瘤：无原发癌史。如肝血管肉瘤常有氯乙烯等化学试剂接触史，各种显像多呈较均匀的实质占位，占位病变多局限。

（6）肝脓肿：无原发癌史和证据，常有肝外（尤其胆道）感染病史。常有炎症的临床表现，如寒颤、发热、肝区痛、白细胞总数及中性粒细胞增多。超声、CT 可见液平，穿刺有脓液。

二、检验诊断

继发性肝癌的检验指标包括：①血清肿瘤标志物；②肝功能检查；③肝脏广泛转移时的低蛋白血症、贫血和外周白细胞增多等。

【血清肿瘤标志物】 继发性肝癌时不出现 HCC 的血清肿瘤标志物（包括 AFP），但一些原发癌的肿瘤标志物可能出现。

1. 甲胎蛋白（AFP） 约 95％ 的患者 AFP＜$20\mu g/L$，少数来自胃、胰、卵巢等癌的肝转移可测得低浓度 AFP，个别浓度较高。消化道癌，特别是胃癌伴肝转移者，由于胚胎时期胃肠道黏膜可合成微量 AFP，当此类细胞癌变且快速增生时，就可能产生 AFP。

2. $5'$-核苷酸磷酸二酯酶同工酶 V （$5'$-nucleotide phosphodiesterase isoenzyme V，$5'$-NPD-V） 用聚丙烯酰胺凝胶电泳可将血清 $5'$-NPD 分成 5 或 11 条区带，健康人不出现 V 和 Ⅵ 带。$5'$-NPD-V 在继发性肝癌患者中阳性率为 72％～98％；其阳性率类似于 PHC。对于 AFP 阳性的 HCC 患者，阳性率为 84.6％～85.7％，对于 AFP 阴性 HCC 患者，阳性率为 56.4％～91％。Tsou 认为，只要肝脏有肿瘤组织，$5'$-NPD-V 即可呈阳性。因此，此同工酶并非 HCC 所特有。

3. 癌胚抗原（CEA） 原发于胃肠、乳腺或肺部等的癌转移到肝脏时，血清 CEA 可增高。血清 CEA 在原发癌的阳性率分别为大肠癌 70％、胰腺癌 55％、胃癌 50％、肺癌 45％、乳腺癌 40％、尿道癌 40％、卵巢癌 25％。CEA 比正常持续增高 5～10 倍时，强烈提示恶性肿瘤特别是肠癌的存在。高水平的 CEA（＞80mg/L），可作为肿瘤已有转移的标志。

血清 CEA 的参考值：大部分健康人群小于 2.5μg/L，抽烟者 CEA 会增高，一般低于 5μg/L；少数肺和支气管疾病、肠道炎症和慢性肝病者＞5μg/L。

4. 原发癌的其他肿瘤标志物及其联合应用　肿瘤标志物的联合应用可以提高检测的敏感度，基本原则是选用不同性质、互补的、相对敏感的 3～4 个标志物组成多标志组合。继发性肝癌常见的原发癌的多标志组合如表 2-8 所示。

表 2-8　继发性肝癌常见原发癌的多标志组合

原发癌	主要标志	其他标志
直结肠癌	CEA	CA19-9　CA72-4
胃癌	CA72-4	CA19-9　CA50　CEA
胰腺癌	CA19-9	CA242　CA50　CEA
卵巢癌	CA125	CA19-9　CEA
肺癌	NSE	SCCA　CA72-4　CEA
乳腺癌	CA15-3	CEA　CA549　CA72-4

注：CA 为糖蛋白类抗原，NSE 为神经元特异性烯醇化酶，SCCA 为鳞状细胞癌抗原

从表 2-8 可见，怀疑继发性肝癌时常可选择的肿瘤标志物有 CEA、CA19-9 、CA72-4、CA125 和 CA15-3 等，怀疑肺癌转移时可选择 NSE 和 SCCA 等。当然怀疑肺癌等转移时应首先做影像学检查来查找原发性恶性肿瘤部位。

关于 CEA 和 CA 类肿瘤标志物的测定请参见第一章第三节胃癌的检验诊断。

【肝功能检查】　继发性肝癌者，通常癌瘤周围的肝组织尚保持正常，所以即使肝脏明显肿大时，仍保留足够有功能的肝细胞，因此肝功能检查可正常或轻度异常。晚期继发性肝癌时

可出现严重的肝功能检查异常。

1. 血清 γ-谷氨酰转移酶（GGT）和碱性磷酸酶（ALP） 继发性肝癌患者血清 GGT 或（和）ALP 的增高较常见，并经常是唯一的肝功能异常。GGT 呈显著增高，比 PHC 时更高，常达到正常上限的 5～10 倍甚至以上。但其增高通常是在有较多转移灶时或有临床表现时才出现。对于无肝病史而以肝区不适或消化道症状等前来就诊的患者，或者无胆道梗阻存在的患者，极高的血清 GGT 应注意继发性肝癌的可能。

2. 血清胆红素（BIL） 多数并不增高，仅到晚期时才出现肝细胞性黄疸，表现为 TBIL 和 DBIL 的轻度增高。因为仅有较小的肝内胆管梗阻时，未被累及的区域通常能排泄梗阻区域反流的胆汁。

3. 血清氨基转移酶（ALT 和 AST） 通常到晚期才出现轻度增高，是因为癌瘤在肝脏广泛转移和浸润，破坏残存的肝细胞使其释放 ALT 和 AST。

4. 血清蛋白质 肝脏广泛转移、残存肝细胞不足以维持正常肝脏合成功能时，血清 ALB 降低；为维持血浆胶体渗透压，机体代偿性合成 α_2 巨球蛋白，以及 γ-球蛋白合成增多，血清蛋白电泳可显示 α_2 和 γ-球蛋白区带含量增高。

关于肝功能指标的测定方法请参见本章第二节和第三节的检验诊断，其中胆红素测定参见第五章第一节溶血性黄疸的检验诊断。

【其他检验指标】 晚期继发性肝癌时常发生贫血，因而血常规出现红细胞下降和血红蛋白减少；另外血液白细胞总数升高和中性粒细胞增多非常常见，有时可高达（40～50）× 10^9/L。

【检验综合应用评价】 肿瘤标志物不是继发性肝癌的主要诊断指标，约 95% 的患者 AFP＜20μg/L，少数来自胃、胰、卵巢等癌的肝转移可测得低浓度 AFP；5'-NPD-V 在继发性肝癌患者中有 72%～98% 的阳性率；原发于胃肠、乳腺或肺部等的癌转移到肝脏时，血清 CEA 可增高；其他肿瘤标志物如 CA72-4、CA19-9、CA125、NSE 和 CA15-3 等分别对来自胃癌、胰腺癌、卵巢癌、肺癌和乳腺癌的继发性肝癌具有一定的阳性率。

血清 GGT 或（和）ALP 的增高在继发性肝癌较常见，并经常是唯一的肝功能异常，GGT 常呈显著增高。其他肝功能检查异常多在晚期才出现，TBIL 和 DBIL 仅在晚期时才出现轻度增高，血清 ALT 和 AST 也通常到晚期才出现轻度增高；肝脏广泛转移时血清 ALB 降低，α_2 巨球蛋白和 γ-球蛋白增高。晚期继发性肝癌时常出现红细胞下降、血红蛋白减少以及白细胞总数升高和中性粒细胞增多。

（石　亮　黄智铭）

第十三节　急性肝衰竭

一、疾病概述

肝衰竭是多种因素引起的严重肝脏损害，导致其合成、解毒、排泄和生物转化等功能发生严重障碍或失代偿，出现以凝血机制障碍和黄疸、肝性脑病、腹水等为主要表现的一组临床综合征。根据病理组织学特征和病情发展速度，肝衰竭可被分为四类：急性肝衰竭（acute liver failure，ALF）、亚急性肝衰竭（subacute liver failure，SA）、慢加急性（亚急性）肝衰竭（acute-on-chronic liver failure，ACLF）和慢性肝衰竭（chronic liver failure，CLF）。急性肝衰竭的特征是起病急，发病 2 周内出现以 Ⅱ 度以上肝性脑病为特征的肝衰竭综合征；亚急性肝衰竭起病较急，发病 15 天～26 周内出现肝衰竭综合征；慢加急性（亚急性）肝衰竭是在慢性肝病基础上出现的急性肝功能失代偿；慢性肝衰竭是在肝硬化基础上，肝功能进行性减退导致的以腹水或门脉高压、凝血功能障碍和肝性脑病等为主要表现的慢性肝功能失代偿。

【病因】 在我国，引起肝衰竭的主要病因是肝炎病毒（主要是 HBV），其次是药物及肝毒性物质（如乙醇、化学制剂等）。在欧美国家，药物是引起急性、亚急性肝衰竭的主要原因；酒精性肝损害常导致慢性肝衰竭。儿童肝衰竭还可见于遗传代谢性疾病（表 2-9）。

表 2-9　肝衰竭的病因

常见或较常见	少见或罕见
肝炎病毒 　甲型、乙型、丙型、丁型、戊型肝炎病毒 其他病毒 　巨细胞病毒（CMV）、EB 病毒 　（EBV）、肠道病毒等 药物及肝毒性物质 　异烟肼、利福平、对乙酰氨基酚 　抗代谢药、化疗药物等 　乙醇、毒蕈等 细菌及寄生虫等病原体感染 　严重或持续感染（如败血症、 　血吸虫病等） 妊娠急性脂肪肝 自身免疫性肝病	代谢异常 　肝豆状核变性、遗传 　性糖代谢障碍等 缺血缺氧 　休克、充血性心力衰 　竭等 肝移植、部分肝切除、肝 脏肿瘤 先天性胆道闭锁 其他 　创伤、辐射等

【发病机制】 AHF 的发病机制非常复杂，迄今还未能阐明。因病毒感染是主要病因，现认为病毒引起的免疫机制 Schwartz 反应与 AHF 发病有关。

【临床表现】 在病程中因有多脏器受累，故临床症状复杂多样。起病急，病情演变进展迅速。

1. 黄疸　黄疸出现后在短期内迅速加深，血清胆红素每天上升幅度往往超过 $17.1\sim34.2\mu$mol/L（$1\sim2$mg/dl），总胆红素＞171μmol/L（10mg/dl）；极少数患者黄疸较轻甚至完全缺如。

2. 一般情况极差　极度乏力，并有明显畏食、呕吐和腹胀等严重消化道症状。

3. 出血　可出现皮肤淤斑、紫癜、鼻出血、牙龈出血、上消化道出血等，严重的患者甚至出现颅内出血，提示凝血功能障碍。

4. 肝性脑病　与慢性肝病并发的肝性脑病表现相似，如原性格开朗，突变为忧郁，或相反；睡眠节律颠倒，语言重复，不能构思，定向障碍，行为怪癖，随地便溺等，可有扑翼样震颤，继而出现意识障碍，逐渐进入昏迷。癫痫发作、肌痉挛较慢性肝性脑病多见。

5. 腹水　因清蛋白半衰期较长，一般在病后 $2\sim3$ 周才出现低清蛋白血症，病程超过 $2\sim8$ 周者多有腹水。

6. 难治性并发症　例如肝肾综合征、上消化道大出血、严重感染和难以纠正的电解质紊乱等。

7. 其他　进行性肝缩小、肝臭、低血压、心律失常、低血糖、低氧血症、门脉高压、肺水肿及急性胰腺炎等。

【诊断和鉴别诊断】　根据其临床特点，AHF 诊断并不困难。

1. 诊断要点

急性肝衰竭：急性起病，2 周内出现Ⅱ度及以上肝性脑病（按Ⅳ度分类法划分）并有以下表现者：①极度乏力，并有明显畏食、腹胀、恶心、呕吐等严重消化道症状；②短期内黄疸进行性加深；③出血倾向明显，PTA≤40%，且排除其他原因；④肝脏进行性缩小。

2. 鉴别诊断

（1）胆道阻塞性疾病及严重胆道感染：此类疾病一般黄疸

深，而肝功能损害轻，ALT 上升幅度小，也有"胆酶分离"现象，但常有发热、腹痛、肝肿大等特点可资鉴别。肝衰竭可因 ALT 正常或轻度升高而被误诊为肝外阻塞性疾病，特别是肝衰竭伴有胆囊肿大者更易混淆。

（2）淤胆性肝炎：黄疸较深时会被误诊为重型肝炎。但本症存在"三分离"特点，即黄疸深而消化道症状轻，黄疸深而血清 ALT 不很高，黄疸深而 PT 延长不明显。患者多有明显皮肤瘙痒及粪便颜色变浅，血清 ALP 及 GGT 活性明显升高，极少出现肝性脑病、出血及腹水。

（3）高黄疸病毒性肝炎：患者血清胆红素超过 $171\mu mol/L$，甚至达到 $500\sim600\mu mol/L$，起病时症状较严重，但病程中一般情况较好，全身乏力和消化道症状不很严重，出血倾向不明显，PTA$>$40%。此类患者预后较好，但也可进一步加重而发生肝衰竭。

（4）重度肝性脑病应与其他原因引起的昏迷相鉴别：许多疾病可致昏迷，如暴发性流行性脑脊髓膜炎、中毒性菌痢等感染性疾病，以及尿毒症、低血糖昏迷、水电解质紊乱和脑血管意外等非感染性疾病。严重输液反应亦可致意识障碍、黄疸、休克、出血及肾衰竭，应注意鉴别。

二、检验诊断

AHF 时检验指标异常包括：①众多的肝功能检查异常；②并发的肝外器官衰减包括肝性脑病、腹水、感染、电解质酸碱代谢紊乱和肾功能衰减等，也导致许多检验指标的异常。

【肝功能检查】 AHF 时大多数肝功能检查出现明显异常：①肝细胞大量破坏而释放到血液的血清酶包括 ALT、AST、LDH、GLDH 等活性增高；②肝实质细胞功能下降，使其转运有机阴离子能力下降，导致的血清 BIL、TBA 增高等；③肝细胞合成功能下降，使血清 ALB、PA、SChE、LCAT

等下降，甚至血清 TC 和 HDL-C 下降；④凝血和纤溶功能指标异常；⑤严重肝损害使其对氨基酸代谢能力下降，出现血氨浓度增加以及支链氨基酸/芳香族氨基酸比值异常；等。第④和⑤类肝功能检查异常在 AHF 表现得特别突出，故将其列于肝功能检查外单独叙述。

1. 血清丙氨酸氨基转移酶（ALT）和天冬氨酸氨基转移酶（AST） AHF 早期 ALT、AST 即明显增高，并且迅速上升，可达 1000U/L 以上。但随病情加重到一定程度，肝细胞坏死殆尽，合成 ALT、AST 能力也非常低，致使血清 ALT、AST 从高值下降，可能仅轻度增高；而 BIL 却逐渐增高至显著水平，表现为"胆酶分离"现象，出现该现象提示预后不良。AHF 患者 AST/ALT 增高，多大于 1，常达 1.2～2.26，该值高者预后不良，在病后 10 天内测定，对预测病情及预后有较好的意义。

关于 ALT 和 AST 测定方面请参见本章第二节慢性肝炎的检验诊断。

2. 血清总胆红素（TBIL）和直接胆红素（DBIL） AHF 患者在黄疸前驱期后，血清 BIL 即迅速增高，每天上升幅度多超过 17～34μmol/L，其浓度常达 171μmol/L 以上，TBIL 和 DBIL 均增高。系由于肝细胞广泛坏死，处理胆红素的能力急剧下降所致。若血清 DBIL 明显增高，占 TBIL 比例高，则可能肝脏对胆红素的摄取和结合能力尚可，也即肝脏尚存对胆红素的代谢能力；若血清 IBIL 占绝大多数，DBIL 不高，则说明肝脏摄取胆红素的能力也已丧失殆尽，更无法将胆红素进行处理和排泄，此时血清 TBIL 的升幅将会更快。

有关 BIL 测定方面请参见第五章第一节溶血性黄疸的检验诊断。

3. 血清清蛋白（ALB）和总蛋白（TP） AHF 时因肝细胞大量破坏，ALB 以及其他肝脏合成的蛋白质均显著减少，血清 ALB 的显著降低大约在严重肝功能不良的 1 周后出现，血清 ALB 和 TP 都明显降低，当 ALB 下降到 30g/L 时大多数患者出现腹水，并提示预后不良。

体液中 ALB 的总量为 300～500g，约 40% 在血液中。ALB 在体内的半衰期约为 20 天，每天降解 4% 左右，若肝脏完全不合成 ALB，则 1 周后血清 ALB 浓度即可从 40g/L 降到 30g/L。当然血清 ALB 水平除了反映其合成和降解速率外，还与其在体内各部分的分布改变有关，比如腹水和身体其他部位水肿时，血管内 ALB 漏出到血管外，以及在感染、发热等情况下，身体内 ALB 分解增加，均可使血清 ALB 浓度下降。

有关 ALB 和 TP 测定方面请参见本章第二节慢性肝炎和第三节肝硬化的检验诊断。

4. 血清前清蛋白（PA） AHF 时因肝细胞大量破坏，血清 PA 显著降低。血清 PA100～150mg/L 为轻度缺乏，50～100mg/L 为中度缺乏，小于 50mg/L 为严重缺乏。血清 PA 也由肝细胞合成，其半衰期仅为 12 小时，因而能早期反映肝脏合成功能下降，是肝细胞功能不良的灵敏指标。

5. 血清总胆固醇（TC）和高密度脂蛋白胆固醇（HDL-C） AHF 时血清 TC 和 HDL-C 出现明显下降，两者均可分别低于其参考范围下限的 3.0mmol/L 和 1.0mmol/L，甚至可分别低于 2.0mmol/L 和 0.5mmol/L。在肝硬化的检验诊断中已述及，血清 TC 中的主要部分胆固醇酯（cholesteryl ester，CE），主要需肝脏合成的卵磷脂胆固醇酰基转移（lecithin cholesterol acyl transferase，LCAT）催化生成，HDL 以及其中的胆固醇合成也依赖肝脏功能，肝功能轻中度下降时对血清 TC 和 HDL-C 基本无影响，而严重肝功能下降则可使其明显下降。

但正如肝硬化检验诊断中所述，目前国内测定 TC 和 HDL-C 的试剂大多缺乏抗胆红素负干扰的能力，在胆红素严重增高的血清中，TC 和 HDL-C 的测定值假性偏低，其偏低程度与胆红素浓度呈负相关。

关于 TC 和 HDL-C 的测定方面请参见本章第三节肝硬化的检验诊断。

6. 氨基酸代谢能力下降的指标 由于肝脏功能的严重损害，肝脏对芳香族氨基酸转化减少使其血清浓度增高，而支链氨基酸在肌肉转化故其血清浓度不受影响，因而出现血清支链氨基酸/芳香族氨基酸比值（BCAA/AAA 比值）下降；由于尿素的合成减少也可出现血氨增高。这些变化详见肝性脑病。

7. 其他肝功能指标 AHF 时常见的异常还有血清 SChE、LCAT 等下降，以及血清 LDH、GLDH、ALP、GGT、TBA、ICG 滞留率增高。

【其他肝功能检查——凝血功能检验】 肝脏疾病时常发生凝血因子合成减少，导致凝血功能障碍，使有关凝血功能的试验出现异常，异常程度与肝实质损害的严重程度密切相关。凝血因子中Ⅶ因子半衰期最短，PT 测定中含有该因子；其次是 V 因子，半衰期为 12～24 小时；测定 PT 和 V 因子可作为 AHF 诊断、预后判断和疗效监测的指标。肝脏还合成具有抗凝作用的许多物质，严重肝病时出现抗凝血检验异常。

这类功能检验时需采用全血标本，以枸橼酸钠为抗凝剂，常将 10^9 mmol/L 枸橼酸钠 0.2ml 加入到 1.8ml 血液中，注意两者比例要准确，并充分混匀。

1. 凝血酶原时间（PT）和凝血酶原时间活动度（PTA）或 PT 比率（PT%）

（1）测定方法：在受检血浆中加入过量的组织凝血活酶（兔脑、人脑、胎盘、肺组织等）浸出液和 Ca^{2+}，使凝血酶原转变为凝血酶，后者使纤维蛋白原转变为纤维蛋白；观察血浆凝固所需要的时间即为 PT。将患者的 PT 值除以同时测定的正常对照标本的 PT 值即为 PT% 或 PTA。此试验为一期凝固法。

（2）参考区间：PT 参考值为正常对照±1 秒，超过正常对照 3 秒作为异常；PTA 或 PT％参考值为 80％～115％。

（3）临床应用价值：AHF 时 PT 明显延长，是该病最有价值的指标之一，是比肝性脑病更为敏感的早期指标。PTA ＜40％，是诊断 AHF 的重要指标，急性肝炎向肝功能不全进展时，至少应检测 1 次；对每例 AHF 患者，应密切观察该指标。有报道，如 PTA＜50％说明肝脏损害不可逆。

（4）测定方法评价：组织凝血活酶试剂质量是影响 PT 结果准确性的重要因素之一，其不同来源、不同制备方法，可使各实验室之间 PT 测定结果差异大，可比性差。国际血液学标准化委员会（international council for standardization in haematology，ICSH）等有较明确的规定，应采用不同级别的凝血活酶国际参考品（如原级凝血活酶参考品 67/40，次级参考品 68/434 等），校正本土制备或生产的组织凝血活酶参考物，本土生产的凝血活酶试剂必须标有国际敏感指数（ISI）值。

2. 活化部分凝血活酶时间（APTT）

（1）测定方法：其原理是用激活剂（常用白陶土）激活 XII、XI 因子，以脑磷脂（部分凝血活酶）代替血小板提供凝血的催化表面。方法是在贫血小板血浆（PPP）中加入足量的白陶土部分凝血活酶悬液和钙离子，即可启动内源凝血系统，最终形成纤维蛋白；记录加钙至纤维蛋白形成的时间即为 APTT。试验中的激活剂如果是白陶土又称为白陶土部分凝血活酶时间（KPTT）。该试验为一期凝固法。

（2）参考区间：正常对照±5 秒，超过正常对照 10 秒以上才有病理意义。

（3）临床应用价值：AHF 时 APTT 显著延长。APTT 延长提示有严重的肝脏合成功能障碍，以及其他维生素 K 依赖因子的减少。APTT 和 PT 不完全呈平行关系，在反映肝功能

受损程度与肝功能恢复及疗效判断方面，APTT 通常不如 PT
敏感。

（4）测定方法评价：ICSH 等推荐的方法与仪器要求基本
同 PT 试验。但应该注意，不同的部分凝血活酶、不同的活化
剂和不同的激活时间，对各种因子缺陷、对肝素和狼疮抗凝物
质的敏感度差异很大，应根据不同的检测目的选择相应敏感的
凝血活酶或活化剂。如激活剂为白陶土则对凝血因子较为敏
感，而鞣花酸则对狼疮抗凝物较为敏感。

3. 血浆纤维蛋白原（Fg）

（1）测定方法：美国国家临床检验标准委员会（National
Committee for Clinical Laboratory Standards，NCCLS）推荐
的常规方法为冯克劳斯法（Von Clauss），其原理是在稀释的
血浆中加入足量的凝血酶，可使纤维蛋白原转变为纤维蛋白，
测定其凝固时间。凝固时间的长短与血中的 Fg 含量成反比。

（2）参考区间：$2.0 \sim 4.0 \mathrm{g/L}$。

（3）临床应用价值：AHF 时肝脏功能严重损害可出现血
浆 Fg 减少。纤维蛋白原也由肝脏合成，但血浆 Fg 对 AHF 的
诊断可能并不敏感，当出现进行性肝功能衰竭时则 Fg 下降。
因为作为急性时相反应蛋白，在 AHF 的早期，Fg 可能像其
他急性时相反应蛋白那样增高，所以综合的影响使其血浆浓度
不出现减少。

（4）测定方法评价：冯克劳斯法影响因素较少，检测范围
广，准确性高，但 Fg 的异质性、肝素和 FDP 等抗凝物质增多
时会使测定结果偏低。世界卫生组织的生物标准化委员会已将
1992 年问世的 Fg 标准品 89/644 定为国际参考品（international reference preparation，IRP），并推荐采用改良 Jacobsson 法和 IRP 来标准化本地区的次级标准品。

4. 凝血酶时间（TT）

（1）测定方法：在凝血酶作用下，待检血浆中 Fg 转变为

纤维蛋白,加入凝血酶后所测得的血浆凝固时间即为 TT。本试验为一期凝固法。

(2) 参考区间:正常对照±1 秒,超过正常对照 3 秒作为异常。

(3) 临床应用价值:AHF 患者 TT 延长。凝血酶是因子 Xa、Va 等因子的作用下形成的,能使 Fg 转变为纤维蛋白。TT 时间延长见于血浆中肝素或类肝素物质含量增高、Fg 浓度减低,以及血液循环中 FDP 增多等。肝脏疾病时,类肝素物质可因病原刺激而产生增多,肝合成肝素酶则减少,因而类肝素物质和抗凝血酶作用增强,导致 TT 延长;AHF 患者 Fg 合成减少、血液中 FDP 增多,故 TT 延长。

当 TT 延长时,加入甲苯胺蓝,TT 明显缩短,两者相差 5 秒以上时,表示有肝素增多;如延长的 TT 并不因加入甲苯胺蓝而缩短,则表示有非肝素抗凝物质或低纤维蛋白血症。若血浆 Fg 含量大于 750mg/L,而 TT 延长,则表示有 FDP 增多的可能;若血浆 Fg 含量大于 750mg/L 而 TT 延长,又不被甲苯胺蓝所纠正,则 FDP 肯定增多。

(4) 测定方法评价:TT 是凝血酶使 Fg 转变为纤维蛋白所需要的时间,它反映了血浆中是否含有足够量的 Fg 以及 Fg 的结构是否符合人体的正常生理凝血要求。

5. 血小板计数(PLT)

(1) 测定方法:目前多采用血液细胞分析仪测定,其检测方法有电阻抗法和光学法两种。

(2) 参考区间:(125~350)$\times 10^9$/L。

(3) 临床应用价值:AHF 并发弥漫性血管内凝血时血小板明显减少,$< 90 \times 10^9$/L。

(4) 测定方法评价:常见影响血小板计数准确性的情况是:①采血不顺利,使组织液进入到血液中凝血系统被活化,产生的凝血酶激活血小板,出现血小板聚集现象,导致计数结果偏低；②标本溶血，可产生许多细胞碎片，采用阻抗法计数的仪器会将细胞碎片计为血小板，出现结果偏高；③MCV 偏低的标本，尤其是 MCV<60fl 的标本，采用阻抗法计数的仪器会将体积<30fl 的红细胞计为血小板，使血小板计数结果明显偏高。

（5）标本要求：一般采用 EDTA-K$_2$ 抗凝全血，个别血标本（1%～2%）中血小板易被 EDTA-K$_2$ 抗凝剂致敏，出现大量的血小板聚集，使血小板计数结果明显偏低，此类标本应改用枸橼酸钠抗凝。

6. 纤维蛋白原降解产物（FDP）

（1）测定方法：酶免法。将抗 FDP 的抗体包被于固相载体上，加入含 FDP 的待检血浆，FDP 与固相载体上的抗 FDP 抗体形成复合物，复合物中的 FDP 再与酶标记的抗 FDP 抗体结合，生成双抗体夹心复合物，酶使底物显色，其呈色的深浅与待检样本中 PDF 浓度成正比。

（2）参考区间：<5mg/L。

（3）临床诊断价值：AHF 时 FDP 重度增高，AHF 并发 DIC 或原发性纤溶时 FDP 显著增高。另外，在急性肝炎和慢性肝炎时 FDP 也可出现中度至重度增高。

（4）测定方法评价：FDP 是循环中纤维蛋白（原）在纤溶酶作用下所生成的 X（X'）、Y（Y'）、D、E（E'）碎片的总称，它反映了机体纤溶系统的总体活性。

7. 血浆硫酸鱼精蛋白副凝固试验（3P 试验）

（1）测定方法：3P 试验是指在凝血酶的作用下，纤维蛋白原释放出肽 A、肽 B 后转变为纤维蛋白单体（fibrin monomer，FM），纤维蛋白在纤溶酶的作用下产生纤维蛋白降解产物（fibrin degradation product，FDP），FM 与 FDP 形成可溶性复合物；硫酸鱼精蛋白可使该复合物中的 FM 游离，FM 可自行聚合，呈肉眼可见的纤维网状、絮状或胶冻状，此为阳性反应结果。

（2）参考值：阴性。

（3）临床应用价值：弥散性血管内凝血早期或中期可出现 3P 试验阳性，弥散性血管内凝血晚期和原发性纤溶症患者 3P 试验反呈阴性。原因是纤溶物质极为活跃，纤维蛋白单体及纤维蛋白碎片 X（大分子 FDP）均被消耗。3P 试验对继发性纤溶亢进有较好的特异度，但敏感度较差，是临床上了解继发性纤溶亢进的常用筛选试验。

（4）测定方法评价：3P 试验检测简单、方便。本试验主要是测定血浆中是否存在可溶性纤维蛋白单体，其中关键是当 Fg 被凝血酶切割后有纤维蛋白单体的存在，而同时纤溶系统的激活又正好处在既有大片段的 FDP 存在（X 片段），又未将纤维蛋白单体分解完时，3P 试验才阳性。

总之，AHF 时 PT、APTT 和 TT 延长，Fg 减低，FDP 增加；当并发 DIC 时以上指标尤其是 FDP 的变化更明显。肝病并发 DIC 时的检验指标有：①血小板计数 $<90 \times 10^9/L$；②血浆 Fg$<$1g/L；③FDP$>$60mg/L 等。肝病并发原发性纤溶与并发 DIC 进行鉴别的检验指标有：①血小板降低不如 DIC 时明显；②3P 试验 DIC 呈阳性而原发性纤溶时为阴性等。

AHF 等严重肝功能损害时还会出现抗凝血酶降低、纤溶酶活性增高、血浆 D-二聚体增高等抗凝血功能检验指标的变化，以及血小板黏附率减低、血小板聚集性降低等。

【其他检验项目】

1. 血清钾、钠和氯（K、Na 和 Cl）

（1）测定方法：目前基本上采用离子选择电极法（ISE 法），其仪器为专门的电解质分析仪，或组合到自动生化分析仪中，后者更方便。

（2）参考区间（国家卫生和计划生育委员会制定）：血清钠为 137～147mmol/L，血清钾为 3.5～5.3mmol/L，血清氯为 99～110mmol/L。

（3）临床应用价值：AHF 时可出现低钠血症、低钾或高钾血症和低氯血症，血清钠低于 120mmol/L 时，提示病情已近终末期。

（4）测定方法评价：ISE 法快捷、方便，结果准确，精密度高。

2. 血清镁、钙和磷（Mg、Ca 和 P）

（1）测定方法：血清镁测定以二甲苯胺蓝法为好。在碱性条件下，血清中的镁同二甲苯胺蓝形成有色复合物，在 520nm 波长处测定吸光度，显色深浅与镁浓度成正比。血清磷测定目前多采用磷钼酸法，其原理为无机磷酸盐与钼酸盐反应，生成磷钼酸化合物；在 340nm 波长处的吸光度与标本中无机磷浓度成正比。钙测定方法参见第三章第一节急性胰腺炎的检验诊断。

（2）参考区间（国家卫生和计划生育委员会制定）：血清镁为 0.75～1.02mmol/L，血清钙为 2.11～2.52mmol/L，血清磷为 0.85～1.51mmol/L。

（3）临床应用价值：AHF 时可出现低镁血症、低钙血症和低磷血症。AHF 时可因摄入镁减少和腹泻而发生低镁血症，镁与钾的丢失常存在伴随关系；AHF 时降钙素的灭活作用减退、血清中降钙素浓度增加导致血钙下降，以及低镁血症有加强降钙素和抑制甲状旁腺素的作用，而使血钙向骨骼转移。肝性脑病时常有呼吸性碱中毒，细胞外磷进入细胞，以及昏迷患者糖无氧酵解增强，消耗更多的磷，为低血磷的原因。

（4）测定方法评价：二甲苯胺蓝法测定镁的检测范围为 0.2～3.3mmol/L，该法精密度和准确度均好，干扰小，试剂稳定，但试剂中缓冲液成分的含量要充分，以保证足够的缓冲容量。磷钼酸法测定磷的检测范围为 0.3～6.5mmol/L，方法准确度和精密度均好，干扰小，试剂稳定性较好。钙测定方评价参见第三章第一节急性胰腺炎的检验诊断。

3. 血气分析

（1）测定方法：需使用血气分析仪，该仪器基本测量部件由三组电极组成，即 pH 电极和 pH 参比电极、二氧化碳电极、氧电极。通过这三组电极可测得 pH、PCO_2、PO_2 三个基本参数，仪器再经过计算得到 HCO_3^-、SB、TCO_2、BE、$SatO_2$、P_{50} 等参数。

（2）参考区间：pH 7.35～7.45，pH＜7.35 为酸血症，pH＞7.45 为碱血症，极值＜6.8 或＞7.8；PCO_2 35～45mmHg，PCO_2＜35mmHg 为低碳酸血症，＞45mmHg 为高碳酸血症，极值＜10mmHg 或＞100mmHg；PO_2 80～100mmHg，PO_2 低于 55mmHg 即有呼吸衰竭，极值＜30mmHg；TCO_2 24～32mmol/L；AB 21.4～27.3mmol/L；SB 21.3～24.8mmol/L；BBp 41～42mmol/L；BBb 46～50mmol/L；BE －3～＋3mmol/L；$SatO_2$ 92%～99%；P_{50} 26.6mmHg；AG 8～16mmol/L。

（3）临床应用价值：AHF 时可发生低氧血症和多种酸碱平衡紊乱。

1）低氧血症：此时 PO_2＜80mmHg，$SatO_2$＜92%。

2）代谢性碱中毒：单纯性代谢性碱中毒时血液 pH＞7.45，AB 增高，BBp、BBb 和 BE 增高，以及 PCO_2 也增高。代谢性碱中毒极为常见，即低钾、低氯血症导致的碱中毒；碱中毒可发生于病程的各个阶段。

3）呼吸性碱中毒：单纯性呼吸性碱中毒时血液 pH＞7.45，PCO_2 下降，BE 下降，以及 AB、SB、BBp 和 BBb 均可下降。AHF 肝性脑病时，由于毒性物质如血氨刺激呼吸中枢，常有通气过度，呼吸增快，二氧化碳即酸性物质呼出增多，而造成呼吸性碱中毒。

4）代谢性酸中度：单纯性代谢性酸中度时血液 pH＜

7.35，AB 和 BE 下降，BBp、BBb 均可下降，以及 PCO_2 下降。AHF 患者由于低血压及低氧血症使组织缺氧，或由于肾功能不全，体内大量乳酸、丙酮酸、乙酰乙酸、柠檬酸等堆积而致。

5）呼吸性酸中度：单纯性呼吸性酸中度时血液 pH ＜ 7.35，PCO_2 增高，BE 增高，以及 AB、SB、BBp 和 BBb 均可增高。AHF 晚期由于内毒素、脑水肿或并发呼吸道感染等原因引起呼吸中枢抑制，出现高碳酸血症。

6）混合性酸碱平衡紊乱：单纯性酸碱平衡紊乱时，血液 pH 出现下降或者增高，其他指标包括 PCO_2、BE，以及 AB、SB、BBp 和 BBb 为同向变化。若出现两种酸中度，血液 pH 进一步下降，若为两种碱中毒合并，则血液 pH 进一步增高；若酸中度和碱中毒混合，则血液 pH 可正常；其他指标主要是 PCO_2 与其他指标包括 BE、AB、SB、BBp 和 BBb 可出现反向变化。

（4）测定方法评价：目前使用的血气分析仪多数是由微处理机控制的全自动仪器，实际分析的血样量少，而且可以同时测定 pH、PCO_2、PO_2，测定参数和计算参数都可自动显示或打印，通过微处理机可监测和诊断所有故障，使设备的维护工作大为简化。但要注意做好质量控制和维护保养工作。

4. 肾衰竭的检验 AHF 时的肾衰竭大部分为功能性肾衰竭，所以其检验异常主要为肌酐清除率降低、血清肌酐和尿素增高，稀释性低血钠，以及尿钠浓度下降、滤过钠排出率（FeNa）可小于 1％等。但部分 AHF 患者发生急性肾小管坏死，则其尿钠排泄增多，FeNa 大于 1％。

5. 腹水检验 AHF 合并腹水时多为漏出性腹水，若出现自发性细菌性腹膜炎，则其腹水性质介于漏出液和渗出液之间，两种腹水的检验结果参见第四章第一和第二节的检验诊断。

6. 感染的检验 AHF 时细菌感染的发生率非常高，但仅部分患者有血液白细胞升高。细菌培养可明确是否感染及其致病菌种类，主要致病菌为革兰阳性球菌包括葡萄球菌、链球菌等，其次是革兰阴性杆菌，包括大肠埃希菌、粪大肠杆菌、克雷伯杆菌等。

7. 血清葡萄糖 AHF 患者中 40% 出现空腹低血糖，可<2.22mmol/L，并可由此陷入昏迷。其原因是：①大量肝细胞坏死，致肝内糖原耗竭；②肝脏合成糖原分解酶如葡萄糖-6-磷酸酶的作用锐减，残存的肝糖原也不能分解为葡萄糖；③肝脏糖异生作用衰竭，不能将非糖物质转变为葡萄糖。

【检验综合应用评价】 AHF 时大多数肝功能检查出现明显异常，早期血清 ALT、AST 即显著增高，血清胆红素严重增高，并可表现出"胆酶分离"现象，提示预后不良；血清 ALB 的显著降低大约出现在严重肝功能不良的 1 周后，血清 PA 在早期即显著降低；可出现血氨增高，以及血清 BCAA/AAA 比值下降。凝血功能异常是 AHF 的重要检验指标，PT 显著延长，PTA<40%，是诊断 AHF 的重要指标；APTT 明显延长，血浆 Fg 减少和 TT 延长。AHF 并发 DIC 时可见血小板计数<90×10^9/L，血浆 Fg<1g/L 和 FDP>60mg/L 等；并发原发性纤溶时其血小板降低不如 DIC 时明显，3P 试验为阴性而 DIC 时呈阳性。另外，其他肝功能检查如血清 LDH、GLDH、ALP、GGT、TBA 等均可明显增高，血清 SChE、LCAT 下降，血清 TC 和 HDL-C 下降。

AHF 时可出现低钠血症、低钾或高钾血症和低氯血症，并可出现低镁血症、低钙血症和低磷血症；还可出现低氧血症和各种酸碱平衡紊乱的检验指标异常；AHF 时若有功能性肾衰竭，患者肌酐清除率降低、血清肌酐和尿素增高，且有稀释性低血钠，以及尿钠浓度下降、滤过钠排出率（FeNa）可小于 1% 等。AHF 合并腹水时多为漏出性腹水，若出现自发性细菌性腹膜炎，则其腹水性质介于漏出液和渗出液之间。AHF 时细菌感染的发生率非常高，但仅部分患者有血液白细胞升高；细菌培养可明确是否感染及其致病菌。AHF 患者中40％出现空腹低血糖，可＜2.22mmol/L。

第十四节　肝性脑病

一、疾病概述

肝性脑病（hepatic encephalopathy，HE）是由严重的肝病引起的、以代谢紊乱为基础、中枢神经系统功能失调的综合征，其主要临床表现是意识障碍、行为失常和昏迷。HE 分为：①A 型：指与急性肝功能衰竭相关的 HE，不包括慢性肝病伴发的急性 HE；②B 型：门-体分流相关 HE，无肝实质损伤；③C 型：与肝硬化、门静脉高压和（或）门体分流相关的 HE。

对于有严重肝病尚无明显 HE 的临床表现，而用精细的智力测验和（或）电生理检测发现异常的情况现称为轻微肝性脑病（minimal hepatic encephalopathy，MHE），是 HE 发病过程中的一个阶段。

【发病机制】　HE 的发病机制迄今未完全明了。一般认为产生 HE 的病理生理基础是肝细胞功能衰竭和（或）门腔静脉之间有自然形成的或手术造成的侧支分流。主要是来自肠道的许多毒性代谢产物，未被肝解毒和清除，直接或经侧支进入体循环，透过血-脑脊液屏障而至脑部，引起大脑功能紊乱。有关 HE 发病机制有许多学说，包括：①神经毒素学说，主要为氨中毒；②神经递质的变化学说：A. r-氨基丁酸/苯二氮䓬神经递质；B. 假神经递质；C. 色氨酸。

【临床表现】　HE 的临床表现因原有肝病的类型、肝细胞损害的程度以及不同的诱因而各异。急性 HE 常见于急性肝功能衰竭，诱因往往不明显，患者在起病数周内即进入昏迷直至死亡，昏迷前可无前驱症状。慢性 HE 多见于门体分流性脑病，由于大量门-体侧支循环和慢性肝功能衰竭所致，多见于肝硬化患者和（或）门腔分流手术后，常有摄入大量蛋白食物、上消化道出血、感染、放腹水、大量排钾利尿等诱因。在肝硬化终末期所见的 HE 起病缓慢，昏迷逐步加深，最后死亡。

根据意识障碍程度、神经系统表现和脑电图改变，将肝性脑病自轻微的精神改变到深昏迷分为四期。

各期的分界不很清楚，前后期临床表现可有重叠，病情发展或经治疗好转时，程度可进级或退级。

MHE 患者虽无有关症状和体征，但是这些患者的反应和操作能力下降，在驾车和高空作业时容易发生危险。因此对 MHE 患者必须引起重视。

【诊断和鉴别诊断】 HE 的诊断可根据下列异常而建立：①有严重肝病和（或）广泛门-体侧支循环形成的基础；②出现精神紊乱、昏睡或昏迷，可引出扑翼样震颤；③有肝性脑病的诱因；④反映肝功能的血生化异常及（或）血氨增高；⑤脑电图异常。

MHE 诊断依据：①有严重肝病和（或）广泛门-体侧支循环形成的基础；②心理智能测验、诱发电位、头部 CT 或 MRI 检查及临界视觉闪烁频率异常。

以精神症状为唯一突出表现的肝性脑病易被误诊为精神病，因此凡遇精神错乱患者，应警惕肝性脑病的可能性。肝性昏迷还应与可引起昏迷的其他疾病，如低钠血症等代谢性脑病、酒精性脑病、脑血管意外、镇静剂过量等相鉴别。进一步追问肝病病史，检查肝脾大小、肝功能、血氨、脑电图等项将有助于诊断与鉴别诊断。

二、检验诊断

HE 患者有明显的肝功能检查异常，尤其是出现血氨增高、其他组织脏器受累时其相应的检验指标出现异常。

【肝功能检查】 A 型 HE 本身就是在 AHF 基础上发生，故其肝功能检查类似于 AHF；C 型 HE 主要在肝硬化和慢性活动性肝病基础上发生，其肝功能检查的变化在这些疾病的基础上加重。A 型和 C 型 HE 患者的肝功能损害都非常严重，均表现为：①肝脏蛋白质合成功能下降使血清蛋白质减少、凝血功能指标异常；②肝实质细胞功能下降使其转运有机阴离子能力下降；③严重肝损害使其对脂类代谢异常；④严重肝损害使其对氨基酸代谢能力下降；⑤因肝细胞大量损害而释放到血液的多种血清酶活性增高；等。其中第④点对 HE 有特殊诊断价值，故作为 HE 的特殊检验单独叙述。

1. 血清蛋白质 HE 时血清 ALB、PA、SChE 等显著下降。

2. 凝血功能指标 PT 明显延长，PTA 显著下降，APTT 明显延长，血浆 Fg 减少，TT 延长。

3. 血清 BIL 和 TBA 血清 TBIL、DBIL 增高，TBA 增高。

4. 血清脂类 血清 TC 、HDL-C、和 TG 等脂类均出现减少。

5. 血清酶活性 血清 ALT、AST、LDH、GLDH、ALP、GGT 等均可出现增高。

【其他肝功能检查——肝性脑病的特殊检验】

1. 血浆氨（NH_3）

（1）测定方法：主要有谷氨酸脱氢酶法和干化学法。前者测定原理是在谷氨酸脱氢酶（glutamic dehydrogenase, GLDH）作用下，血浆中氨与 α-酮戊二酸和还原性辅酶Ⅱ

（NADPH）反应，生成谷氨酸和氧化型辅酶Ⅱ（NADP＋），反应体系中 NADPH 在 340nm 吸光度的下降程度与反应体系中氨的浓度成正比关系。干化学法需干片式生化仪及 NH3 干试剂片；待测标本定量加到干测试片上，分布于扩散层，其中的氨通过半透膜进入试剂层，与指示染料反应产生颜色产物，其颜色强度与标本中氨含量成正比，由反射光度计在 605nm 进行比色分析。

（2）参考区间：酶法 18～72μmol/L；干化学法 9～33μmol/L。

（3）临床应用价值：HE 时血浆 NH$_3$明显增高，通常在超过 117μmol/L 时患者会出现不同程度的意识障碍，高血氨的神经毒作用可诱发肝昏迷。但在 AHF 患者血氨增高可不明显，其出现昏迷的原因还可能与除氨之外的神经毒性物质、低血糖以及电解质代谢紊乱有关。一般来说，HE 患者血氨增高发生率约为 86％。

（4）测定方法评价：血浆 NH$_3$含量甚微，要防止环境及所用器皿中氨污染。酶法可在自动生化分析仪上测定，方法的特异性好，回收率为 97.7％～102.7％，批内 CV 为 3.4％，检测范围为 0～150μmol/L；但由于测定血氨的标本数量少，导致一个商品试剂盒开封后的使用时间太长，容易超过其有效期，由此影响到实用性，因而实际上临床生化实验室可能少用该法。较多采用的是在急诊实验室干化学法，该法一个标本用一张干试纸片，避免了生化分析仪上酶法测定的上述问题。干化学分析仪可内置多种干试纸片同时进行多个项目的测定；由于测定尿素时也有氨产生，尿素为 14.3mmol/L 可使血氨增加 14μmol/L，所以血氨不能和尿素同时进行测定。

（5）标本要求：采用血浆标本；血清标本不宜用，因血凝过程中有氨产生。HE 时动脉血浆 NH$_3$含量通常较静脉血浆 NH$_3$含量高，且较后者均匀稳定；脑中代谢的氨主要来自动脉血，动脉血氨含量与脑摄取的氨量呈线性相关，且与 HE 的分级呈明显正相关，而静脉血则否。动脉血的采集方法同血气分析时的采血，可来自于做血气分析的同一个标本。

血浆氨测定结果的准确性在很大程度上取决于标本收集是否符合要求。采血后，与 EDTA-Na_2 或肝素抗凝剂充分混匀并立即置冰水中，尽快分离血浆，加塞后置于 $2\sim4℃$ 保存，$2\sim3$ 小时内分析；$-20℃$ 可稳定 24 小时。久置的血液会使血氨急剧增高，因为血浆中多肽和谷氨酰胺易水解释放出 NH_3。显著溶血标本不能用于检测，因红细胞中氨浓度为血浆的2.8 倍。

2. 血清支链氨基酸/芳香族氨基酸比值（BCAA/AAA 比值）

（1）检测方法：采用 DNS-氨基酸双向聚酰胺薄膜层析法可定性检测各种氨基酸的变化情况。其原理为二甲氨基萘磺酰氯（DNS-Cl）可与氨基酸结合成 DNS-氨基酸，聚酰胺薄膜对不同的 DNS-Cl 氨基酸吸附力不同，在一定的溶剂系统中对混合 DNS-氨基酸进行分离；然后选用另一溶剂系统进行第二向层析，使第一向不能分清的 DNS-氨基酸得到进一步分离；在紫外线照射下，DNS-氨基酸发出强烈的黄色荧光。将患者血清氨基酸层析图谱与标准氨基酸图谱及正常人血清氨基酸图谱进行对比，可观察支链氨基酸和芳香族氨基酸变化的情况。若要进行定量测定，需采用根据层析原理设计的自动氨基酸分析仪、或通用的高效液相色谱仪。

（2）参考区间：BCAA/AAA 比值为 $3.0\sim3.1$。

（3）临床应用价值：HE 时 BCAA/AAA 比值常低于 1。肝硬化、AHF 等严重肝脏损害时也会出现 BCAA/AAA 比值下降。

支链氨基酸主要包括亮氨酸、异亮氨酸和缬氨酸，在肝外组织尤其是肌肉中代谢转变；芳香族氨基酸包括苯丙氨酸、酪氨酸和色氨酸，在肝脏代谢转变。肝功能严重下降时血清

AAA 浓度增高，而 BCAA 则浓度下降；后者的机制是肌肉等组织代谢 BCAA 没有减少，反而由于肝脏对胰岛素灭活减少，胰岛素增加使肌肉摄取和利用 BCAA 增加。

（4）检测方法评价：DNS-氨基酸双向聚酰胺薄膜层析法在国内某些大医院曾有使用，但该法麻烦费时，而且只能做定性检测，因而已少用。自动氨基酸分析仪方便且能定量，只是需要专用仪器，且该仪器在临床实验室使用效率低，所以并不多用；高效液相色谱仪价格昂贵，测定氨基酸需时长，也较少使用。

【其他检验指标】

1. 酸碱平衡和电解质平衡紊乱　HE 时其变化相似于 AHF。

2. 肾功能异常　若出现肝肾综合征，则可检测到低尿钠、肌酐清除率下降、血清尿素和肌酐增高等，参见下节肝肾综合征的检验诊断。

【检验综合应用评价】　HE 时肝功能检查明显异常，血清蛋白质 ALB、PA、SChE 等减少，凝血功能指标显著异常，血清 BIL、TBA 增高，血清 TC、HDL-C 和 TG 等脂类均出现减少，多种血清酶如 ALT、AST、GLDH、ALP、GGT 增高。血氨增加对 HE 有特殊诊断价值，超过 $117\mu mol/L$ 时患者会出现不同程度的意识障碍，血清 BCAA/AAA 比值下降，常低于 1。酸碱平衡和电解质平衡紊乱情况相似于 AHF。若发生肝肾综合征，则可检测到低尿钠、肌酐清除率下降，以及血清尿素和肌酐增高等。

第十五节　肝肾综合征

一、疾病概述

肝肾综合征（hepato renal syndrome，HRS）的定义为晚

期肝脏疾病患者发生肾衰竭，且无明确的肾衰竭病因。因此，其诊断实质上是排除肾衰竭其他病因。1994 年国际腹水俱乐部制定了 HRS 诊断的主要标准，并将其分为 1 型和 2 型 HRS。2007 年重新修订了这些标准，新的诊断标准如表 2-10 所示。自从 1996 年发表第 1 个 HRS 定义和标准以来，出现了各种新的观点，即血管舒张主要发生在内脏动脉床，HRS 患者心输出量可偏低或正常（高少见），但不能满足患者所需。发生 1 型 HRS 的最重要诱因是细菌感染，药物治疗可改善肾功能。

【病因】 许多报道强调肾衰竭发生在减少有效血容量的操作后，如腹穿放液、剧烈利尿、消化道出血，但多数 HRS 的发生并不能找到明显的诱发因素。

不论肝病的病因与种类如何，它们都是在肝衰竭这一共同背景下引起 HRS，只有肝功能有一定程度的改善，HRS 才可能恢复。

【发病机制】 包括 4 个方面：

1. 内脏血管的舒张导致有效动脉血容量减少和平均动脉压下降。

2. 交感神经系统和肾素-血管紧张素-醛固酮系统激活导致肾血管收缩和肾脏血管自动调节曲线的改变，致使肾血流对平均动脉压变化更加敏感。

3. 由于肝硬化心肌病的发生而出现的心功能受损，导致继发于血管舒张的心输出量代偿性增加相对受损。

4. 可影响肾血流或肾小球微循环血流动力学的一些血管活性介质合成增加，如半胱氨酰白三烯、血栓素 A2、F2-异构前列腺素、内皮素-1。

然而，这些因素在 HRS 发病机制中的作用仍未明确。

【病理】 尽管肾功能异常明显，但病理方面异常很轻或与功能异常不符。在肾衰竭时，肾小管功能完整，表现钠吸收和浓缩功能尚未受损，且 HRS 患者的肾脏可在接受肾移植的受体内重新发挥正常功能，HRS 患者在接受肝移植后肾功能也恢复正常。

【临床表现】 HRS 主要发生于肝硬化患者，常发生于中度至重度腹水的患者，可能有或无减少有效血容量的诱因。可伴有不同程度的肝性脑病。血压常低于正常，表现为显著少尿、尿钠很低，并常伴有低钠血症，尿检结果与肾前性氮质血症相似，而与急性肾小管坏死相反。

有两种类型的 HRS，1 型 HRS 其特征为快速进行性肾功能损害（2 周内血肌酐较基线增长≥100％至大于 2.5mg/dl），2 型 HRS 其特征为稳定或非进行性肾功能损害。2 型 HRS 患者最终可自发性或在诱发事件如 SBP 后发展为 1 型 HRS。

【诊断和鉴别诊断】

1. HRS 的诊断（表 2-10）

表 2-10　肝硬化肝肾综合征诊断标准

- 肝硬化腹水
- 血肌酐＞1.5mg/dl（133μmol/L）
- 无休克
- 无低血容量，定义为至少停用 2 天利尿剂（假如使用利尿剂）并且清蛋白 1g/（kg·d）直到最大 100g/d 扩容后，肾功能无持续性改善（血肌酐＜133μmol/L）
- 目前或近期无肾毒性药物使用史
- 无肾实质疾病，定义为蛋白尿＜500mg/d，无镜下血尿（每高倍镜电视野＜50 个红细胞）和肾脏超声正常

诊断 HRS 之前，在肝硬化中应排除肾衰竭的病因，包括低血容量休克、肾实质疾病和同时使用肾损害药物。

2. HRS 的鉴别诊断　慢性乙型、丙型肝炎免疫复合物的沉积，可引起膜性或膜增殖性肾小球肾炎，尿沉渣检查有助于鉴别诊断。晚期肝病除引起 HRS 外，亦可引起急性肾小管坏死，或因利尿、放腹水、消化道出血引起的肾前性氮质血症，

它们有较多相似之处，需仔细鉴别，三者的鉴别要点如表 2-11
所示。

表 2-11　HRS 与肾前性氮质血症、急性肾小管坏死的鉴别

	肝肾综合征	肾前性氮质血症	急性肾小管坏死
尿钠	$<10mmol/L$	$<10mmol/L$	$>30mmol/L$
肌酐（尿/血浆）	$>30：1$	$>30：1$	$<20：1$
蛋白尿	＋	－	＋
尿沉淀	不明显	正常	管型，碎片
病史和病程	进展性肝病常伴大量腹水	血容量减少	血容量减少和(或)肾毒性物质，败血症
容量扩张的疗效	－	肾功能恢复	－

二、检验诊断

该病主要检验指标为肝功能检查、尿液检验及肾功能
试验。

【肝功能检查】　HRS 发生在急、慢性严重肝病基础上，
故有其原发病如失代偿性肝硬化或 AHF 的检验指标异常，包
括一般肝功能检查的严重异常、肝脏凝血功能指标的严重异
常，以及发生肝性脑病时可出现血氨增高等。黄疸的程度波动
很大，胆红素从轻度增高到显著和进行性增高，多数在发生
HRS 时黄疸加深，也有严重的患者于肾衰竭时黄疸反而减轻。

【尿液检验】

1. 尿常规

（1）检测方法：尿液干化学分析仪、尿沉渣显微镜或自动
化检验。

（2）参考区间：尿干化学各项目（尿蛋白、糖、酮体、胆
红素、尿胆原等）均为阴性；尿沉渣中白细胞（0～5）/HP，

红细胞（0～3）/HP，管型（0～1）/LP。

（3）临床应用价值：一般呈酸性，尿沉渣有形成分不多，部分可含透明及颗粒管型、红白细胞等，红细胞＜50/显微镜高倍视野；尿蛋白可出现阳性，一般不超过（＋），对 HRS 有较好的辅助诊断价值。

（4）检测方法评价：尿液常规是临床常用的方法，为了得到准确、客观的尿液检验结果，标本的采集必须规范，通常以新鲜晨尿为宜，但门诊患者可以随机留尿。标本留取后应及时送检，以免细菌繁殖和细胞溶解。要求 2 小时内检验完毕。目前临床上应用自动化的尿干化学及沉渣分析，具有简单、快速等优点，但自动化检验结果只能作为筛选。

2. 尿蛋白定量

（1）测定方法：多种染料结合法和某些比浊法可用于尿蛋白定量，前者包括考马斯亮蓝法、丽春红 S 法和邻苯三酚红钼法等，后者包括磺柳酸比浊法和苄乙氯铵比浊法等，目前国内以采用邻苯三酚红钼法为用，磺柳酸比浊法已少用。

（2）参考区间：＜0.15g/24h。

（3）临床应用价值：HRS 时可能发生肾小球滤过蛋白质增多，超出肾小管重吸收能力而出现尿蛋白含量增高，但通常仅为轻度蛋白尿，即＜0.5g/24h。尿蛋白定量测定对诊断肾脏疾病，尤其是反映肾小球滤过膜功能的完整性非常重要，对判断病情程度、治疗效果和预后均有价值。

（4）测定方法评价：因尿蛋白浓度远远低于血清蛋白，但其蛋白组成同样复杂，故需要高灵敏度以及对各种蛋白质反应都一致的测定方法。以上方法中，现用的邻苯三酚红钼法基本具备这些特点，且能自动化测定；磺柳酸比浊法受操作条件影响很大，结果重复性差，已渐少采用。

（5）标本要求：必须准确留置 24 小时尿液，通常排弃清晨第 1 次尿，并开始计时留尿，并加入防腐剂（通常采用甲苯

5～10ml），至次晨同一时刻最后 1 次留尿；期间要注意留取所有尿液，并避免混入大便及其他如阴道分泌物等。

【肾功能试验】

1. 尿液渗透压

（1）测定方法：液体中渗透压是由溶液中溶质的毫摩尔浓度决定的，尿液渗透压反映尿液中溶质的摩尔数。尿液渗透压测定多采用冰点下降法，其原理为溶液的渗透压增加，可使其冰点下降，1 尿渗透压的溶质可使 1kg 水的冰点下降 1.858℃；因此，溶质渗透压等于冰点下降数除以 1.858。

（2）参考区间：600～1000mOsm/(kg·H_2O)。

（3）临床应用价值：HRS 患者尿渗透压大于血浆渗透压。在氮质血症早期，尿渗透压为血浆渗透压的 2～3.5 倍，至少高于血浆 100mOsm/L，严重者其尿进一步浓缩。多数患者临床少尿虽加重，尿浓缩功能却逐渐降低，尿渗透压渐渐接近血浆渗透压。正常人尿渗透压可波动在较大范围，在大量饮水时尿液稀释，其渗透压可接近血浆渗透压；但通常显著大于血液渗透压；高于血浆渗透压称高渗尿，低于血浆渗透压称低渗尿；若与血浆渗透压相等，则为等渗尿。低渗尿和等渗尿反映肾脏浓缩功能严重受损。

（4）测定方法评价：尿液渗透压可灵敏地反映肾脏的浓缩稀释功能，其测定结果不受尿蛋白质和糖的影响，优于尿比重测定。

2. 尿钠

（1）测定方法：尿钠测定方法同血清钠测定方法，请参见 AHF 的检验诊断。滤过钠排出率（FeNa）是指肾小球滤过的钠经肾小管吸收后由肾脏排出的百分率：

$$FeNa（\%）= \frac{尿钠/血钠}{尿肌酐/血肌酐} \times 100\%$$

式中尿钠和血钠的单位为 mmol/L，尿肌酐和血肌酐的单

位为 μmol/L。

（2）参考区间：24 小时尿钠排除量为 130～260mmol，FeNa 无参考值，在不同情况下表现相反。

（3）临床应用价值：HRS 时尿钠浓度下降，一般低于 10mmol/L，包括无尿患者在内；通常 4～10mmol/L，甚至低达 0；但尿钠大于 10mmol/L 也不能完全排除 HRS 的诊断。HRS 时由于肾血流量灌注不足，而肾小管功能未明显受损，肾小管最大限度地重吸收钠，以维持血容量，因而尿钠排泄量明显下降，FeNa 可小于 1%。而在急性肾小管坏死时，肾小管功能受损，不能很好地重吸收钠，故尿钠排泄增多，FeNa 大于 1%。

3. 血清肌酐和尿素

（1）测定方法

1）肌酐测定方法：目前碱性苦味酸法和酶法均有较多临床实验室采用。前法的原理是根据肌酐与苦味酸反应生成橘红色苦味酸肌酐复合物的速度与假肌酐不同，而设置适宜的检测时间。一些假肌酐如乙酰乙酸在 20 秒内已与碱性苦味酸反应，而在 20～80 秒，肌酐反应占绝对优势，80 秒后其他多数干扰物才有较快的反应，故而选择 25～60 秒的反应速率来反映真肌酐的含量。

肌酐的酶学测定方法，主要有 3 种类型：①肌酐氨基水解酶即（肌酐酶）法：肌酐酶-肌酸激酶-丙酮酸激酶-乳酸脱氢酶-NADH 反应体系；②肌氨酸氧化酶法：肌酐酶-肌酸酶-肌氨酸氧化酶法-过氧化物酶反应体系；③肌酐亚氨基水解酶（即肌酐脱氨酶法）：肌酐亚氨基水解酶—N-甲基乙内酰脲酰氨基水解酶—N-氨基甲酰胺肌氨酸酰氨基水解酶—肌氨酸氧化酶—过氧化物酶反应体系。酶学方法虽然成本较高，但方法特异性高，结果准确，适用于各种自动分析仪，亦可用于干化学方法或电化学方法。

2）尿素测定方法：多为酶偶联速率法，其原理为尿素在尿素酶催化下，水解生成氨和二氧化碳，氨在 α-酮戊二酸和还原型辅酶 I 存在下，经谷氨酸脱氢酶催化生成谷氨酸，同时还原型辅酶 I 被氧化成氧化型辅酶 I，其在 340nm 波长吸光度下降的速率与待测样品中尿素的含量成正比。

（2）参考区间

1）血清肌酐（国家卫生和计划生育委员会制定，苦味酸法和酶法）：男性 $57\sim97\mu mol/L$（20～59 岁）和 $57\sim111\mu mol/L$（60～79 岁），女性 $41\sim73\mu mol/L$（20～59 岁）和 $41\sim81\mu mol/L$（60～79 岁）。

2）血清尿素（国家卫生和计划生育委员会制定，酶法）：男性 $3.1\sim8.0mmol/L$（20～59 岁）和 $3.6\sim9.5mmol/L$（60～79 岁），女性 $2.6\sim7.5mmol/L$（20～59 岁）和 $3.1\sim8.8mmol/L$（60～79 岁）。

（3）临床应用价值：血清肌酐和尿素氮的变化与肾小球滤过率的下降相一致，血清肌酐$>133\mu mom/L$ 或 GFR$<40ml/min$ 是确定诊断的必备条件之一。I 型 HRS 患者在数日到 2 周内，血清肌酐浓度较开始水平增加 1 倍，并超过 $221\mu mom/L$。但一般尿素氮的增高程度不如其他原发性肾疾患所致的尿毒症明显，这是因为畏食而减少了蛋白质摄入、肝内尿素合成减少、肌肉中蛋白质代谢明显下降所致。相反，如合并胃肠道出血时，由于内源性尿素增多，使血尿素又表现为与肾小球滤过率下降不成比例的增高。

（4）测定方法评价

1）肌酐测定评价：碱性苦味酸法：①必须严格控制反应时间，以尽量避免假肌酐物质的干扰；尽管目前自动生化分析仪上测定，已能较准确地做到在 25～60 秒检测，但某些假肌酐仍无法避免，当血液中乙酰乙酸$>500\mu mol/L$、维生素 C$>2840\mu mol/L$、丙酮酸$>1140\mu mol/L$ 时有明显的干扰，某些病理标本中可能出现不可知的假肌酐，也可使结果假性偏高；②胆红素可引起负偏差，尤其在肝病患者其血清胆红素可能出现高值；某些全自动生化分析仪具有空白速率参数，能基本上去除胆红素负干扰；③溶血释放的红细胞内非特异性物质将干扰反应；④该法检测范围较酶法低，其上限约为 $2000\mu mol/L$，回收率为 96.7%～100.4%。

肌酐氨基水解酶-过氧化物酶法检测线性可达 $8840\mu mol/L$，回收率为 95%～105%，灵敏度较好，精密度批内 CV 为 0.49%，批间 CV 为 1.03%；对胆红素、Hb 以及肌酸均具有良好的抗干扰能力。因该法良好的性能，以及很宽的检测范围使其能便利地同时用于尿肌酐测定，所以为酶法中较好的方法。肌酐亚氨基水解酶-谷氨酸脱氢酶法检测上限较低，不同公司试剂不同，一般为 884～$2000\mu mol/L$，精密度批内 CV 为 2.1%～3.4%，日间 CV 为 3.3%左右；不受胆红素、维生素 C 等干扰。

2）尿素测定评价：酶偶联速率法有良好的准确度和精密度，线性上限为 25.0～30.0mmol/L。

4. 内生肌酐清除率（Ccr）

（1）测定方法：通过测定血和尿中肌酐含量来计算每分钟或 24 小时有多少毫升或升血浆中的肌酐通过肾脏被清除，此值称为内生肌酐清除值或肌酐清除率。应以患者的体表面积校正后的肌酐清除值报告。

$$内生肌酐清除值（ml/min）=\frac{尿中肌酐（\mu mol/L）}{血中肌酐（\mu mol/L）}\times 每\ min\ 尿量（ml）$$

$$校正后内生肌酐清除值（ml/min）=内生肌酐清除值\times\frac{1.73}{体表面积（m^2）}$$

体表面积可根据身高体重查图得出或按公式计算得出。

（2）参考区间：男性（105±20）ml/min，女性（95±20）ml/min。

（3）临床应用价值：HRS 时肌酐清除率下降，GFR＜40ml/min 或血清肌酐＞133μmom/L 是确定诊断的必备条件之一。Ⅰ型 HRS 患者在数天到 2 周内，GFR 较开始降低 50%，低于 20ml/min。GFR 对判断预后具有较好的意义。对 68 例无并发症的非氮质血症肝硬化患者进行 GFR 测定，并随访 180 天，其中 21 例 GFR 50～80ml/min 者，6 个月病死率为 24%；25 例低于 50ml/min 者，同期病死率为 36%，正常肾功能者同期病死率为 9%。

在一般肾源性的肾功能障碍患者，GFR 对判断肾功能下降比较敏感，可作为早期诊断指标。但 GFR 对早期诊断 HRS 有一定的局限。正常人内源性肌酐主要从肾小球滤过排泄，不从或极少从肾小管排泌，但在 HRS 时，肌酐从肾小管排泌增加，此时所测的 GFR 往往比真实的 GFR 高。对 56 例处于肾功能不全边缘的肝硬化患者测定肌酐清除率，并与菊糖清除率比较，血清肌酐浓度的敏感度为 18%，肌酐清除率的敏感度为 74%；对于菊糖清除率减退的患者，有 50% GFR 值仍正常。

（4）标本要求：24 小时尿液，留尿同时抽血，分别测定血清肌酐和尿肌酐浓度；24 小时尿液需准确留取。

（5）测定方法评价：血液中肌酐显著增高时，肾小管可分泌少量肌酐到尿中，测定的肌酐清除率可高于实际的肾小球滤过率。不同体表面积对结果影响很大，每个个体必须用此值校正结果。24 小时尿液中肌酐浓度很高，必须采用有足够检测上限的测定方法，许多自动生化分析仪能自动将尿液标本减量测定，或将尿标本前稀释后测定，否则需手工稀释尿液。

【其他检验指标】 HRS 常出现电解质和酸碱平衡指标的异常，前者多表现为稀释性低钠血症，常＜130mmol/L，血钾高低不一，大多数偏低，早期低血钾，晚期为高血钾；酸碱平衡紊乱类似于 AHF。HRS 可同时合并或先后发生自发性细菌性腹膜炎和消化道大出血，所以还会出现腹水检验异常、红细胞和血红蛋白下降和大便隐血试验阳性等。

【检验综合应用评价】　在肝功能检查严重异常的基础上，出现肾功能试验异常是 HRS 的诊断必备条件。血清肌酐＞133μmom/L 或 GFR＜40ml/min 是确定 HRS 诊断的必备条件之一；Ⅰ型 HRS 患者在数天到 2 周内，血清肌酐浓度较开始水平增加 1 倍，并超过 221μmom/L，GFR 较开始降低 50％，低于 20ml/min；但 GFR 对早期诊断 HRS 有一定的局限，因为 HRS 时，肌酐可从肾小管排泌，故 GFR 假性偏高。尿蛋白增高但通常＜0.5g/24h，也是主要诊断标准之一。其次，尿钠浓度下降，通常为 4～10mmol/L，FeNa 可小于 1％；尿液渗透压在 HRS 早期增高，至少高于血浆 100mOsm/L，到渐渐接近血浆渗透压，尿中可出现红、白细胞等；血钠浓度小于 130mmol/L。

（黄智铭　石　亮　王剑虹）

第三章

胰 腺 疾 病

第一节 急性胰腺炎

一、疾病概述

急性胰腺炎（acute pancreatitis，AP）指多种病因引起的胰酶激活，继以胰腺局部炎性反应为主要特征，伴或不伴有其他器官功能改变的疾病。临床上大多数患者的病程呈自限性。20％～30％的患者临床经过凶险。总体病死率为 5％～10％。AP 的分型目前主张按临床表现的严重程度分为轻度 AP（mild acute pancreatitis，MAP）、中度 AP（moderately severe acute pancreatitis，MSAP）和重度 AP（severe acute pancreatitis，SAP）。

【病因和发病机制】 急性胰腺炎病因甚多。常见的病因有胆石症（如胆道结石、急性和慢性胆囊炎或胆管炎、胆道蛔虫），占所有病因的 50％～60％，其次为大量饮酒和暴饮暴食。其他还有腹部手术或外伤、胰管梗阻、十二指肠乳头周围病变、严重感染、药物及高脂血症等。上述各种致病因素引发急性胰腺炎的途径虽不同，但却具有共同的发病过程，即胰腺各种消化酶被激活所致的胰腺自身消化（autodigestion）。胰腺分泌诸多消化酶，但在生理状态时胰腺受机体多种防御机制的保护而避免发生消化。只有在各种病因使防御机制中某些环节破坏后，胰腺消化酶原被提前激活，才会发生胰腺自身消化的病变过程。

【临床表现】　不同病理类型急性胰腺炎临床表现可显著不同。水肿型胰腺炎症状较轻，呈自限性经过；坏死型胰腺炎病情重、进展快、病死率高。

1. 症状

（1）腹痛：为本病的主要表现，多呈突然发作，程度轻重不一，可为钝痛、绞痛、钻痛或刀割样痛，呈持续性伴阵发性加剧。腹痛常位于中上腹痛，可向腰背部呈带状放射，弯腰抱膝或前倾坐位可减轻疼痛。轻型患者腹痛 3～5 天即可缓解。重症者剧痛持续时间较长，发生腹膜炎时可引起全腹痛。

（2）恶心、呕吐：多数患者起病即伴恶心、呕吐，呕吐物常为胃内容物。呕吐后腹痛无缓解。

（3）发热：轻型胰腺炎可有中度发热，一般持续 3～5 天。重症胰腺炎发热较高，且持续不退，特别在胰腺或腹腔有继发感染时，常有弛张高热。

（4）低血压及休克：重症胰腺炎常发生低血压或休克，患者烦躁不安，皮肤苍白、湿冷，脉搏细弱，血压下降。极少数患者可突然发生休克，甚至猝死。休克主要是血液和血浆大量渗出，引起有效循环血容量不足所致。

（5）水、电解质、酸碱平衡及代谢紊乱：轻型患者多有轻重不等的脱水，呕吐频繁者可有代谢性碱中毒。重型胰腺炎常有明显脱水和代谢性酸中毒，可出现低钙血症。

2. 体征　轻症者表现为轻压痛，重症者可出现腹膜刺激征、腹水、Grey-Turner 征、CUllen 征。少数患者因脾静脉栓塞出现门静脉高压、脾脏肿大。罕见横结肠坏死。腹部因液体积聚或假性囊肿形成可触及肿块。其他可有相应并发症所具有的体征。

3. 并发症　局部并发症包括急性液体积聚、急性坏死物积聚、胰腺假性囊肿、包裹性坏死和胰腺脓肿，其他局部并发症还包括胸腔积液、胃流出道梗阻、消化道瘘、腹腔出血、假性囊肿出血、脾静脉或门静脉血栓形成、坏死性结肠炎等。局部并发症并非判断 AP 严重程度的依据。全身并发症主要包括器官功能衰竭、SIRS、全身感染、腹腔内高压（intra-abdominal hypertension，IAH）或腹腔间隔室综合征（abdominal compartment syndrome，ACS）、胰性脑病（pancreatic encephalopathy，PE）。

【诊断和鉴别诊断】　根据典型的临床表现和实验室检查，常可作出诊断。急性胰腺炎需要与以下鉴别：

1. 消化性溃疡急性穿孔　有典型溃疡病史，腹痛突然加剧、腹肌紧张，肝浊音界消失及 X 线下见膈下游离气体等可资鉴别。

2. 胆石症及急性胆囊炎　既往有胆绞痛史，常为右上腹痛，可放射至右肩部，Murphy 征阳性。B 超和 X 线胆道造影可明确诊断。

3. 急性肠梗阻　阵发性腹痛、腹胀、呕吐、肠鸣音亢进，有气过水声，无肛门排气，腹部 X 线可见液气平面。

4. 心肌梗死　有冠心病史，突发上腹部疼痛，心电图见心肌梗死图像，血清心肌酶升高。

二、检验诊断

临床检验指标包括：①因胰腺病变而释放到血液并排至尿中的胰酶增加；②血液白细胞增高；③其他检验指标有血清钙下降，以及血清胆红素、尿素增高等。

【一般检验项目】

1. 血液和尿液 α-淀粉酶（amylase，AMY）　人和动物只含 α-淀粉酶，其同工酶包括胰型（P 型）和唾液型（S 型）及各自的亚型同工酶；P 型 AMY 主要来源于胰腺，S 型 AMY

主要来源于唾液腺。此外，血清中还可出现巨淀粉酶，该酶可能由 S 型 AMY 与 IgG 或 IgA 等聚合而成。血浆中 AMY 因分子量小，故可从肾小球滤过而由尿中排出，半衰期很短，约为 2 小时，所以血浆 AMY 增高持续时间较短。

（1）测定方法：α-淀粉酶测定方法较多，早期主要是以天然淀粉为底物，通过测定 AMY 作用后剩余的淀粉量再推算出酶活性，如碘-淀粉比色法；后以人工合成的麦芽寡糖苷为底物，通过测定底物被 AMY 水解后释放出的可溶性色素计算酶活性。色原底物常采用对硝基酚麦芽七糖苷（4NP-G7 法），是 IFCC 推荐的方法，此法以亚乙基封闭的 $4NP\text{-}G_7$ 为底物，经 AMY 水解为游离的寡糖（G_5、G_4、G_3）及葡萄糖单位减少的对-硝基苯寡糖苷（$4NP\text{-}G_2$、$4NP\text{-}G_3$、$4NP\text{-}G_4$），后者经 α-葡萄糖苷酶催化水解为黄色的对硝基酚和葡萄糖。对硝基酚的生成量在一定范围内与 AMY 活性成正比，在 405nm 进行连续监测即可测出 AMY 的活性。

（2）参考区间：麦芽七糖法，血清 35～135U/L（国家卫生和计划生育委员会制定），尿<500U/L。

（3）临床应用价值：血清和尿液 AMY 活性是诊断胰腺疾病的重要指标。急性胰腺炎时，AMY 溢出胰腺外，迅速吸收入血，由尿排出，血和尿中的 AMY 显著增高。急性胰腺炎发病后 2～3 小时，血清 AMY 开始增高，多在 12～24 小时达高峰，高于参考值 5 倍即有诊断意义；2～5 天下降至正常，重症患者持续时间较长。如 AMY 降后复升，提示病情有反复。

尿 AMY 于急性胰腺炎发病后 12～24 小时开始增高，下降也比血清 AMY 慢，所以在急性胰腺炎发病的后期测定尿 AMY 更有价值。大约有 1% 的患者可出现血 AMY 增高而尿 AMY 正常，除了处于疾病早期的原因外，此种情况也可能为巨淀粉酶血症，该酶是由唾液型 AMY 与免疫球蛋白 IgG 或 IgA 等聚合而成，因其分子量较大，不能从肾脏排出，故导致血中 AMY 增高，而尿 AMY 活性正常。

依据尿液 AMY 诊断胰腺炎时，要特别注意随机尿液的浓缩稀释度有相当大的差异，大量饮水后尿量多时，酶活性较低；反之，长时间进水少，尿液浓缩时酶活性则可高得多。可采用尿 AMY 活性与尿肌酐比值，比单用尿淀粉更能准确地反映真实情况。

临床上测定 AMY 用于胰腺炎诊断时，应注意 AMY 增高幅度与病情不成比例，若原来 AMY 已增高却发生与症状不相应的降低时，常是凶险的坏死性胰腺炎的预兆。严重坏死型者，因胰腺腺泡严重破坏，AMY 生成很少，故其值并无增高表现。患者是否开放饮食或病情程度的判断不能单纯依赖于血清 AMY 是否降至正常，应综合判断。

对于一些其他疾病如消化性溃疡、阑尾炎、胆道疾病的患者，血清 AMY 亦可增高，但一般不超过 150～200U/L。而在急性胰腺炎时，血清 AMY 一般超过 500U/L。

（4）测定方法评价：碘-淀粉比色需手工操作，精密度不好、准确性较差，可检测上限低，酶活性大于 400U 时，就应将标本稀释后重做；但该方法简单、价廉，不需要精密仪器，目前在一些基层医院或急诊实验室尚有采用。采用色素原底物的连续监测法应用最为广泛，适用于全自动生化分析仪，检测范围宽、精密度和准确度均较好，但根据采取底物的不同，各方法的参考区间会有所不同。

（5）标本要求：血液 AMY 测定标本最好为血清，也可用肝素抗凝血浆。因为 AMY 是一种需钙的金属酶，其他抗凝剂如草酸盐、枸橼酸盐、EDTA 及氟化钠对 AMY 活性有抑制作用。唾液中含大量 AMY，故要注意防止标本被唾液污染。

2. 尿淀粉酶肌酐清除率比值（Cam/Ccr）

（1）测定方法：同时采取患者的血液和尿液，并测定血清及尿中的 AMY 和肌酐，计算 Cam/Ccr（%）＝（尿 AMY 活性×血清肌酐浓度×100)/(血清 AMY 活性×尿肌酐浓度)。

（2）参考值：<5%。

（3）临床应用价值：急性胰腺炎时，肾脏对血浆 AMY 清除率增高，而对肌酐清除率无改变，Cam/Ccr 可增加达正常值的 3 倍。其他非胰腺炎所致的高淀粉酶血症时，该值正常，巨淀粉酶血症则低于正常。

（4）测定方法评价：Cam/Ccr 的准确性取决于 AMY 和肌酐测定。任何影响这两个指标测定结果的因素，都会影响该比值结果的准确性。

3. 血清胰淀粉酶（P-AMY）

（1）测定方法：可采用匀相单克隆双抗体抑制法，其原理是先用两种 S-AMY 的单克隆抗体将血清中 S-AMY 的活性抑制，再测定剩余 AMY 的活性，即为胰淀粉酶（amylopsin，P-AMY）。AMY 测定一般采用 4NP-G7 法。

（2）参考区间：不同试剂参考区间差别较大，如 13～40U/L 和 121～322U/L 等。

（3）临床应用价值：急性胰腺炎时，P-AMY 明显增高，在急性胰腺炎的诊断中，敏感性为 88.9%、特异性为 90.9%，均高于总 AMY。血清 P-AMY 增高和下降曲线与总 AMY 变化相近，随着胰腺炎发作时间的延长，灵敏度会相对降低。当出现高淀粉酶血症时，如果 P-AMY 没有增高，几乎可以排除急性胰腺炎的诊断。血中 P-AMY 正常情况下约占总 AMY 的 40%，其他除唾液腺产生的 S-AMY 外，面神经管、肺、肝也可产生少量 AMY。

（4）方法学评价：本指标测定的关键是要完全抑制 S-AMY 的活性，由于单克隆抗体仅仅针对 S-AMY 某一抗原决定簇，尚不能完全抑制其活性，所以很多试剂盒采用两株单克隆抗体来抑制 S-AMY 的活性。即便如此，一些进口试剂对 S-AMY 的抑制率也只有 91.7%。所以当血清 S-AMY 增高时，可导致血清 P-AMY 假性增高。一些干扰 AMY 测定的因素也会影响 P-AMY 测定。

4. 血清脂肪酶（LPS 或 LIP）

（1）测定方法：包括比浊法和色团底物连续监测法，以后者多用。色团底物连续监测法原理是在碱性条件下，脂肪酶将底物 1,2-邻二月桂基-消旋-甘油-3-戊二酸-（6-甲基试卤灵）酯水解，形成 1,2-邻二月桂基-消旋-甘油和一个不稳定的中间体戊二酸-（6-甲基试卤灵）酯，该中间体在碱性条件下继续分解，产生戊二酸和甲基试卤灵。后者显红色，在 577nm 波长有吸收峰，显色强度和脂肪酶活性成比例，连续监测其吸光度的变化可测得 LPS 活性。

（2）参考区间：色团底物连续监测法为 12～63U/L。

（3）临床应用价值：脂肪酶又称三酰甘油酯酶，是胰腺外分泌酶，由于脂肪酶均来源于胰腺，不存在同工酶，所以比 AMY 更显特异。胰腺炎时胰腺基底细胞通透性增加，脂肪酶大量释放入血。急性胰腺炎发病 2～12 小时后血浆 LPS 即可显著增高，24 小时达峰值，可高于参考区间上限 20～54 倍。血浆 LPS 活性与疾病严重程度不呈正相关。由于血浆 LPS 在急性胰腺炎时活性增高时间早，增高幅度大，持续时间长，故诊断价值优于 AMY，其诊断急性胰腺炎的灵敏度为 80%～100%，特异性为 84%～96%，而血浆 AMY 分别为 73%～79% 和 82%～84%；若两者同时测定，可明显提高急性胰腺炎的诊断准确性。临床观察发现，凡血清 AMY 增高的病例，其血清 LPS 均增高，而 LPS 增高者 AMY 不一定增高。非胰腺炎的急腹症患者，血清 AMY 增高而 LPS 不增高。

（4）测定方法评价：比浊法受试剂中橄榄油影响较大，约有 6% 左右的正常人血清与底物保温后的吸光度比保温前略有增加，因而造成负值。当标本中甘油三酯浓度大于 5.65mmol/L 时可干扰测定结果，血红蛋白大于 2g/L 时则有负干扰，羧酯酶和脂蛋白脂酶不干扰测定。色团底物连续监测法批内 $CV<2\%$，批间 $CV<3\%$，检测上限为 300U/L，胆红素 $<1026\mu mol/L$、甘油三酯 $<22.6mmol/L$ 对检测结果均无影响。要注意的是不同厂家的试剂由于色原成分和辅助成分不同，其测定结果有很大的不同，各实验室应建立自己的参考区间。

5. 尿胰蛋白酶原-Ⅱ（Try-Ⅱ）

（1）检测方法：目前大多采用免疫层析法。其测定原理为试纸条中含有两种人尿胰蛋白酶原-Ⅱ（Trypsinogen-Ⅱ，Try-Ⅱ）的单克隆抗体，当试剂条浸入尿液后，尿液中 Try-Ⅱ 与单克隆抗体标记的蓝色乳胶颗粒结合，并继续渗透移动，穿过硝酸纤维膜，再与此区域中另一种能捕捉该抗原抗体复合物的单克隆抗体结合。若标本中 Try-Ⅱ 含量 $>50\mu g/L$，则在 5 分钟内此区域显示一条蓝线。试纸条同时还显示另一条蓝色质控线，结果判断为阳性。

（2）参考值：阴性。

（3）临床应用价值：急性胰腺炎时尿液中的胰蛋白酶原-Ⅱ浓度增高，可达 7～10 天，其诊断灵敏度和特异度分别为 $91\%～93.5\%$ 和 $95.1\%～97\%$，明显优于血、尿 AMY。其筛选急性胰腺炎的准确性高，阴性结果在很大程度上可以排除急性胰腺炎可能。不足之处是目前尿胰蛋白酶原-Ⅱ只能用试纸条法，属定性试验，尚不能用于疗效观察；其定量检测方法较复杂，临床应用尚有难度。

胰蛋白酶原是胰蛋白酶的前体，由胰腺腺泡细胞产生、分泌入胰腺，它有两种同工酶，即胰蛋白酶原-Ⅰ和胰蛋白酶原-Ⅱ。在急性胰腺炎时，胰腺组织受损，胰蛋白酶原大量释放入血液，从肾小球滤过时，胰蛋白酶原-Ⅱ的重吸收率较胰蛋白酶原-Ⅰ要小一些，所以尿液中胰蛋白酶原-Ⅱ的含量显著增高，并与胰腺炎的严重程度一致。

（4）检测方法评价：免疫层析法操作简便，标本采集容易，费用较低，5 分钟即可出结果，比较适合于急诊检验。

6. 白细胞计数和分类　在急性胰腺炎，白细胞总数一般为（10~20）×10⁹/L，如感染严重则大于 20×10⁹/L，并出现明显核左移。但白细胞数升高不是急性胰腺炎的特异性指标，大部分细菌性感染、尿毒症、烧伤、手术后、传染性单核细胞增多症、白血病等都有不同程度的白细胞升高，应注意鉴别。

白细胞计数和分类的参考区间和测定方法及其评价参见第一章第七节克罗恩病的检验诊断。

【其他检验项目】

1. 血清钙（calcium，Ca）　血清中钙主要以离子钙（ion calcium，iCa）和结合钙两种形式存在，约各占 50%。临床上通常是测定血清总钙量，以推测血清离子钙的变化情况，但血清离子钙浓度更能反映生理情况。

（1）测定方法：血清总钙测定可采用邻甲酚酞络合酮比色法、偶氮胂Ⅲ法、甲基麝香草酚蓝比色法。邻甲酚酞络合酮比色法（OCPC 法）原理是，血清中钙在碱性溶液中与试剂反应生成有颜色的络合物；甲基麝香草酚蓝比色法原理与 OCPC 法类似。偶氮胂Ⅲ法原理是，在碱性条件下，游离的偶氮胂Ⅲ在溶液中呈玫瑰红色，与钙络合后形成紫蓝色偶氮胂Ⅲ-钙复合物，呈色深浅与钙浓度成正比。离子钙测定可采用离子选择电极法。

（2）参考区间：血清总钙成人为 2.11~2.52mmol/L（国家卫生和计划生育委员会制定，邻甲酚酞络合酮比色法），儿童为 2.23~2.80mmol/L；离子钙成人为 1.13~1.3mmol/L，儿童为 1.18~1.35mmol/L。

（3）临床应用价值：急性胰腺炎时，在发病两天后血钙开始下降，以第 4~5 天后为显著，重型者可降至 1.75mmol/L

以下，可出现手足抽搐，此时常提示病情严重，预后不良。急性胰腺炎胰腺组织的脂肪酶大量进入腹腔，使大网膜、腹膜上的脂肪组织被消化，分解为甘油和脂肪酸，后者与钙结合为不溶性的脂肪酸钙，因而使血浆钙下降。

（4）测定方法评价：目前临床上以应用邻甲酚酞络合酮比色法和偶氮胂Ⅲ法较多，其试剂较为稳定。甲基麝香草酚蓝比色法试剂不很稳定，可导致结果不准确。以上三法的检测范围均为 0～4mmol/L，能满足临床所要求。血清胆红素低于 $340\mu mol/L$、血红蛋白低于 10g/L 时，对结果均无显著干扰。离子选择电极法需要专门的分析仪，操作简便，准确度和精密度较好，目前在临床上的应用也日渐广泛。

2. 血清正铁血红素清蛋白（methemalbumin，MHA）定性

（1）检测方法：可采用 Schumm 试验的方法和直接分光光度计法。Schumm 试验的原理是血清正铁血红素清蛋白（MHA）能与黄色硫化铵饱和溶液作用，形成一个容易识别的铵血色原，用光谱仪观察结果，若在波长 558nm 处有一最强吸收峰，表示有 MHA 存在。直接分光光度计法根据 MHA 在 624nm 处有强吸收峰，将血清或血浆按一定比例稀释后直接用分光光度计检测 624nm 处有无吸收峰。

（2）参考值：阴性。

（3）临床应用价值：MHA 可作为急性出血坏死性胰腺炎的早期诊断指标，对诊断有一定的参考价值，一般在发病后 12 小时血清 MHA 检测为阳性。而普通急性水肿型胰腺炎时 MHA 为阴性。其他腹腔内出血性疾病、血管内严重溶血也可呈阳性，应注意区别。急性出血坏死性胰腺炎由于胰腺出血坏死，血性胰液中的红细胞破坏释放出血红素，在脂肪酶和弹性蛋白酶作用下，转化为正铁血红素，被吸收入血液中除与球蛋白结合外，也可与清蛋白结合，形成 MHA。

（4）检测方法评价：这两种方法操作快捷、方便，但灵敏度稍差，只有在血清 MHA 浓度增高到一定的程度时，方可检出。

3. 血清总胆红素（TBIL）和直接胆红素（DBIL）　约 20％的急性胰腺炎患者在病后 1～2 天出现不同程度的黄疸。原因可能为同时存在胆管结石引起胆管阻塞，或肿大的胰头压迫胆总管下端或肝功能受损。黄疸越重，提示病情越重，预后不良。

血清总胆红素和结合胆红素的参考区间、测定方法及其评价参见第五章第一节溶血性黄疸的检验诊断。

4. 血清尿素（urea）

（1）测定方法：常采用酶偶联连续监测法，也可采用脲酶-波氏比色法。具体方法参见第二章第十五节肝肾综合征的检验诊断。

（2）参考区间：2.86～8.20mmol/L。

（3）临床应用价值：急性出血坏死型胰腺炎时常可出现血清尿素增高。其原因是由于腹腔和腹膜后大量渗液出血、肠麻痹肠腔内积液，大量蛋白质分解产物被吸收入血，另外由于呕吐使体液丧失引起低血容量性休克最终导致肾脏有效滤过率下降，也可使血清尿素明显增高。

（4）测定方法评价：参见第二章第十五节肝肾综合征的检验诊断。

5. 其他生化检验指标　急性胰腺炎时血糖可增高，多为暂时性。其发生与胰岛细胞破坏、胰岛素释放减少、胰高血糖素增加及肾上腺皮质的应激反应有关。血清 ALT 可一过性增高。15％～20％患者的血清甘油三酯增高。

【检验综合应用评价】　血清及尿 AMY、血清胰淀粉酶和脂肪酶、尿胰蛋白酶原-Ⅱ，对急性胰腺炎的诊断具有重要的意义，但应注意有将近 10％的急性胰腺炎可无血、尿淀粉酶增高。对出血坏死型胰腺炎的诊断，则应增加 MHA、血清钙、血清尿素测定。一些项目可作为判断本病严重程度的指标，如高血糖、低血钙常提示病情严重。

第二节　慢性胰腺炎

一、疾病概述

慢性胰腺炎（chronic pancreatitis，CP）是指各种病因引起的胰腺组织和功能不可逆的慢性炎症性疾病，其病理特征为胰腺腺泡萎缩、破坏和间质纤维化。临床以反复发作的上腹部疼痛和（或）胰腺外、内分泌功能不全为主要表现，可伴有胰腺实质钙化、胰管扩张、胰管结石和胰腺假性囊肿形成等。

【病因和发病机制】　由于慢性胰腺炎的发病机制尚未阐明，在世界各国和地区的病因不尽相同，其发病率各异。近年来慢性胰腺炎的发病率有所增高，可能与酒的消耗量逐年增加有关。慢性胰腺炎多见于中老年人，以 40～60 岁多见，男性多于女性。

1. 胆道系统疾病　在我国，各种胆道系统疾病，如急性或慢性胰腺炎、胆管炎、胆石症、胆道蛔虫和 Oddi 括约肌功能障碍（sphincter of Oddi dysfunction，SOD）等，是引起慢性胰腺炎最主要的原因，占我国慢性胰腺炎病因的 47%～65%。炎症、结石嵌顿、瘢痕狭窄引起胆总管末段或胰管和胆管交界处梗阻，使胰液引流受阻，胰管内压力增高，可导致胰腺腺泡和小导管破裂，损伤胰腺组织及胰管系统，逐渐形成胰腺慢性炎症和纤维化。

2. 慢性酒精中毒　乙醇引起慢性胰腺炎的确切机制尚不明确，可能与乙醇刺激胰腺的分泌，使胰液的难溶性蛋白质和钙浓度升高，形成胰管内钙化蛋白栓，导致胰管阻塞、腺泡组织破坏、炎症和纤维化。此外，乙醇及其代谢产物的细胞毒反应可直接损伤胰实质。

3. 其他因素　主要有：①热带性胰腺炎（tropical pancreatitis）；②胰腺分裂症；③遗传性胰腺炎（hereditary pancreatitis）；④胰腺外伤、腹部手术损伤胰腺；⑤极少数出血坏死型胰腺炎因胰腺组织严重破坏，而遗留不可逆的胰腺外分泌功能不全；⑥代谢障碍如高钙血症、高脂血症；⑦免疫功能异常，如系统性红斑狼疮和结节性多动脉炎患者常合并慢性胰腺炎；⑧胰腺附近脏器病变和十二指肠后壁穿透性溃疡均可引起慢性胰腺炎；⑨少数原因未明的慢性胰腺炎，称为特发性慢性胰腺炎（idiopathic chronic pancreatitis）。

【临床表现】　慢性胰腺炎的临床表现轻重不一。轻度胰腺炎可无明显临床症状或仅有轻度消化不良，而中重度慢性胰腺炎可有多种临床表现，主要有慢性胰腺炎本身或急性发作症状、胰腺分泌功能不全以及并发症的表现。

1. 症状

（1）腹痛：是最突出症状，多位于中上腹或左上腹，也可在右上腹，可放射至腰背部。疼痛轻重不一，可为隐痛、钝痛、剧痛或钻痛，疼痛剧烈时可伴恶心、呕吐。疼痛初为间歇性，随病情加重发作频度增多，持续时间延长，渐转为持续性腹痛。疼痛与体位变换有关，前倾坐位、侧卧屈膝时疼痛可减轻，平卧位或进食后躺下时疼痛加重，此即胰性疼痛体位（pancreatitis posture）的特点。

（2）胰腺外分泌功能不全的表现：慢性胰腺炎多有食后上腹饱胀、食欲减退、恶心、嗳气、不耐受油腻食物等消化不良症状，系由胰腺外分泌功能不全，胰脂肪酶分泌减少所致。严重时可致腹泻、脂肪泻（steatorrhea）和粪氮质增加，可伴脂溶性维生素 A、D、E、K 缺乏症，表现为夜盲症、皮肤粗糙和出血倾向等。可有消瘦和严重营养不良。

（3）胰腺内分泌功能不全的表现：慢性胰腺炎胰岛功能受损，致胰岛素分泌减少，出现糖耐量异常，后期可并发显性糖尿病。长期饮酒导致的慢性胰腺炎更易并发糖尿病。

2. 体征　腹部压痛与腹痛程度不相称，多仅有轻度压痛。如有胰腺假性囊肿形成时，左上腹或脐上可扪及表面光整包块。部分患者在左上腹或脐上偏左可闻及血管杂音，系由假性囊肿压迫脾动、静脉所致。胰头显著纤维化或假性囊肿压迫胆总管下段，可出现持续或逐渐加深的黄疸。

【诊断和鉴别诊断】　慢性胰腺炎的诊断标准：①典型的临床表现（反复发作上腹痛或急性胰腺炎等）；②影像学检查提示胰腺钙化、胰管结石、胰管狭窄或扩张等；③病理学有特征性改变；④有胰腺外分泌功能不全表现。具备②或③可确诊；具备①＋④为拟诊。

慢性胰腺炎与胰腺癌鉴别尤为重要，需行细针穿刺活检，甚至剖腹手术探查。慢性胰腺炎的腹痛与脂肪泻需注意与其他疾病鉴别。

二、检验诊断

慢性胰腺炎（CP）急性发作期可出现血清 AMY 增高，如合并胸、腹水，其胸、腹水中的 AMY 含量往往明显增高，急性发作时血清 AMY 等正常。胰腺外分泌功能检查是诊断 CP 的重要依据，但目前国内外开展的各种试验敏感性较差，仅在中、重度慢性胰腺炎时才有变化，因而临床价值有限。胰腺外分泌功能检查包括以下三类：①需要十二指肠插管，同时又需要外源性胃肠激素刺激的直接胰腺功能测定，如胰泌素试验、胰泌素-胆囊收缩素试验和胰泌素-雨蛙肽试验；②需要十二指肠插管，但不需要外源性胃肠激素刺激的间接胰腺功能测定，如 Lundh 试验、小肠滴注试验、75Se 试验；③不需要十二指肠插管的无管胰腺功能测定，如胰功肽试验、胰月桂酸试验、双标记 Schilling 试验、$^{14}CO_2$ 呼吸试验、胰液乳铁蛋白测定、粪便脂肪定量试验和粪便糜蛋白酶测定。

【胰腺功能试验】

1. 胰泌素试验

（1）试验方法：患者空腹 12 小时，插入 Dreiling 胃肠双腔管，胃引流孔应位于胃窦部，远侧孔位于十二指肠降部的下端，先将胃液抽净，以免胃内容物流入十二指肠影响测定结果。采集 10 分钟的十二指肠液作为基础标本，然后，按胰泌素 1U/kg 的量，皮下或静脉注射胰泌素（应先做皮内敏感试验，结果阴性方可应用），连续收集十二指肠液 80 分钟。测定基础和胰泌素刺激后的胰液容量、碳酸氢盐浓度及酶含量。由于该法时间较长，且十二指肠液易被胃液污染，患者痛苦较大。近来有人提出用 100U 胰泌素静脉注射刺激胰腺分泌，内镜插管至主胰管，每隔 5 分钟收集胰液，共收集 20 分钟，测定最大碳酸氢盐浓度，以 125mmol/L 为正常最高值。该试验需时较短，患者痛苦较小，但需要经验丰富的内镜医师。

（2）参考值：注射胰泌素后，胰液流量＞2ml/kg，碳酸氢盐浓度＞90mmol/L，AMY＞6U/kg 体重。

（3）临床应用价值：注射胰泌素后，如果出现胰液排泌量、碳酸氢盐浓度和胰酶量降低现象，即为异常表现，可见于慢性胰腺炎、胰腺癌等有外分泌功能障碍的疾病。如果碳酸氢盐排出量降低，AMY 排出量减少，即使胰液流出量正常，也提示有慢性胰腺炎的可能。慢性胰腺炎时最易出现的是碳酸氢盐排出量低下，依次为 AMY 及胰液流出量低下。如果胰液流出量减少，即使碳酸氢盐与 AMY 分泌量正常，则是胰导管阻塞的表现，提示癌的可能。胰液流出量、碳酸氢盐、AMY 三者明显减少，可见于严重慢性胰腺炎及大面积胰头癌患者。

（4）试验方法评价：该法比较直观、敏感。但试验操作及其标准化较难，且费时费力，会给患者带来较大痛苦而不易被患者接受，所用的胰泌素价格也较高，故使其临床应用受限。但为直接检查胰液分泌的方法，诊断敏感性达 74%～94%，特异性为 80%～98%，故至今还是胰腺外分泌功能试验的"金标准"。

2. 伦代试验（Lundh test）　1962 年 Lundh 首先创立该方法。其原理为摄入试餐后，刺激十二指肠和空肠上段黏膜细胞和迷走神经，释放缩胆囊素（CCK）和胆碱能神经递质而引起胰液分泌，然后收集十二指肠液测定胰蛋白酶含量。

（1）试验方法：采用标准配方的试餐（植物油 18g、脱脂奶粉 15g、葡萄糖 40g、调味糖浆 15g，加水至 300ml）代替外源性胃肠激素。受试者禁食 12 小时后，插入十二指肠引流管，管端达十二指肠空肠曲，同时嘱受试者饮试餐 300ml；于平卧位用低负压连续吸引，收集 2 小时十二指肠液，冰浴送检测定胰蛋白酶活性。

胰蛋白酶活性测定原理：胰蛋白酶催化苯甲酰 L-精氨酸乙酯，转变为苯甲酰 L-精氨酸，后者在波长 253nm 下的吸光度增加，吸光度增加的速率与胰蛋白酶的活性成正比。

（2）参考值：胰蛋白酶＞19U/（h·kg）。

（3）临床应用价值：本试验能反映胰腺病变程度，对慢性胰腺炎诊断的敏感度和特异度均为 75%～85%。因其可加重病情，该试验不可用于急性胰腺炎。一些非胰性因素影响，如胃切除术、迷走神经切断、小肠吸收不良、壶腹部梗阻时可造成假阳性。

（4）方法学评价：本法需要十二指肠插管，操作较复杂，患者不易接受，而且与胰泌素试验相比较，敏感性及特异性均较低，现较少应用。

3. 胰功肽试验（又称 BT-PABA 试验）　N-苯甲酰-酪氨酰对氨苯甲酸（N-benzoyl-tyrosyl-para-aminobenzoic，BT-PABA）为人工合成肽，胰腺分泌的糜蛋白酶可高度特异地分解该芳香族氨基酸的羧基端肽链。口服 BT-PABA，当其进入肠道后可被糜蛋白酶分解为苯甲酰、酪氨酸和对氨苯甲酸（PABA），后者很快自小肠吸收而从尿中排泄。当胰腺外分泌功能障碍时，BT-PABA 分解减少。比色法测定尿中 PABA 含量，计算其占所服药物的百分比，可反映胰腺外分泌功能。

（1）试验方法

1）试验准备：①试验前 3 天开始停服一切可能干扰本试验的药物，包括胰酶、磺胺类药、复合维生素 B 等；②务必使患者了解试验方法，以免因服药或留尿不准而影响试验结果；③试验当天早晨禁食，中午 12 时以后方可进食。

2）试验步骤：①晨 5 时 50 分排空膀胱，并留取尿液 20ml 作为对照；②晨 6 时准时口服 BT-PABA 500mg，同时饮水 300ml；③收集晨 6 时后 6 小时内的全部尿液（中午 12 时最后一次排空膀胱并收集尿液）；④将全部尿标本送实验室，用比色法测定尿中 PABA 的含量，计算其占所服药量的百分比。尿中 PABA 的排泄率＝（PABA 排泄总量/500mg）×100%。

（2）参考值：6 小时尿中 PABA 排泄率≥60%。

（3）临床应用价值：胰腺外分泌功能减退时 PABA 排出率低于 60%。对于轻度慢性胰腺炎患者，该指标的阳性率仅为 28%，中重度的阳性率为 63%。该试验是一种间接测定胰腺外分泌功能的方法，当胰腺外分泌功能减退时，糜蛋白酶分泌不足，BT-PABA 裂解减少，可致尿中 PABA 排出量减少。由于其敏感性和特异性较低，目前更多的是用于监测慢性胰腺炎的病情和观察临床治疗的效果。

（4）试验方法评价：该试验操作简便，属无创性检查，与胰泌素试验相关性较好，容易被患者接受。但要注意，由于试验中 PABA 需经小肠吸收、肝脏结合、肾脏排泄，故肝肾功能不全、炎性肠病、胃肠手术、糖尿病等均会影响试验准确性。

【其他检验项目】

1. 粪便检验

（1）粪便脂肪和肌纤维检验：粪便涂在载玻片上，滴加苏丹Ⅲ后，用显微镜检查是否存在圆形橘黄色小滴，如有，表明胰脂肪酶缺乏；同时检查有无肌肉纤维，若有肌肉纤维存在，表明胰蛋白酶缺乏。

（2）粪便糜蛋白酶：轻、中度胰功能不全患者的粪便糜蛋白酶活性降低，其敏感性为 41％～64％，特异性为 50％～90％。重度慢性胰腺炎其敏感性可达 83％～90％，也能用于诊断伴有囊性纤维化的胰腺外分泌功能不全患者。成人乳糜泻、克罗恩病、肝纤维化、毕Ⅱ式胃切除术均可致假阳性。在室温条件下，大便标本中糜蛋白活性非常稳定，标本可保留数天。粪便糜蛋白酶测定可采用以 P-甲苯磺酰-1-精氨酸甲基酯为底物的酶活性测定法。

（3）粪便弹性蛋白酶：慢性胰腺炎时，粪便中弹力蛋白酶下降，在重度胰腺炎患者中其敏感性较高（86.7％），而在轻至中度慢性胰腺炎中其敏感性较差（分别为 36.8％ 和 14.3％）。弹性蛋白酶是一种酸性蛋白酶，以蛋白内切酶和固醇结合蛋白形式存在于人类胰腺分泌物和粪中，粪便弹性蛋白酶和胰液弹性蛋白酶相关性好，在消化道内高度稳定、不易失活，在肠道中不被分解，且结果不受胰酶替代疗法影响，能更好地反映胰腺外分泌功能。测定方法可采用酶联免疫吸附试验（ELISA）。

2. 空腹血糖（FBG）和餐后 2 小时血糖（PBG）

（1）测定方法：血糖测定方法常采用葡萄糖氧化酶-过氧化物酶法（GOD-POD 法）或己糖激酶法（HK 法），具体测定方法请参见第六章第二节胰岛素瘤的检验诊断。

（2）参考区间：FBG 为 3.9～6.1mmol/L；PBG 小于 7.8mmol/L。

（3）临床应用价值：PBG＞11.1mmol/L 或 2 次 FBG＞7.0mmol/L 时，表明胰岛功能受损。10％～20％患者有显著糖尿病症状，如多饮、多食、多尿、体重减轻等；约 50％患者发生隐性糖尿病，此时葡萄糖耐量试验结果异常，PBG 大于 7.8mmol/L。慢性胰腺炎时，胰岛细胞的破坏会减少胰岛素的分泌，引起对葡萄糖的不耐受，或出现 FBG 增高。

（4）测定方法评价：请参见第六章第二节胰岛素瘤的检验诊断。

（5）标本要求：血液离体后，葡萄糖仍可被血细胞中酶酵解而使血糖下降，因此，应尽快分离出血清或者血浆。对于室温自然凝固的标本，血糖浓度每小时下降 7％左右。血标本若以氟化钠-草酸钾抗凝，可抑制糖酵解并起抗凝作用。餐后 2 小时血糖测定要求进食 100g 馒头后 2 小时采血。

【检验综合应用评价】　对于影像学诊断可疑的慢性胰腺炎患者，应进行胰腺外分泌功能检测，以鉴别影像学中的变化是急性胰腺炎修复期所致还是真正的慢性胰腺炎，但该类试验的缺点是操作繁琐、有创伤，患者不易接受，临床应用受到一定的限制。无管胰腺功能测定敏感性稍差，仅在中、重度慢性胰腺炎时才有变化，但是该测定操作简便、无创伤，患者易于接受。目前在临床上有一定应用的是胰功肽试验和粪糜蛋白酶测定。慢性胰腺炎急性发作时可查血清淀粉酶，此时血清淀粉酶往往增高。血糖测定及餐后 2 小时血糖测定可反映胰腺内分泌功能。

（池胜英　吴建胜　贾国葆）

第三节　胰源性胸腹水

一、疾病概述

胰源性胸腹水是指慢性胰腺炎、胰腺假性囊肿、胰胸瘘等胰腺良性疾病所引起的大量、复发性、持续性的富含淀粉酶的胸水及腹水。临床上较少见，平均发病年龄在 40 岁左右，男性发病率是女性的 2～3 倍。它不包括急性胰腺炎引起的一过性胸腔炎性渗出的液体积聚和胰腺癌胸腔转移所致的癌性胸水。

【病因和发病机制】 胰性胸水和腹水具有相似的病因和病理生理特性，最常见于乙醇引起的慢性胰腺炎。其他少见的原因还包括外伤性胰腺破裂、医源性胰腺损伤（如 ERCP），近年来研究显示两者的形成与以下因素有关：

1. 酒精性胰腺炎 由于摄入过量乙醇后引起胰酶和胰液分泌亢进，胰液中蛋白质和钙浓度增高，形成蛋白质栓子暂时阻塞胰管。同时，乙醇还可引起 Oddi 括约肌痉挛，最终出现胰管破裂、胰液渗漏。

2. 在慢性胰腺炎急性发作和形成胰腺假性囊肿的基础上，如有外力作用或反复细菌感染、坏死，就可以导致胰管和（或）假性囊肿破裂。若向前破裂，形成胰性腹水，腹水中的胰酶直接接触并损伤横膈，胰液穿过横膈缺损进入胸膜腔，形成胸水；若胰管或囊肿向后破裂，则可引起胸水。

3. 其他 包括：①囊壁渗漏；②淋巴管受压：慢性胰腺炎伴有纵隔假性囊肿压迫胸腔乳糜管或乳糜池引起乳糜性胰性胸水；③门静脉高压、低蛋白血症均可能致胰源性腹水及胸水。

【临床表现】 至少半数患者可提供大量饮酒史和（或）胰腺炎病史。胰性胸水表现为慢性、进行性、复发性的大量胸水积聚，以左侧胸腔多见。可出现气息、呼吸困难、胸痛、胸闷、刺激性干咳。胰性腹水临床表现为腹胀、腹痛、恶心、上腹不适等消化道症状，可有脂肪泻、血糖升高、腹水、黄疸、消瘦，表浅血栓性静脉炎等胰腺内外分泌功能障碍表现。

【诊断】 对本病的诊断主要依据：①病史；②Cameron 三

联症，即血清淀粉酶升高、胸（腹）水中淀粉酶升高和蛋白含量增加；③影像检查：B超及CT能发现胰腺囊肿、胰管钙化、扩张及结石；ERCP有时可见造影剂外溢（可确定胰管破裂的部位），诊断价值较大；MRCP作为无创手段日益受到重视。

二、检验诊断

胸腹水常规检验、淀粉酶测定和血清淀粉酶测定是胰源性胸腹水的主要诊断指标。

【胸腹水检验】

1. 胸腹水常规检验　包括外观（颜色、透明度、比密、凝固性）、细胞计数、利凡他试验。胰原性胸腹水大多为渗出液，以血性多见，合并感染则致脓性，混浊，易凝固；白细胞 $>0.5\times10^9/L$，其中以中性粒细胞升高最为明显，也有报道胰源性胸水中嗜酸性粒细胞明显增多（可达15.9%），经治疗后其比例可恢复正常；利凡他试验呈阳性。

2. 胸腹水生化检验　葡萄糖可低于血浆水平，乳酸脱氢酶大于200U/L。蛋白质含量多数$>30g/L$，但对于部分严重的低蛋白血症患者，蛋白质可不增高。

3. 胸腹水淀粉酶　胰源性胸腹水的胸水或腹水AMY可高于血浆数倍至数十倍，最高可达30 000U/L以上，平均为18 450U/L（1830～164 187U/L）。若胸腹水AMY活性低于血清AMY活性，则可排除是急性胰腺炎所致的胸腹水。原发性或继发性胰腺癌性胸腹水的AMY含量一般为300U/L以上，且显著高于胸腔其他肿瘤。

以上胸腹水检验的详细内容请参见第四章第一节腹水的检验诊断，胸腹水AMY测定方法及其评价参见本章第一节检验诊断中血清淀粉酶。

【血液检验】 83%的胰性胸水患者出现血AMY增高，血

AMY 测定可作为初筛试验。约 1/3 患者的白细胞升高。许多患者有低蛋白血症。肝、肾功能检验有助于除外肝肾疾病引起的胸腹水。

【检验综合应用评价】 胸腹水中 AMY 和蛋白质测定是确诊胰源性胸腹水的主要依据，血中 AMY 可作为胰源性胸腹水的初筛试验。

第四节 胰 腺 癌

一、疾病概述

胰腺癌（carcinoma of pancreas）主要是指胰外分泌腺的恶性肿瘤，发病率近年来明显上升，恶性程度高、发展较快、预后较差。临床上主要表现为腹痛、食欲缺乏、消瘦和黄疸等。发病年龄以 45～65 岁最为多见，男女之比为 1.58∶1。

【病因和发病机制】 病因和发病机制至今未明。临床资料分析表明，可能是多种因素长期共同作用的结果，长期大量吸烟、饮酒、饮咖啡者、糖尿病患者、内分泌及遗传因素等都与慢性胰腺炎患者发病有关。长期接触某些化学物质如 F-萘酸胺、联苯胺、羟化物等可能对胰腺有致癌作用。分子生物学研究提示：癌基因激活与抑癌基因失活以及 DNA 修复基因异常在胰腺癌的发生中起着重要作用，如 90% 的胰腺癌可有 K-ras 基因第 12 号密码子的点突变。

【临床表现】 取决于癌的部位、胆管或胰管梗阻情况、胰腺破坏程度及转移等情况。起病隐匿，早期无特殊表现。整个病程短、病情发展高、迅速恶化。

1. 症状

（1）腹痛：多数患者有腹痛，并常为首发症状，早期腹痛较轻或部位不清，以后逐渐加重且腹痛部位相对固定。典型的胰腺癌腹痛为：①位于中上腹深处，胰头癌略偏右、体尾癌则偏左；②常为持续性进行性加剧的钝痛或钻痛，可有阵发性绞痛，餐后加剧，用解痉止痛药难以奏效，常需用麻醉药，甚至成瘾；③夜间和（或）仰卧与脊柱伸展时加剧，俯卧、蹲位、弯腰坐位或蜷膝侧卧位可使腹痛减轻；④腹痛剧烈者常有持续性腰背部剧痛。

（2）体重减轻：90％的患者有迅速而明显的体重减轻，其中部分患者可不伴腹痛和黄疸。晚期常呈恶病质状态。

（3）黄疸：是胰头癌的突出症状。黄疸可与腹痛同时或在腹痛发生不久后出现。大多数的黄疸因胰头癌压迫或浸润胆总管引起，少数由于胰体尾癌转移至肝内或肝/胆总管淋巴结所致。黄疸的特征为肝外阻塞性黄疸，持续进行性加深，伴皮肤瘙痒，尿色如浓茶，粪便呈陶土色。

（4）其他症状：胰腺癌有不同程度的各种消化道症状，最常见的是食欲缺乏和消化不良。患者常有恶心、呕吐与腹胀。因胰腺外分泌功能不全，可致腹泻，脂肪泻多是晚期表现。少数胰腺癌患者可因病变侵及胃、十二指肠壁而发生上消化道出血。多数患者有持续或间歇性发热。有精神忧郁、个性改变等精神症状，可能与腹痛、失眠有关。可出现胰源性糖尿病或原有糖尿病加重。有时出现血栓性静脉炎的表现。

2. 体征　早期一般无明显体征。典型胰腺炎可见消瘦、上腹压痛和黄疸。出现黄疸时，常因胆汁淤积而有肝大，其质硬、表面光滑。可扪及囊状、无压痛、表面光滑并可推移的肿大胆囊，称 Courvoisier 征，是诊断胰腺癌的重要体征。胰腺肿块多见于上腹部，呈结节状或硬块，肿块可以是肿瘤本身，也可是腹腔内转移的淋巴结。胰腺癌的肿块一般较深，不活动，而肠系膜或大网膜的转移癌则有一定活动性。部分胰体尾癌压迫脾动脉或主动脉时，在左上腹或脐周听到血管杂音。晚期患者可有腹水，多因腹膜转移所致。少数患者可有锁骨上淋巴结肿大，或直肠指检触及盆腔转移癌。

【诊断和鉴别诊断】 本病的早期诊断困难，出现明显症状、体征及影像学改变时多属晚期。因此，对 40 岁以上近期出现下列临床表现时应重视：①持续性上腹不适，进餐后加重伴食欲下降；②不能解释的进行性消瘦；③不能解释的糖尿病或糖尿病加重；④多发性深静脉血栓或游走性静脉炎；⑤有胰腺癌家族史、大量吸烟史、慢性胰腺炎者应密切随访检查。

本病应与慢性胰腺炎、壶腹癌、胆总管癌相鉴别。

二、检验诊断

临床检验主要指标是与胰腺癌相关的血清肿瘤标志物，某些生化检验等也有助于诊断。

【一般检验项目】

1. 血清总胆红素和直接胆红素　胰腺癌肿可压迫胆管，导致胆管阻塞性，引起肝外胆红素排泄障碍，导致血清总胆红素增高，其中以直接胆红素为主。

血清总胆红素和直接胆红素的测定方法、参考区间和测定方法评价参见第五章第一节溶血性黄疸的检验诊断。

2. 尿胆红素、尿胆原　若胰腺癌肿压迫胆管引起重度黄疸者，尿胆红素呈阳性，尿胆原阴性。

尿胆红素、尿胆原的测定方法、参考区间和测定方法评价参见第五章第一节溶血性黄疸的检验诊断。

3. 粪便检验　若胰腺癌引起重度黄疸者，粪胆原含量减少或消失，粪便可呈灰白色，若胰腺癌引起胰腺外分泌功能严重不足，粪便中可见脂肪滴。

【血清胰腺癌标志物】 自 1979 年 Koprowski 等发现与消化道肿瘤相关抗原 CA19-9 以来，由于单克隆技术的开发取得了突飞猛进的发展，目前发现与胰腺癌相关的肿瘤标记物已有 10 多种。除临床常用的 CA19-9、CA242、CEA 外，还有

CA50、Span-1、Dupan-2、胰瘤胎抗原（POA）等。肿瘤标志物的检测对胰腺癌的筛选、诊断、术后复发及转移的监测，以及胰腺良恶性肿瘤的鉴别都有着重要作用。若用两种或两种以上的肿瘤标记物可提高对胰腺癌的诊断灵敏度。

1. 糖类抗原 19-9（CA19-9）

（1）测定方法：包括微粒子酶免疫测定法（microparticleenzymeimmunoassay，MEIA）、放射免疫法（RIA）和酶联免疫吸附试验（ELISA）。MEIA 原理是包被在微粒子上的抗 CA19-9 抗体与血清中的 CA19-9 以及碱性磷酸酶标记抗 CA19-9 抗体形成抗体-抗原-抗体复合物。该复合物中的碱性磷酸酶水解发光底物 4-甲基伞型酮磷酸盐，形成荧光产物 4-甲基伞型酮，测定其荧光强度，根据标准曲线，计算待测标本中 CA19-9 含量。

（2）参考值：＜37kU/L。

（3）临床应用价值：胰腺癌时，血清 CA19-9 显著增高，其诊断敏感性为 70%～93%，特异性为 60%～85%，准确性为 75%。小胰腺癌患者血清 CA19-9 的水平不高，小于 2cm 的腺癌阳性率仅 60.7%，而肿瘤较大的患者 CA19-9 的水平较高，阳性率达 80%以上。诊断界值可定为 70kU/L，高于此值者高度怀疑胰腺癌。CA19-9 还可以判断预后，肿瘤切除后 CA19-9 降至正常值，血清值低于 30kU/L 者说明预后较好，如果肿瘤复发、转移或病情恶化，可见 CA19-9 再度明显增高。CA19-9 对胰腺癌 TNM 分期中 I 期的诊断敏感性为 60.7%，II 期为 78.4%。由此可见，CA19-9 对早期胰腺癌敏感性较低。CA19-9 是一种黏液型糖蛋白，是由胰脏细胞、胆管和胃、结肠、子宫内膜、唾液的上皮细胞合成。其表达依赖于 lewis 血型抗原的表达，lewis 阴性者，CA19-9 的检查则为阴性。要注意的是 CA19-9 增高并不仅见于胰腺癌，一些良性疾病如胆石症引起的黄疸、胆囊炎、肝炎、胰腺炎等患者

CA19-9 含量也可明显上升，其他一些消化道恶性肿瘤如胆道系统癌、胃癌、肝癌、结肠癌等患者 CA19-9 浓度亦增高。

（4）测定方法评价：微粒子酶免疫测定法一般采用自动化免疫分析仪测定，精密度好，检测范围宽，检测方便，目前在实验室的应用越来越广泛。放射免疫法采用放射性核素作为标志物，本法操作简便、价格便宜、结果尚能满足临床需要，但缺点是放射性核素对人有害，批间精密度稍差，目前已渐渐被 MEIA 法所代替。酶联免疫吸附试验需要手工操作，相比上面的方法，其重复性较差；黄疸、溶血、脂浊均会影响显色。

2. 糖类抗原 242（CA242）

（1）测定方法：包括微粒子酶免疫测定法（MEIA）和放射免疫法（RIA），其方法原理同 CA19-9 测定相似。

（2）参考值：<17kU/L。

（3）临床应用价值：胰腺癌患者血清中 CA242 增高，敏感性为 73.1％～79％，特异性为 89％～93％。CA242 受胆汁淤积影响不大，特异性要好于 CA19-9，与 CA19-9 联合检测时，可提高对胰腺癌的诊断特异性（96.9％）。

（4）测定方法评价：参见 CA19-9 测定方法评价。

3. 糖类抗原 50（CA50）

（1）测定方法：包括微粒子酶免疫测定法（MEIA）和放射免疫法（RIA），其方法原理同 CA19-9 测定相似。

（2）参考值：<40kU/L。

（3）临床应用价值：Oremek 等报道其对胰腺癌诊断的敏感性为 63.4％，也有报道 CA50 在预示胰腺癌的可切除性中有很大的应用价值。临床研究表明单独测定 CA50 对胰腺癌的诊断意义较小，如果与 CA19-9 联合检测可提高敏感性及特异性。此外，CA50 含量变化与肿瘤的浸润转移密切相关，因此血清 CA50 含量变化对胰腺癌转移的预测、复发的观察是一个较好的参考指标。

CA50 是高分子糖蛋白，其化学结构属于神经节苷脂。当细胞恶变时，由于糖基转化酶的失活或一些转化酶的激活，从而造成细胞表面糖类结构性质变化而形成。CA50 的另一个优点是由于它的表位上没有唾液酸邻位上的岩藻糖，因此可以检出不表达 CA19-9 的胰腺癌患者。

（4）测定方法评价：参见 CA19-9 测定方法评价。

4．癌胚抗原（CEA）　CEA 是首先在结肠癌患者的血清中发现的一种球蛋白，在胎儿 3～6 个月的血清中可以检测到，所以称作癌胚抗原。

（1）测定方法：目前常采用微粒子酶免疫测定法（MEIA），还可采用放射免疫法（RIA）。其方法原理同 CA19-9。

（2）参考值：$<3.0\mu g/L$，吸烟者$\leqslant5.5\mu g/L$；$>5\mu g/L$ 为可疑。

（3）临床应用价值：CEA 对胰腺癌的诊断阳性率报道不一，一般为 $50\%\sim70\%$。因消化道肿瘤均可使 CEA 明显上升，而且多见于肿瘤中晚期患者，因此 CEA 对胰腺癌的早期发现和鉴别诊断方面价值有限，但可以作为监视胰腺癌的治疗和判断预后的指标。Takeuchi 等研究认为术前血清 CEA 水平可作为估计预后的独立因素，术前 CEA 水平正常的手术治愈率高，相反的则预后较差。其他一些肿瘤如直肠癌、肺癌、肝癌等 CEA 也可增高，良性肿瘤、炎症和退行性疾病，如结肠息肉、溃疡性结肠炎、胰腺炎和酒精性肝硬化患者 CEA 也有部分增高，但远远低于恶性肿瘤，一般小于 $20\mu g/L$。

（4）测定方法评价：微粒子酶免疫测定法采用自动化免疫分析仪测定，精密度好，检测范围宽，检测方便，目前在实验室的应用越来越广泛。放射免疫法目前已渐渐被 MEIA 法所代替。

【检验综合应用评价】　常用肿瘤标志物单项指标对胰腺癌诊断的灵敏度从高到低依次为：CA19-9、CA242、CA50、

CEA；特异性依次为 CA242、CA19-9、CA50、CEA。CA19-9 是诊断价值最高的肿瘤标志物，联合检测可以弥补单一指标的局限性，从而提高诊断的灵敏度和特异性。另外，在胰腺癌治疗的疗效观察过程中，这些常用肿瘤标志物也发挥重要的作用，方法是在已经确诊为胰腺癌的患者血清中寻找一种或几种浓度升高的肿瘤标志物，然后定期检测该指标以将其作为今后治疗和预后观察的指标。

（吴建胜　池胜英　贾国葆）

第四章
腹水和腹膜疾病

第一节 腹 水

一、疾病概述

腹水（ascites）即在任何病理状态下，腹腔内液体量增加，超过200ml。正常状态下，人体腹腔内可有少量液体（一般少于200ml），对肠道等腹腔内脏器起润滑作用。导致腹水的病因甚为复杂。任何疾病一旦并发腹水，常提示疾病的严重性。

【病因及分类】 根据腹水的性状、特点，可分为漏出性腹水、渗出性腹水、乳糜性腹水和混合性腹水。

1. 漏出性腹水 常见病因有肝硬化失代偿期、肾病综合征、心力衰竭、低蛋白血症、三尖瓣关闭不全、缩窄性心包炎及 Budd-Chiari 综合征等。

2. 渗出性腹水 常见病因有结核性腹膜炎、恶性肿瘤（男性以胃肠道肿瘤、淋巴瘤为主，女性以卵巢肿瘤居多）、结缔组织病、胰腺和胆系疾病、急性化脓性腹膜炎以及真菌性、寄生虫性疾病等。

3. 乳糜性腹水 病因包括有腹腔恶性肿瘤、肝硬化、感染、创伤、先天发育不良及肾病综合征、甲状腺功能减低、艾滋病等多种，临床并不多见。

4. 混合性腹水 常见病因包括 Meig 综合征、Whipple 病、血管炎、过敏性紫癜等。

【临床表现】 腹水患者多表现为腹胀，并发现腹部逐渐膨隆起来，如果没有其他症状，部分患者可能认为自身长胖的缘故而易忽视。腹水患者除腹部膨隆外，往往还伴随有其他症状。如伴有全身乏力、食欲缺乏、厌油，甚至皮肤、巩膜黄染，则要考虑肝脏疾病，如肝硬化、肝癌等；如果原有心脏病基础，最近出现明显的气促、心悸及明显的双下肢肿，则要考虑心脏疾病，如各种原因引起的心功能衰竭；如果同时有全身性水肿、伴有尿及肾功能的异常，则要考虑肾性腹水，如肾病综合征、肾衰竭等；如果起病急骤，伴有剧烈的全腹痛，则要考虑是否存在脏器的穿孔；如果起病较缓，伴有乏力、盗汗、午后潮热，过去有结核病史，则要考虑结核性腹膜炎；如果全腹膨隆非常明显，而患者症状较少，腹部、左右腰部甚至背部都有蚯蚓一样的曲张静脉，则 Budd-Chiari 综合征的可能性较大。总之，腹水不是一个病，它是许多疾病的一种表现，只有结合原发病的表现，才可能做出正确的诊断。

【诊断和鉴别诊断】

1. 病史 年轻人腹水多见于结核性腹膜炎，尤其既往有结核病史者；有肝炎、血吸虫病、酗酒、黄疸等病史的中年人，则以肝性腹水多见。一般肝硬化腹水、肾性腹水、心源性腹水及结核性腹水起病较缓，腹水增长较慢，而癌性腹水、门静脉、肝静脉、下腔静脉阻塞所致的腹水起病较急，增长速度较迅速；腹腔脏器破裂所致腹水则起病急骤，病情笃重。当肝硬化腹水不明原因突然迅速增长且伴腹痛时，则要警惕并发自发性腹膜炎及门静脉血栓形成的可能。

2. 腹水伴随症状

(1) 腹水与水肿：肝性腹水起病缓慢，一般先出现腹水，部分患者继之出现下肢水肿。肾性腹水常伴有全身性水肿，且多从眼睑、面部开始，继之波及全身，而心性腹水及下腔静脉阻塞所致腹水则常先出现下肢水肿，继之向上遍及全身，并产生腹水。

（2）腹水伴畏寒发热、腹痛：伴畏寒发热、腹痛、腹肌紧张及压痛，多提示各种原因所致的腹膜炎。

（3）腹水伴黄疸、呕血、黑便：多见于肝硬化或肝癌及其他消化道肿瘤所致的腹水。

3. 腹水伴随体征

（1）腹部外形及移动性浊音：典型的肝硬化腹水多呈蛙腹，腹软，多无压痛，且移动性浊音两侧对称；结核性腹膜炎腹型可呈尖球状，腹壁较为紧张，触诊时腹壁有柔韧感；急性腹膜炎时则腹肌紧张，有压痛、反跳痛，且腹式呼吸减弱或消失；当炎性腹水腹内有粘连时，虽有大量腹水、腹部膨隆，但可无明显移动性浊音或两侧移动性浊音不相对称；对于女性患者，须与巨大卵巢囊肿相鉴别，后者常以下腹膨隆为主，中下腹叩诊浊音，而两侧叩诊为鼓音；腹腔肿瘤所致腹水时腹部可见局限性隆起或触及肿块。

（2）腹水伴肝肿大或肝缩小：肝硬化腹水尤其是酒精性肝硬化常伴肝肿大，晚期则肝可缩小；右心衰竭、心包积液所致腹水也可有肝肿大；肝癌时则肝大且质坚如石，表面可呈结节状；当急性型肝静脉阻塞时，则可有突发性进行性肝肿大并伴腹水迅速增长。

（3）腹水伴腹壁静脉曲张：多见于肝硬化并门静脉高压以及门静脉、下腔静脉或肝静脉阻塞时。肝硬化门脉高压时可伴有脐周静脉曲张，且下腹壁曲张静脉血流方向自上而下，与Budd-Chiari综合征所致的方向相反。

（4）腹水伴有其他浆膜腔积液：肝硬化腹水可伴有胸腔积液，一般以右侧胸腔为多，称为"肝性胸水"。如伴渗出性胸腔积液，则要考虑为炎性、结核性或癌性。腹水伴多浆膜腔积液，可见于低蛋白血症或结缔组织病时。女性患者伴胸腹水则要考虑与 Meigs 综合征及 Kruckenberg 瘤（克根堡瘤）鉴别。

4. 临床检验　是腹水鉴别诊断的关键，详见以下检验诊断。其中血清-腹水清蛋白梯度（serum-ascites albumin gradient，SAAG）是鉴别门脉高压性腹水与非门脉高压性腹水的最有效的检验指标，其准确率高达 97%。

二、腹水检验

腹水检验的目的主要是判断腹水性质，以协助腹水病因诊断。目前按腹水的性质，分为漏出液和渗出液两种。凡由各种炎症导致血管通透性增加而引起的腹水统称为渗出液，但是由恶性肿瘤、白血病、转移癌、外伤等所引起的腹水也具有渗出液的某些特点。由各种非炎症性原因引起的腹水称为漏出液。

腹水标本要求：腹水常由临床医生在无菌条件下行腹腔穿刺术获得，送检腹水量按照送检目的而定，一般取 10ml 即可。送检的腹水因为含有较多纤维蛋白，容易形成凝块而影响细胞计数，故可加适当抗凝剂，以枸橼酸钠或 EDTA 盐为好，不能使用肝素（因肝素导致 Rivalta 试验假阳性）。应立即送检，以免细胞溶解影响其计数。

腹水检验内容可包括腹水的生物化学、细胞学、免疫学及分子生物学方面的检验。在 20 世纪 70 年代以前，腹水仅限于简单的物理、化学和细胞学检验。随着科学的发展，检验的内容日益增多，相关的检验技术也不断提高，检验方法和技术的进步使疾病的诊断更为明确，当代腹水的临床检验已成为临床疾病诊断的重要手段。

20 世纪 80 年代以来，检验范围涉及检验医学的各学科，逐步建立起一套较全面的常规检验。根据胸腹水检验方法的难易和诊断的需要，可分为三级：①一级检验：为一些较简易的项目，包括比密、pH、总蛋白、Rivalta 试验、细胞总数和分类及其形态学检查，以及细菌检验。②二级检验：包括乳酸脱氢酶、腺苷脱氨酶、淀粉酶、C 反应蛋白、纤维蛋白降解产物、酸溶性蛋白，以及免疫抑制蛋白等。③三级检验：包括肿瘤标记物癌胚抗原、甲胎蛋白、绒毛膜促性腺激素、同工酶、蛋白组分分析、肿瘤特异性抗原及细胞免疫功能等。20 世纪 90 年代，国内外对腹水的检验已发展到一般检验、细胞学检验、生物化学检验、微生物学检验、免疫学检验、遗传学检验、分子生物学检验等。临床医生可根据病情提出有鉴别诊断意义的检验项目。

【腹水一般理学检验】

1. 颜色和透明度　正常的腹膜液是清亮、淡黄色液体。病理情况下腹水的量、外观和成分也会出现相应的改变。当腹水为血红色时，首先应考虑外伤；如长期出现血性以及腹水 LDH 增加，则肿瘤的可能性较大；另外也要考虑结核病。白色腹水可能是乳糜、胆固醇或脓性引起。棕色腹水常见于阿米巴脓肿穿入腹膜腔。黑色腹水提示腹膜真菌感染。黄绿色腹水常见于类风湿病。绿色腹水常见于铜绿假单胞菌感染。黏稠样腹水提示恶性间皮瘤，其黏稠度高，主要是由于透明质酸含量的增加引起。含"碎屑"样物质的腹水，见于类风湿病变。带恶臭气味的腹水，常由厌氧菌感染引起。脓样腹水，常由细菌感染腹水产生大量白细胞引起。乳状腹水，可以是乳糜或乳糜样，乳糜由脂肪滴和一些脂蛋白经过复杂乳化形成，常由淋巴管阻塞引起；乳糜样渗出物也可见于结核病和风湿病；渗出物长期滞留体腔引起细胞破坏后，也可出现乳糜样渗出物。

2. 相对密度　可以鉴别漏出液和渗出液，漏出液＜1.015，渗出液＞1.018。常使用小型比密计目视测定，一般能满足临床需要；参比的方法是折射仪法。

【腹水细胞计数及分类计数】

（1）测定方法：腹水的细胞计数目前仍沿用传统的牛鲍计

数板计数，在显微镜下计数细胞，以涂片瑞氏染色进行细胞分类。对于细胞数较高的，应采用相应的细胞稀释液稀释后进行计数，也可采用血细胞分析仪计数。

（2）临床应用价值：漏出液白细胞总数常$<0.3\times10^9/L$，以淋巴细胞为主，中性粒细胞在 0.25 以下。渗出液白细胞总数常$>0.5\times10^9/L$。如腹水中白细胞总数$>10\times10^9/L$，则表示腹膜腔有炎症感染，如果腹水已全部化脓，白细胞总数有可能比预期的要低，因为此时白细胞已部分溶解，其形成的细胞碎片是腹水成脓性的主要原因。慢性渗出液、恶性腹水及结核性腹水白细胞总数常$<5\times10^9/L$。

腹水中白细胞增高以淋巴细胞为主，尤其是占细胞总数的 0.58～0.90 时，常为结核性病变，但是也应考虑到淋巴瘤、肉样瘤和慢性风湿病。癌性腹水中有 2/3 病例的淋巴细胞在 0.5 左右。

腹水中嗜酸性粒细胞增多，即嗜酸性粒细胞占细胞总数的比例>0.1，提示疾病为良性或自限性。腹水中嗜碱性粒细胞增多，即嗜碱性粒细胞占细胞总数的比例>0.1，较为罕见，大多为白血病浸润浆膜。

漏出液中，间皮细胞常在细胞总数中占一定比例，但在渗出液中也会有不同程度的增加。如间皮细胞占细胞总数的比例>0.05，常为结核性腹水。浆膜腔广泛损伤时，间皮细胞可脱落到浆膜腔，腹水中也可出现少量的间皮细胞。另外，在结核病并发积脓、风湿性腹水及慢性恶性腹水时，腹水中的间皮细胞也可增多。

腹水中的巨噬细胞来源于外周血中的单核细胞。外周血的单核细胞受到腹水中的中性粒细胞释放的趋化因子的作用，游走到腹水中转变成巨噬细胞，发挥抗损伤及修复损伤作用。如腹水中存在多量的巨噬细胞，应考虑到结核病的可能。

在腹水中发现大量的浆细胞，提示多发性骨髓瘤浸润浆膜。腹水中少量的浆细胞可在充血性心力衰竭、恶性肿瘤在内的系列疾病引起的腹水中发现。

腹水中红细胞总数$>10 \times 10^{12}/L$，对疾病的鉴别诊断具有一定价值。在排除外伤的情况下，腹水中红细胞增多最常见于恶性肿瘤。由穿刺引起的损伤也可使腹水中红细胞增多，但此种情况下的腹水大多易在数分钟内凝固，故较易鉴别。

（3）测定方法评价：腹水白细胞较血液中少，手工计数可以满足临床的要求。对抗凝的血性腹水也可使用血液分析仪进行细胞计数。

【腹水常规生化检验】

1. 总蛋白（total protein，TP）

（1）测定方法：双缩脲法。原理是蛋白质分子中的许多肽键（-CONH-）与双缩脲试剂反应，生成产物的紫色深浅与蛋白质浓度成正比。手工或自动分析仪都能采用双缩脲法测定腹水中总蛋白。

（2）临床应用价值：TP 是鉴别渗出液和漏出液最有用的指标，渗出液总蛋白一般$>30g/L$，漏出液常低于 $30g/L$。

（3）测定方法评价：双缩脲法测定 TP 的线性下限约为 $10g/L$，低于此浓度的腹水标本需增大样本量测定，在自动生化分析仪上对检测参数进行合适的设置后，仪器能自动增量测定。

2. 乳酸脱氢酶（LDH）　主要用于渗出液和漏出液的鉴别。渗出液中 $LDH>200U/L$；漏出液中 $LDH<200U/L$，或腹水 LDH/血清 $LDH<0.6$。LDH 在风湿性腹水以及化脓性腹水中明显升高，大多数恶性肿瘤性腹水和所有的非肿瘤性渗出液中 LDH 的总活性都升高，且 LDH_4 和 LDH_5 所占百分比要比血清中高。血性腹水的 LDH 也增高，可能与红细胞中的 LDH 释放有关。

测定方法及其评价同血清乳酸脱氢酶，参见本书第二章第二节慢性肝炎的检验诊断。

3. 葡萄糖（GLU）　漏出液葡萄糖浓度与血清相似。如出现腹水中葡萄糖降低，即<3.3mmol/L 或腹水与血清中的比值<0.5，一般见于下列疾病：风湿性腹水、脓性腹水、恶性肿瘤性腹水、结核性腹水或狼疮性腹水。葡萄糖浓度最低的腹水是风湿性腹水和脓性腹水，有时在腹水中根本检测不出葡萄糖；结核性腹水、狼疮性腹水和恶性肿瘤性腹水中，葡萄糖浓度也可降低，但一般为 1.7～3.1mmol/L。腹水中葡萄糖浓度降低同原发疾病有关，其机制包括：①葡萄糖从血液转移到腹水中的数量下降，如风湿性腹水、恶性肿瘤性腹水；②腹水中某些成分如中性粒细胞、细菌、肿瘤细胞利用葡萄糖增加。

测定方法及其评价同血清葡萄糖，第三章第一节急性胰腺炎的检验诊断。

4. 腺苷脱氨酶（ADA）　结核性腹水、风湿性腹水或积脓时，腹水中的腺苷脱氨酶活性明显高于血清 ADA 的活性（血清 ADA 参考值为 0～25U/L），且明显高于其他渗出液中的活性。以腹水中的 ADA 活性>50U/L 为限，可将结核性腹水同恶性肿瘤性腹水区分开，但不能将结核性腹水同风湿性腹水、狼疮性腹水区分开；故 ADA 活性测定对结核性腹水的诊断有重要参考价值。其他腹水，包括恶性肿瘤性腹水、狼疮性腹水，其中的 ADA 活性同血中的 ADA 活性基本相同。

测定方法及其评价同血清 ADA，参见第二章第三节肝硬化的检验诊断。

5. pH

（1）检测方法：简单的方法是用精密的 pH 试纸检测，更准确的方法是电子 pH 计，其检测精度应达小数点后两位。也可按血气分析的方法进行测定。

（2）临床应用价值：腹水 pH 一般≥7.3，大多数渗出液的 pH 常为 7.35～7.45。如腹水的 pH <7.3 而血液的 pH 正

常，则说明腹水中某些成分如中性粒细胞、细菌、肿瘤细胞利用葡萄糖增加。脓性腹水和风湿性腹水 pH 常降低，如腹水 pH<7.15，则可反映腹水严重感染，且预后不良。结核性腹水、狼疮性腹水或肿瘤性腹水 pH 也可≤7.2，但发生率较低。此外腹水 pH 低，对恶性肿瘤性腹水的诊断、预后及治疗，也具有一定的应用价值。正常生理状态下，腹膜腔 pH 主要靠腹膜和血液的碳酸氢盐浓度梯度来维持，腹水 pH 降低的主要机制为：①腹水中的细胞产酸和细菌产酸增加，酸性物质进入腹膜腔；②由于炎症、肿瘤、纤维化等使腹膜对酸的缓冲能力下降。

（3）测定方法评价：传统 pH 试纸法由于精密度只能达到 0.2，难以满足临床诊断的要求，取而代之的是电子 pH 计，其检测精度度可达小数点后两位，准确可靠；但需要较多量的腹水，通常至少为 30ml。或按血气分析的方法收取标本并进行测定。

6. 黏蛋白定性试验（Rivalta 试验） 浆膜上皮细胞在炎性反应刺激下分泌大量浆液黏蛋白，这种浆液黏蛋白是一种酸性糖蛋白，其等电点为 pH 3~5，在大量稀乙酸中出现白色云雾状沉淀为阳性。利凡他试验简单方便，灵敏度较高。

渗出液 Rivalta 试验为阳性，而漏出液为阴性。但漏出液中蛋白质若被长期吸收使腹水浓缩后，有时也呈阳性，故在实际工作中不能单靠本试验反映蛋白质情况，目前趋向采用蛋白质定量测定。

7. 氯化物

（1）测定方法：手工测定一般采用硫氰酸汞比色法，其原理为样品中氯离子与硫氰酸汞反应，置换出硫氰酸根，再与 Fe^{3+} 生成橙红色的硫氰酸铁，在一定的浓度范围内色泽与氯含量成正比。也可采用离子选择电极法测定。

（2）临床应用价值：漏出液中氯化物与血清中相似（96~

106mmol/L）。若腹水中存在细菌和白细胞，则可以利用氯化物，此时氯化物浓度低于血清。

（3）测定方法评价：硫氰酸汞比色法应采用两点校准，使结果在 70～140 mmol/L 范围内得到准确的结果；该法也可采用自动生化分析仪测定。离子选择电极法可得到更宽的检测范围。

【腹水特殊生化检验】

1. 血清-腹水清蛋白梯度（serum-ascites albumin gradient，SAAG）　近年来，通过大量临床观察发现，采用腹水 TP 区别渗、漏出液来对腹水进行病因诊断时，其准确度往往无法令人满意。例如有 15%～47%的肝硬化患者腹水 TP 较高，15%～20%腹腔恶性肿瘤患者腹水 TP 则较低。并且对于由两种或两种以上病因导致的混合性腹水，也无法通过腹水 TP 进行正确分类。虽然合并使用一些其他诊断指标如腹水 LDH、血清-腹水 TP 比值及血清-腹水 LDH 比值等，可以在一定程度上提高诊断的准确率，但总体来说，传统上对渗、漏出液的检验方法已难以对腹水病因进行准确的判断。1978 年 hoefs 提出了血清腹水 ALB 梯度的概念，认为该指标能够较真实地反映门静脉压力，提高鉴别诊断腹水的准确性。

（1）测定方法：SAAG 为血清 ALB 与同天内测得的腹水 ALB 之间的差值，即 SAAG ＝血清清蛋白（g/L）－腹水清蛋白（g/L）。

（2）临床应用价值

1）诊断门脉高压性腹水：门脉高压性腹水包括各种慢性弥漫性肝病、亚急性肝衰竭、肝静脉血栓及右心功能不全、巨大的肝脏转移瘤及布-加综合征等引起的腹水，此时 SAAG ≥11g/L，其诊断敏感度为 94%～97%，特异度为 91%，总体准确度为 92%～100%。腹水 TP 确定漏出液的准确性为 55.6%～76%。有学者通过试验，研究其他指标对漏出性腹水的诊断准确度依次如下：腹水 TP/血清 TP（<0.5，$80\%\sim$ 94%）、腹水 LDH（$<400U/L$，$52\%\sim88\%$）、腹水 LDH/血清 LDH（<0.6，$70\%\sim89\%$）、腹水 BIL/血清 BIL（< 0.6，84%）。

2）诊断腹腔恶性肿瘤：该病患者为低蛋白梯度性，SAAG$<11g/L$ 诊断腹腔恶性肿瘤的敏感度为 $62\%\sim93\%$，特异度为 98%，总体准确度为 90%。曾有学者以 SAAG$<15g/L$ 作为标准诊断，认为可以进一步提高诊断的敏感度和准确度，但并未被大多数学者接受。恶性腹水产生低 SAAG 是因为肿瘤细胞释放增加通透性的物质，使腹腔表面血管通透性提高，较多量的蛋白进入腹腔间隙，使血管内外的蛋白梯度下降。诊断敏感度较低的原因可能为部分患者同时合并有早期的未被临床发现的肝硬化。SAAG 对鉴别肝硬化与肝细胞癌或肝转移癌无意义，因后两者也均表现出高 SAAG。有研究显示，肝转移癌患者的门脉压力与肝硬化者无明显差异，故如果腹腔恶性肿瘤患者的腹水中出现高 SAAG，则提示可能存在肝转移癌。

3）结核性腹膜炎：SAAG$<11g/L$。对于不合并慢性肝病的结核性腹膜炎患者，SAAG 的诊断灵敏度接近 100%。曾有学者认为结核性腹膜炎与恶性肿瘤性腹水的 SAAG 无差异，但近来有研究显示两者之间存在显著性差异，前者 SAAG 为（4.6 ± 2.2）g/L，而恶性肿瘤性腹水患者 SAAG 为（7.8 ± 4.1）g/L。但两者之间存在较大范围的重叠，故目前尚未在肿瘤性与结核性之间确定合适的分界值。对结核性腹膜炎合并慢性肝病的 SAAG 范围争议较大，多数学者认为只要存在门脉高压，就必然会有高 SAAG，多项研究也从数据上证实了这一点；但也有研究发现有 $50\%\sim52\%$ 的结核性腹膜炎合并慢性肝病患者 SAAG $<11g/L$，目前对此尚无合理解释。

4）细菌性腹膜炎：细菌性腹膜炎是慢性肝病的常见并发

症，包括自发性细菌性腹膜炎及继发性细菌性腹膜炎。因为均存在门脉高压，故两者都为高蛋白梯度性，所以可通过 SAAG与其他腹膜炎相鉴别。在自发性细菌性腹膜炎时，腹膜对蛋白质通透性不增加，因而其腹水 TP 常小于 10g/L，而继发性细菌性腹膜炎腹水总 TP 则往往大于 10g/L，故可用腹水 TP 对两者进行鉴别。但由于 SAAG 及腹水 TP 在发生感染前后均无显著变化，所以无论 SAAG 或腹水 TP 都不能取代有核细胞计数及细菌培养对腹水感染的诊断。

5）其他原因的腹水：SAAG 还可用来鉴别心源性腹水和恶性腹水。两者均表现出高腹水 TP，但前者因存在门脉高压，所以为高梯度性，而后者为低梯度性。在对 SAAG 进行研究的过程中，还发现在甲状腺功能减退症的腹水中，有 5/7 的病例 SAAG≥11g/L，而与以往认为的甲状腺功能减退症的腹水为渗出性不符，既往认为此类腹水主要与血管通透性增加有关，此项发现将促使我们进一步研究该病的病理生理机制。

综上所述，近年来研究已证实，SAAG 对腹水病因的鉴别诊断意义远远优于传统的由腹水 TP 定义的漏出液和渗出液概念，故已取代腹水 TP 对腹水的分类方法，写入经典的希氏内科学。今后将会根据 SAAG 将腹水分为高梯度性或低梯度性，也即为门脉高压性或非门脉高压性，这对提示其相应的病因将很有帮助。但在判断腹水病因方面，SAAG 仍不能达到完全准确，尤其不能取代多核细胞计数、细菌培养及细胞学等检验在诊断结核性及恶性腹水中的地位，所以仍需与其他指标共同使用，以最大限度提高诊断准确率。

2. 淀粉酶（amylase，AMY）　腹水中 AMY 活性增高，一般是指其活性大于正常血清 AMY 的上限（血清 AMY 参考值为 35～135U/L），或腹水中浓度同血清中的浓度比值＞1.0。对于急性胰腺炎引起的腹水，此酶活性增高，且血清中此酶水平降低至正常后腹水中仍可较高。AMY 活性在转移性胰腺癌性腹水、胰腺假性囊肿性腹水，以及异位妊娠破裂性腹水中也可见增高；胰腺假性囊肿引发的腹水，其 AMY 一般都很高，常＞10 000U/L，这主要是由于囊肿同腹膜腔之间形成瘘管。约有 10％的恶性肿瘤患者虽不伴有胰腺的原发或继发肿瘤，其腹水 AMY 活性也增高。

测定方法及其评价同血清 AMY 测定，参见第三章第一节急性胰腺炎的检验诊断。

3. 铁蛋白（ferritin，FER）

（1）免疫化学发光法。

（2）临床应用价值：血清铁蛋白成年男性为（100±40）ng/ml，成年女性为 6.9～282.5ng/ml，腹水中 FER 浓度低于血清。有人证实腹水中的 FER 含量可作为肿瘤性腹水与结核性腹水的鉴别诊断指标，腹水的 FER＞1500ng/ml 时，则为肿瘤性腹水的可能性大。

（3）测定方法评价：该法简便、灵敏，易于自动化分析，但需要特定的仪器及试剂较贵。RIA 分析的灵敏度较高，但操作繁杂，并且有放射性污染，已逐步为前者代替。

【腹水肿瘤标志物检验】

1. 癌胚抗原（CEA）　Martinez-Vca 等报道，CEA 在恶性腹水中含量为（303±154）ng/ml，而在良性腹水中为（3.4±0.5）ng/ml。CEA 对腺癌所致腹水诊断价值最高，文献报道腹腔内恶性肿瘤的 CEA 阳性率分别为腺癌 78％、鳞癌 86％、小细胞癌 50％。但有报道，非恶性腹水 CEA 也有增高，然而浓度很高时对恶性腹水的诊断具有较好的特异性。

2. 糖类抗原　包括 CA50、CA125、CA72-4、CA15-3、CA19-9 等。它们对恶性腹水诊断有一定价值，但单独使用诊断价值不大，联合测定才有较高的准确度。

3. 脂结合唾液酸（lipid bound sialic acid，LSA）　恶性肿瘤患者血清 LSA 浓度增加，在恶性腹水中亦见 LSA 浓度显著增高，其诊断敏感性为 70%，特异性为 90%。

4. 人绒毛膜促性腺激素 β 亚基（β- human chorionic gona-dotrophin，β HCG）由滋养细胞所分泌，其浓度增高可作为滋养细胞肿瘤性腹水辅助诊断指标。

【腹水免疫学检验】

1. 免疫球蛋白（IgG，IgA）　腹水 IgG/血清 IgG、腹水 IgA/血清 IgA 的比值以及这两个比值的平均值，对鉴别渗出液和漏出液有价值，尤以后者较好。若以两个比值的均数＞0.5 诊断渗出液、＜0.5 诊断为漏出液，则此法无假阳性，而假阴性率仅为 4.08%。这是因为免疫球蛋白是大分子，一般不易漏出血管外，在血管通透性增高而发生渗出液中便可增高。其增高也可能与局部免疫反应有一定关系。

2. β_2 微球蛋白（β_2-microglobulin，β_2-mG）　存在于有核细胞中，主要由淋巴细胞产生，参与组成 HLA 抗原。因结核病的免疫反应细胞为淋巴细胞，所以其引起的腹水中 β_2 微球蛋白浓度较高，其对鉴别结核性腹水和非结核性腹水有一定的价值。但在其他疾病引发的腹水，包括恶性肿瘤和系统性红斑狼疮，其 β_2 微球蛋白均明显低于结核病、风湿病和淋巴瘤。

3. 肿瘤坏死因子-α（tumor necrosis factor-α，TNF-α）肿瘤坏死因子主要由巨噬细胞产生。在结核性肉芽肿的形成过程中，结核分枝杆菌引发人体的免疫应答，巨噬细胞的细胞内杀伤能力增加，肿瘤坏死因子分泌增加，故结核性腹水中肿瘤坏死因子水平可升高。子宫内膜异位时，子宫内膜异位的组织可激活或趋化腹膜的巨噬细胞，产生大量的肿瘤坏死因子，故子宫内膜异位引发的腹水中肿瘤坏死因子水平也可升高。

4. 白介素-6（interleukin-6，IL-6）　经实验证实，卵巢上皮细胞癌时，癌细胞在体外释放的 IL-6 和在体内释放入腹水的 IL-6 均增高，此外在肿瘤位点上也能检出 IL-6。许多研究显示，IL-6 等增多可导致外周血中血小板增高，实验证明，

IL-6 在体外能促进巨核细胞的生长和成熟，在动物体内可促进血小板生成；此外，各种体液因子，如粒细胞集落刺激因子、单核细胞刺激因子、IL-1、IL-3、IL-4、IL-11、白血病抑制因子、红细胞生成素等，能刺激巨核细胞生成而导致血小板增多；卵巢癌患者血小板常大于 $300×10^9/L$。

【腹水性质的鉴别】

1. 渗出液与漏出液的鉴别 两种腹水在外观、理化性质、显微镜检查等方面有所不同，一般不难鉴别（表 4-1）。

表 4-1 漏出液和渗出液的区别

比较内容	漏 出 液	渗 出 液
产生原因	非炎症性（80%～90%），可因血浆胶体渗透压降低，毛细血管静压升高。见于肝硬化、营养不良、充血性心力衰竭、肾病性水肿	炎症性渗出（80%～90%），炎症时毛细血管壁通透性增加，炎症性渗出物渗入。恶性肿瘤增生过程中损伤毛细血管，常呈不同程度的血性外观，肿瘤崩解坏死产物渗入
外观	淡黄色	不定，可为黄色、血色、脓样、乳糜样
透明度	透明偶见混浊	多为混浊
比重	<1.015	>1.018
凝固	不凝	常自凝
Rivalta 试验	一般为阴性	一般为阳性
pH	>7.35	<7.30
TP	<25g/L	>30g/L
腹水 TP/血清 TP	<0.6	>0.6
葡萄糖	>3.33mmol/L	<3.33mmol/L，可变化
LDH	<200U/L	>200U/L
腹水 LDH/血清 LDH	<0.6	>0.6

续表

比较内容	漏 出 液	渗 出 液
白细胞总数	$<1\times10^9/L$	$>1\times10^9/L$
白细胞分类	以淋巴细胞为主，偶见间皮细胞	急性炎症性腹水以中性粒细胞为主，伴有质的改变。慢性炎症性以淋巴细胞为主，可见浆细胞。恶性肿瘤性以淋巴细胞为主，以及大量的间皮细胞。浆膜腔原发间皮细胞瘤时，可见大量幼稚及双核、多核间皮细胞
细菌	未找到	可找到病原菌

2. 良性与癌性腹水的鉴别　良性与肿瘤引起的腹水在生物化学、免疫学、遗传学及细胞学检查有明显的差别，因此可依据这些变化对其作出诊断（表 4-2）。

表 4-2　良性与恶性腹水的鉴别

比较项目	良 性	癌 性
外观	血性少见	多为血性
细胞学检查	仅为炎性细胞	可见癌细胞
TP	炎性多$>40g/L$	$20\sim40g/L$
TC	$<2.8mmol/L$	$>3mmol/L$
腹水 TC/血清 TC	<0.3	>0.3
腹水 LDH/血清 LDH	<2.5，LDH_2 为主	>3.5，LDH_3、LDH_5 为主
FER	$<500mg/L$	$>500mg/L$
β_2-MG	(6.1 ± 1.8) mg/L	(3.0 ± 1.0) mg/L
LSA	$<340mg/L$	$>340mg/L$
CEA	$<20\mu g/L$	$>20\mu g/L$
腹水 CEA/血清 CEA	<1.0	>1.0
CA19-9	正常	可增高
FN	(137 ± 6.5) $\mu g/ml$	(13.4 ± 6.8) $\mu g/ml$
染色体分析	绝大多数为二倍体	超二倍体、多倍体多见，有畸变

3. 乳糜性腹水　Jahsman 所描述过的乳糜性腹水特点现在仍然适用，包括：牛奶样外观、静置后有乳酪膜，没有沉渣，碱性，比密＞1.012，TP＞30g/L，清蛋白＞球蛋白，加入乙醚后腹水变清，苏丹Ⅲ染色有脂肪球，脂肪含量 0.4%～4%，总固体量＞4%；其中甘油三酯浓度是血浆的 2～8 倍，这是诊断的主要指标。

假性乳糜性腹水比密＜1.012，静置后无乳酪膜，有沉渣，磷脂酰胆碱含量高、脂肪微量，总固体量＜2%，蛋白含量 0.1%～3%，球蛋白＞清蛋白，加入乙醚后无变化。

4. 多项指标联合检测鉴别腹水　不同性质腹水的单项指标检测结果常有交叉，难于鉴别，因此目前国内外很多学者着力于研究腹水的鉴别诊断问题。主要的研究方向分为两大类，一是寻找新的特异性强、敏感性高的诊断方法及检测指标，如腹膜活组织检查、细胞学方面的检查、PCR 技术的开发与应用等；二是进行多指标联合检验。常用联检指标 LDH、ADA、FDP、FER（铁蛋白）和 CRP 五项同时测定可提高鉴别诊断准确性。

（1）五项指标均值按先高后低排列，引起这些指标升高的疾病顺序依次是结核性腹膜炎、非结核性炎症、非肝源性恶性肿瘤、肝癌、肝炎和肝硬化。这一规律提示：各被检测物浓度较高或更高时，结核性腹膜炎、恶性肿瘤、非结核性炎症的可能性较大。如含量较低，则肝炎、肝硬化和肝癌的可能性较大。

（2）结核性腹膜炎时五项结果均呈一致性升高，肝炎和肝硬化全部指标低于前述四种疾病；结核性腹膜炎时 LDH、ADA、FDP、FER 和 CRP 比肝炎、肝硬化分别高 8 倍、10倍、4 倍、5 倍和 4 倍，比肝癌分别高 6 倍、5 倍、3 倍、3 倍和 4 倍，因此只做 ADA 和 LDH 即可鉴别诊断。

（3）肝癌与肝炎、肝硬化比较各项指标经统计学分析，无显著性差异，提示五项指标检测对两者鉴别价值不大。但肝癌与其他恶性肿瘤的 LDH、FDP 和 FER 三项指标差异明显，可作为肝癌与其他一些肿瘤的鉴别。

（4）在炎症时 CRP 结果较高，检出率达 100%。学者们认为，CRP 测定对炎症性腹水与其他原因引起的腹水有一定鉴别诊断价值。

（袁　谦　陈民新　石玲燕）

第二节　自发性细菌性腹膜炎

一、疾病概述

自发性细菌性腹膜炎（spontaneous bacterial peritonitis，SBP）是指腹腔内没有脏器穿孔、脓肿等需外科治疗的感染源，而发生的急性弥漫性细菌性腹膜炎症。广义的 SBP 还包括其他形式的自发性腹水细菌感染，如细菌培养阴性的中性粒细胞性腹水和中性粒细胞不增高的单株细菌性腹水。典型的临床表现为发热、腹痛和腹部压痛等，可进一步加重肝功能损害，甚至出现休克引起死亡。因此，临床上应予足够的认识，争取获得早期诊断和预防。

SBP 最常见于终末期肝病患者，是肝硬化的严重并发症，在重症肝炎、肝癌和暴发性肝衰竭患者中 SBP 也不少见，另外，肾病综合征和心源性腹水中也可以发生 SBP，但其发生率较低。

【病因】　SBP 患者细菌感染的主要来源是肠道菌群，并且 90% 以上为单一菌感染。根据患者腹水细菌培养结果：①革兰阴性杆菌最多，占 60%～80%，其中大肠埃希菌占 40%～50%，肺炎克雷白杆菌占 10%～13%，其他革兰阴性菌占 5%～13%；②革兰阳性球菌占 18.5%～29%，其中以链球菌

为主，其次是肺炎双球菌和葡萄球菌；③厌氧菌感染占 5%～
11.2%；④混合感染较少，仅占 2%左右。需要指出的是，由
于患者腹水量大而细菌被稀释、培养条件及培养基的受限，以
及抗生素的广泛应用等因素的影响，其细菌培养阳性率不高，
一般不超过 50%，甚至更低。

【发病机制】　目前本病的发病机制尚未明确，但绝大多数
学者认为，肠道细菌可通过下述途径进入腹腔：

1. 血源性感染　由于肠道菌群易位、肠壁变薄、肠黏膜
屏障破坏、肠道通透性增加等诸多因素的影响，肠道菌群进入
门静脉，在肝脏单核巨噬细胞及全身免疫功能降低和门脉高压
时肝内外血管存在功能和解剖的分流情况下，特别是在伴有侧
支循环与腹水间处于不断的液体交换状态，细菌极易进入腹水
并定植，大量腹水又使其局部抗菌作用降低，细菌大量繁殖，
形成 SBP。

2. 淋巴源性感染　由于肠道局部多种因素的影响，肠道
菌群可以从肠道通过黏膜进入黏膜下淋巴管及肠系膜淋巴结，
进入淋巴系统的细菌既可发生定位转移进行血源性感染，也可
通过淤血的肝窦壁溢出，经肝门、肝包膜下淋巴丛或横膈淋巴
丛漏入腹腔，形成淋巴源性感染。

3. 透壁迁徙性感染　肝硬化患者多处于门静脉高阻力、
高动力循环状态，这种血流动力学的改变使肠道充血、水肿、
糜烂，通透性大大增加，同时由于肠道菌群易位和过量繁殖，
肠道菌群可以直接透过肠壁迁徙性感染腹腔。

4. 直接蔓延性感染　邻近脏器的感染如女性生殖系统感
染、盆腔炎等，细菌可直接蔓延到腹腔引起 SBP，但较少见。

5. 医源性感染　各种有创检查和治疗，以及应用收缩内
脏动脉血流的药物如垂体后叶素等原因可造成医源性感染。

【临床表现】　起病可急可缓。大多为慢性或亚急性起病，
轻者呈隐匿性，仅 30%表现为急性起病。

1. 症状

(1) 畏寒发热：大多患者有不同程度的发热，热型多不规则，多数为持续性低热，也可无发热，少数患者出现弛张热，体温为 38～40℃，可伴有畏寒、寒颤。

(2) 腹痛：30%～70% 的患者可有腹痛，多为持续性胀痛，程度较轻，少数为阵发性绞痛或持续性剧痛，部位可在全腹，但主要位于脐周及下腹部。

(3) 腹胀：腹胀为本病患者的主要症状，轻者可仅有腹部不适，重者表现为高度腹胀。

(4) 恶心、呕吐或腹泻：仅见于部分患者。

2. 体征　典型腹膜炎体征较少，一般仅有弥漫性或局限性腹部轻压痛、反跳痛。听诊可见肠鸣音减弱。腹水可急剧增多，有时是本病患者的唯一线索，有时患者并无任何体征。

【诊断和鉴别诊断】

1. 诊断　肝硬化腹水患者具有下列表现而排除结核和继发性腹膜炎及肿瘤等情况时，应考虑 SBP 的诊断。以下为1988 年我国腹水会议制定的肝硬化腹水并发 SBP 的诊断和参考标准。

(1) 出现发热、腹痛及腹部压痛、反跳痛等腹膜刺激症状。

(2) 凡腹水白细胞＞0.5×10^9/L，中性粒细胞（PMN）＞0.5，腹水培养有致病菌生长或涂片阳性者，可明确诊断为 SBP。

(3) 凡腹水白细胞＞0.3×10^9/L，PMN＞0.5，结合临床表现，可诊断为 SBP。

(4) 凡腹水白细胞＞0.3×10^9/L，PMN＞0.25，即使无临床表现，也可视为细菌腹水症，高度怀疑 SBP，并按 SBP进行治疗。

(5) 如腹水检查未达到上述标准，下列试验阳性者，也可诊断 SBP：①腹水 pH＜7.30，或血清腹水 pH 梯度＞0.10；②腹水乳酸盐＞0.63mmol/L，但恶性腹水中乳酸盐也可呈高水平，需要鉴别。

肝硬化腹水患者 SBP 的诊断需要具有上述表现而排除结核和继发性腹膜炎及肿瘤等情况。

2. 鉴别诊断

（1）结核性腹膜炎：结核性腹膜炎可能有腹膜以外的结核灶及结核中毒症状，此外还有以下特点：①腹壁柔软呈揉面感；②腹水淋巴细胞增多；③腹水蛋白含量明显增多；④全身可能有结核病灶；⑤抗结核治疗有效；⑥腹水培养结核分枝杆菌阳性。

（2）继发性腹膜炎：继发性腹膜炎有胃、十二指肠穿孔史或有急性化脓性胆囊炎、阑尾炎病史。该病多急性起病，有剧烈腹痛、腹肌紧张、全腹压痛、反跳痛等急性腹膜炎症状、体征。

二、检验诊断

SBP 的腹水性质表现为滤出液和渗出液之间或呈渗出液改变，其检验指标主要包括腹水常规检验、腹水生化检验和腹水细菌培养。其中多数检验项目的检测方法同第一节腹水检验中的检验诊断。

【腹水常规检验】

1. 腹水的颜色和透明度　SBP 的腹水颜色一般为浅黄色，若呈浅红色或红色为腹水混有血液。腹水透明度与细胞数量有关，一般呈轻微的混浊，明显混浊往往提示腹水混有大量血液或白细胞。

2. 相对密度　SBP 的腹水相对密度一般为 1.015 左右。漏出液一般＜1.015，渗出液＞1.018，相对密度高低主要随腹水 TP 浓度高低而改变，也与腹水细胞数量有关。

3. 腹水白细胞和中性粒细胞　对 SBP 的诊断有确定价值：①腹水白细胞数$>0.5×10^9$/L，中性粒细胞>0.50，腹水培养有致病菌生长或涂片阳性者，可确诊为 SBP；②腹水白细胞在$(0.3～0.5)×10^9$/L，中性粒细胞>0.50，结合临床表现，可诊断为 SBP；③腹水白细胞为$(0.3～0.5)×10^9$/L，中性粒细胞在 $0.25～0.50$，即使无临床表现，应视作可疑 SBP 并予以治疗。

4. 腹水 pH 值　腹水 pH<7.30，或动脉血与腹水 pH 差值>0.10，且临床表现符合者，可诊断为 SBP 并进行治疗。感染性腹水 pH 降低，主要由于炎性细胞无氧代谢使乳酸堆积所致，但腹水 pH 在感染性和非感染性腹水之间有一定重叠。

5. 黏蛋白定性试验　渗出液为阳性，其阳性强弱随 TP 浓度高低而改变。SBP 腹水多数呈阳性改变。

【腹水生化检验】

1. 总蛋白（TP）　是鉴别渗出液和漏出液最有用的试验，渗出液 TP>30g/L，漏出液常低于 30g/L。Runyon 通过前瞻性研究住院肝硬化患者，发现腹水总蛋白低于 10g/L 者 SBP 发生率为 15%，腹水蛋白高于 10g/L 者 SBP 发生率仅为 2%。随访 3 年后发现，腹水蛋白高于 10g/L 者 SBP 发生率可忽略不计。TP 还可作为预测 SBP 发生的一项独立的指标。

2. 血清-腹水清蛋白梯度（SAAG）　由于患者存在门脉高压，故其 SAAG$\geqslant 11$g/L，可与非门脉高压性腹水相鉴别。但由慢性肝病并发的继发性细菌性腹膜炎，也为高蛋白梯度性，因此 SAAG 不能鉴别 SBP 与继发性细菌性腹膜炎。

3. 乳酸脱氢酶（LDH）　主要用于渗出液和漏出液的鉴别，SBP 患者腹水 LDH 活性一般<200U/L，如果>200U/L 或高于血清，则应考虑继发腹膜炎。

4. 葡萄糖（GLU）　腹水中葡萄糖<3.3mmol/L 或腹水中浓度与血清比值<0.5，为腹水葡萄糖降低。漏出液中葡萄

糖浓度与血清中相似，在细菌感染性腹水，因细菌和中性粒细胞利用葡萄糖而使之减少，当其浓度降到仅为血清中的50%时，可认为有细菌感染。

5. 腺苷脱氨酶（ADA）　腹水中ADA明显增高主要见于结核性腹水，SBP腹水中的ADA一般在参考区间的上限，即25U/L左右。因此测定腹水中ADA可以鉴别诊断结核性和SBP腹水。

【腹水细菌培养】

1. 腹水细菌培养方法　用注射器采取腹水后放置于无菌试管中送检，也可在床边直接将腹水接种于血培养瓶。送检腹水进行涂片检验后，通常先划血琼脂平板，再接种于一般营养培养基或血培养瓶增菌，发现可疑菌落后进行相应的鉴定试验。一般营养培养基培养48小时；血培养瓶培养48小时后若无菌生长可继续培养至6天，能提高细菌检出阳性率。

2. 临床应用价值　腹水细菌培养阳性具有确诊意义。报道显示SBP腹水的细菌培养检出结果中，大肠埃希菌占47%，链球菌属占19%，克雷伯或其他细菌占26%；厌氧菌一般不会引起SBP。SBP腹水中细菌浓度一般非常低，通常每毫升中仅含1~2个细菌，因此培养阳性率较低。Pawar等对300例肝硬化的前瞻性研究中显示，30例次SBP用血培养方法阳性率仅为66.7%，其中24小时阳性率为33.3%。

另外，1/3~1/2患者血培养可检出与腹水培养相同的细菌；1/3腹水培养阴性的患者血培养可呈阳性，对判断腹水由何种细菌感染有一定的帮助；一些患者尿培养阳性对菌血症的细菌来源有一定提示作用。

3. 腹水细菌培养方法评价　床边血培养瓶接种能明显提高细菌检出率。因腹水标本内细菌浓度低而腹水量大，为增加检出机会，可采用大样本量送检，将标本离心浓缩后再做培养。

【检验综合应用评价】 对疑似患者，可进行腹水常规检验和腹水生化检验，其中腹水白细胞和中性粒细胞对 SPB 诊断有很大意义，其次是腹水 pH；腹水生化检验中的 TP 可以预测 SPB 的发生率，GLU、SAAG 和乳酸铁浓度可鉴别细菌性和非细菌性腹膜炎，LDH 增高有助于诊断为 SPB，ADA 浓度不增高可以与结核性腹膜液相鉴别。如果要进行病原菌检查，则可以进行腹水细菌培养，细菌培养阳性不但具有确诊意义，而且还可以指导抗生素的使用。

(袁　谦　吴　伟　吴　芳)

第三节　结核性腹膜炎

一、疾病概述

结核性腹膜炎（tuberculous peritonitis）是由结核分枝杆菌引起的慢性弥漫性腹膜感染。本病以儿童和青壮年多见，女性多于男性。常合并腹腔内结核病变，包括肠结核、肠系膜淋巴结结核及输卵管结核等。

【病因】 本病大多数是继发于体内结核病灶，在其发展过程中扩散延及腹膜。其结核侵犯腹膜的途径主要为：

1. 直接蔓延　腹腔内结核病变，包括肠结核、肠系膜淋巴结结核及输卵管结核等可直接蔓延至腹膜，为本病的主要感染途径。

2. 淋巴血行播散　少数通过淋巴血行播散，活动性肺结核是血行播散的主要来源。少数为肠系膜淋巴结干酪坏死破溃，胸膜结核或脊柱结核蔓延所致。

【临床表现】 结核性腹膜炎的临床表现错综复杂。多数患者起病缓慢、隐匿，少数急性起病，症状轻重不等。本病的主要表现有：

1. 发热　以低热和中等热多见，少数有弛张热，体温可高达 40℃，伴有明显的毒血症状。大部分患者有食欲减退、乏力、盗汗、消瘦等表现。

2. 腹痛　早期腹痛可不明显，后期出现持续性隐痛和钝痛，以脐周和下腹多见，部分为全腹。伴肠粘连梗阻时，可出现阵发性腹痛。

3. 腹泻　为胃肠道功能紊乱表现，腹泻较常见，多为糊状便，每天 2～4 次。部分患者可有便秘，或便秘腹泻交替出现。

4. 腹胀　起病时多有腹胀感，但腹水征不明显，多与肠功能紊乱有关。渗出型腹水以少量和中等量多见。

5. 腹块　粘连型与干酪型患者可触及腹块，常位于脐周，为网膜、系膜淋巴结等粘连而形成。大小不一，边缘不清，压痛明显，常需与肿瘤鉴别。

6. 腹部柔韧感　常见于粘连型腹膜炎，是腹膜慢性炎症增厚，脏器粘连引起的触诊感觉，与压痛部位一致，但无特异性。

【诊断和鉴别诊断】　典型病例诊断主要根据以下条件：

1. 青壮年患者，女性为主。

2. 肺结核病史或腹膜外结核证据。

3. 有典型结核分枝杆菌毒血症，发热两周以上，同时伴有腹痛、腹泻，腹胀等表现。

4. 体检可及腹壁柔韧感，伴或不伴有腹水、腹块等体征。

5. 实验室检查　结核菌素皮试强阳性，腹水呈渗出液，且 ADA 升高。

6. X 线、胃肠钡餐及腹部超声提示腹腔结核征象，如肠梗阻、肠粘连及散在钙化灶等。

7. 必要时行腹腔镜检及腹膜活检有确诊意义。

本病应与：①以腹痛为主的克罗恩病、消化性溃疡、非结核性肠梗阻等；②以腹水为主的肝硬化、卵巢囊肿、癌性腹水等；③以腹块为主的腹腔肿瘤、盆腔肿瘤等；④发热为主的伤寒、淋巴瘤等相鉴别。

二、检验诊断

结核性腹膜炎引起的腹水表现为呈渗出液的改变，其检验指标主要包括腹水常规检验、腹水生化检验以及血液中与结核病相关的检验。其中多数检验项目的检测方法同第一节腹水检验中的检验诊断。

【腹水常规检验】 结核性腹水大多数呈渗出液改变，偶尔可见血性或乳糜性；腹水细胞以淋巴细胞为主；腺苷酸脱氨酶活性明显增高；腹水中找结核分枝杆菌可协助诊断，但阳性率较低，腹水培养或动物接种阳性率稍高。

1. 腹水外观　一般为草黄色。在含有大量红细胞时，可呈粉红色。

2. 白细胞计数和分类　腹水在正常时也含有少量细胞成分，腹水白细胞总数对该疾病的诊断意义不大，但白细胞分类有一定价值。淋巴细胞增多，特别是淋巴细胞占细胞总数的 $0.58\sim0.90$ 时，常为结核性病变。但也应考虑到淋巴瘤、肉样瘤和慢性风湿病，癌性腹水中有 2/3 的病例淋巴细胞在 0.50 左右。嗜酸性粒细胞增多较少见，一般 <0.10；在结核性腹水的吸收期，腹水中的嗜酸性粒细胞也可增多。

漏出液间皮细胞常在细胞总数中占较大比例，但在渗出液中也会有不同程度的增加，结核性腹水间皮细胞占细胞总数可大于 0.05。在结核并发脓性腹水、风湿性腹水及慢性恶性腹水时，腹水中的间皮细胞也可增多。腹水中的巨噬细胞并不具有诊断意义，但腹水中存在多量的巨噬细胞时，应考虑到结核病的可能。另外要注意巨噬细胞与间皮细胞的区别。

【腹水生化检验】

1. 总蛋白（TP）　是鉴别渗出液和漏出液最有用的试验，

渗出液总蛋白一般>30g/L，结核性腹水呈渗出性改变。

2. 血清-腹水清蛋白梯度（SAAG） 结核性腹膜炎患者SAAG<11g/L。对于不合并慢性肝病的结核性腹膜炎患者，SAAG的诊断灵敏度接近100%。但SAAG不能区别结核性腹膜炎与恶性肿瘤性腹水。

3. 葡萄糖（GLU） 结核性腹水葡萄糖浓度也可降低，但一般为1.7～3.1mmol/L。狼疮性腹水和恶性肿瘤性腹水与结核性腹水类似，在细菌感染性腹水，尤其是脓性腹水，葡萄糖含量显著下降。

4. 腺苷脱氨酶（ADA） 结核性腹水ADA活性明显高于外周血中ADA。国内提出腹水ADA大于40U/L应考虑为结核性；当抗结核药物治疗有效时，其腹水内ADA也应随之下降，因此也可作为抗结核治疗时疗效观察指标。此外，风湿性腹水及脓性腹水中ADA活性明显高于其他渗出液中，以腹水中ADA>50U/L为限，可将结核性腹水与恶性肿瘤性腹水区分开，但不能将结核性腹水同风湿性腹水等鉴别。非结核性腹水包括恶性肿瘤性腹水、狼疮性腹水患者，其腹水ADA活性与血清中基本相同。

5. 乳酸脱氢酶（LDH） 腹水LDH>200U/L，或LDH/血清LDH>0.6可作为渗出液的指标，结核性腹水LDH稍高于这些界值。

【腹水特殊检验】

1. 腹水结核分枝杆菌培养

（1）培养方法：将浓缩的腹水标本接种于固体培养基，置37℃每周观察1次，直至6～8周，根据生长时间、菌落形态以及是否产生色素等特点，加以判断。

（2）临床应用价值：对于腹水结核分枝杆菌培养阳性者，可以确诊为结核性腹水。

2. 腹水结核分枝杆菌DNA PCR是近年建立的一种简

便、高效的 DNA 体外扩增技术。PCR 技术与传统检验方法相比较，具有简便、实用性强、敏感性和特异性较高的优点，特别适用于体外难于培养和生长缓慢的病原微生物的诊断。应用 PCR 技术测定结核分枝杆菌的基因序列，其诊断结核的敏感性和特异性均为 100%。

3. 溶菌酶（lysozyme，LZM）

（1）测定方法：可采用平板法，其原理为溶菌酶与微球菌作用后可使该菌因细胞壁破坏而溶解，致使加样孔周围出现溶菌环。溶菌环直径与样品溶菌酶含量的对数呈线性关系。

（2）临床应用价值：94% 结核性腹水中溶菌酶含量超过 30mg/L，明显高于癌性腹水。漏出性腹水中溶菌酶通常为 0～5mg/L。

4. T 细胞亚群

（1）测定方法：常用流式细胞分析技术。

（2）临床应用价值：结核性腹水中以淋巴细胞为主，其中 T 细胞增加明显，T 细胞又以 T_4 为主（55%～75%），T_4/T_8 比值升高为 3.22±1.63。T_4 细胞的绝对数与腹水量呈负相关，腹水中 T_3、T_4 的百分数及绝对数都高于自身外周血。而癌性腹水的 T 细胞虽然也增加，但低于结核性腹水，并分别低于外周血，因此检测 T 细胞亚群也可作为鉴别结核性和癌性腹水的参考指标。外周血 T_3 细胞阳性率为（71.5±6.2）%，T_4 细胞阳性率为（45.7±5.3）%，T_8 细胞阳性率（27.9±5.0）%，T_4/T_8 比值为 1.66±0.33。

5. γ-干扰素（γ-interferons，γ-IFN）　结核性腹水中 γ-IFN 升高，平均为 91U/ml。而其他性质的腹水 γ-IFN 均低于 2U/ml，因此腹水中 γ-IFN 测定对结核性腹水的鉴别诊断是一项较好的参考指标。

6. 肿瘤坏死因子（TNF）　结核性腹水中 TNF 平均值为 545ng/L（210～1530ng/L），其自身血清 TNF 为 102ng/L

（0～237ng/L）。而非结核性腹水 TNF 为 62ng/L，明显低于结核性腹水，因此有助于结核性腹水的鉴别诊断。

【血液检验】

1. 红细胞沉降率

（1）测定方法：传统的方法是魏氏法，它是将一定量的抗凝血置于特制的刻度管内（称魏氏血沉管），垂直立于室温，红细胞会自然下沉，60 分钟测量管内血浆高度即为红细胞沉降率，结果以 mm/h 报告。目前大多数医院采用动态血沉分析仪法，原理是将抗凝血加入特制的小试管内，垂直放置仪器内部，仪器的光电检测部件会以一定的时间间隔扫描小试管，根据其透光度不同，仪器自动记录每次的血浆高度。通过计算处理，可报告 60 分钟的血沉值并绘制血沉-时间（H-t）曲线。

（2）参考值：男性为<15mm/h，女性为<20mm/h。

（3）临床应用价值：红细胞沉降率可作为病变活动的过筛指标，在本病活动期一般增快，病变趋于静止时逐渐正常。根据 H-t 曲线特性，可将动态血沉分成五种类型：持续速降型、持续缓降型、前期速降型、后期速降型、阶梯型。健康男性以阶梯型为主；女性以持续缓降型为主；结核活动期以前期速降型为主；风湿热、急性炎症、恶性肿瘤、SLE 等以持续速降型多见，而良性肿瘤、结核缓解期则以持续缓降型或后期速降型为主。

（4）测定方法评价：魏氏法检测血沉受到抗凝剂、用血量、血沉管位置等方面的影响，如血沉管倾斜、温度升高致使血沉加快。仪器法已基本上避免了血沉管的影响因素。

（5）标本要求：抽血后要及时加入到有抗凝剂的试管中，不能有凝固，也不能有溶血。抗凝剂应准确，10^9 mmol/L 枸橼酸钠与血液按 1：4 比例混合，目前已有一次性使用的带抗凝剂的塑料血沉管。

2. 血液白细胞计数

（1）测定方法：传统的白细胞计数用牛鲍计数板显微镜计数。目前大多采用血细胞分析仪计数，即 EDTA-K_2 抗凝血混匀后上机测定，计算出单位体积内的白细胞数。也有一些血液学分析仪采用光学法检测白细胞数量。

（2）参考区间：成人（3.5～9.5）×10^9/L，儿童偏高。

（3）临床应用价值：结核性腹膜炎患者多数正常或稍偏高，少数偏低。但腹腔结核病灶急性扩散者或干酪型患者的白细胞计数可增高。

（4）测定方法评价：由于白细胞存在生理性变化，如运动后、疼痛、情绪紧张、进食后白细胞增高，正常人下午比上午细胞数高等，同时一些药物对白细胞也有的影响，所以要选择多次同一时间段检验，以明确诊断。

（5）标本要求：采用抗凝血标本，常用 EDTA 盐为抗凝剂，血细胞分析仪需用 EDTA-K_2 作抗凝剂。

3. 血清结核分枝杆菌抗体

（1）测定方法：ELISA 间接法。用纯化的结核分枝杆菌外膜抗原包被微孔板，待测血清中相应抗体与之特异结合，再与加入的酶标抗人 IgG 结合，显色测定。按标本 A 值/临界 A 值（S/CO）来判断结果。一般，S/CO≥1.0 为阳性，S/CO＜1.0 为阴性。

（2）参考值：阴性。

（3）临床应用价值：对结核分枝杆菌感染，特别是肺外感染，或无法分离到结核分枝杆菌患者，血清结核分枝杆菌抗体有一定的辅助诊断价值，但特异性和灵敏度均不高。结核性腹水中也可能存在结核分枝杆菌抗体，检测方法相同。

（4）测定方法评价：反应温度和时间应按规定的要求，洗涤是 ELISA 实验成败的关键。

【检验综合应用评价】 对疑似患者，可进行腹水的一般检验和腹水的生化检验，以及血液红细胞沉降率测定。腹水

ADA 足够对结核性腹膜炎诊断价值最大且方法简便；外周血红细胞沉降率能支持结核性的诊断；白细胞数可以与其他感染性疾病鉴别；腹水常规和 TP 大多呈渗出液改变；SAAG 能提高诊断灵敏度；腹水 GLU 下降不明显，但可与其他细菌感染性腹水相鉴别。

如果检验结果不典型，可以进一步进行结核分枝杆菌抗体，腹水 LDH 以及其他腹水特殊检验，这些检验对于结核性腹膜炎诊断与鉴别诊断也有一定的意义。根据条件也可以分别进行腹水结核分枝杆菌培养和腹水结核分枝杆菌 DNA 检验，可使诊断结核的敏感度和特异度大为提高。

（吴　伟　袁　谦　陈小微）

第五章

黄 疸

黄疸（jaundice）是高胆红素血症的临床表现，即血中胆红素浓度增高使巩膜、皮肤、黏膜以及其他组织和体液发生黄染的现象。正常血中胆红素浓度为 $5 \sim 17\mu mol/L$（$0.3 \sim 0.1mg/dl$），主要为非结合胆红素。如胆红素超过正常值而无肉眼黄疸时，称隐性黄疸或亚临床黄疸。如血中胆红素浓度不高，而巩膜或皮肤发黄，则为假性黄疸。黄疸按病因发病学分类可分为：①溶血性黄疸；②肝细胞性黄疸；③胆汁淤积性黄疸；④先天性非溶血性黄疸，临床上以前三类为常见，特别是肝细胞性黄疸和胆汁淤积性黄疸。

第一节 溶血性黄疸

一、疾病概述

溶血性黄疸（hemolytic jaundice）是由多种原因使红细胞破坏增加，产生大量游离胆红素，超过肝脏处理能力而发生滞留性黄疸。因血清胆红素主要为未结合胆红素，又称高未结合胆红素血症，而结合胆红素一般不增高，如果结合胆红素增高并占总胆红素量的 15% 以上，考虑因溶血的原因使肝功能也受到了损害。溶血性黄疸是肝前性黄疸中最常见的疾病，占黄疸疾病 3%～9.1%。

【病因】 溶血性黄疸一般分为先天性和获得性两大类，以

336

后者为主。凡能引起红细胞破坏而产生溶血现象的疾病，都能发生溶血性黄疸。按红细胞破坏机制不同有：

1. 红细胞内在缺陷　红细胞本身缺陷以致其脆性增加而易于裂解，譬如形态异常（如遗传性球形红细胞增多症）、酶的异常（如红细胞缺乏 6-磷酸葡萄糖脱氢酶和谷胱甘肽合成酶的异常，均可影响红细胞膜的稳定性而致溶血）、血红蛋白结构的异常（如镰形红细胞性贫血）。

2. 红细胞外在因素　血浆中存在溶血因素，如生物因素（蛇毒、蜂毒）、化学因素（如苯肼、砷化氢等药物）、免疫因素（输血血型不合、自身免疫性溶血）、物理因素（放射线及人工瓣膜置换引起红细胞损害）及其他如高热、脾功能亢进等。

【发病机制】　红细胞大量破坏时胆红素生成超过肝细胞摄取、结合和排泄，从而引起高未结合胆红素血症，胆红素生成增加而肝清除能力正常时血清总胆红素一般在 $51.3 \sim 85.5 \mu mol/L$（$3 \sim 5mg/dl$），如血清总胆红素浓度持续高于 $85.5 \mu mol/L$，则提示肝脏清除胆红素的能力下降。

【临床表现】

1. 急性溶血性黄疸　多见于突然理化因素刺激、急性严重感染或输入大量异型血等引起红细胞急剧大量破坏。可出现剧烈溶血反应，如寒颤、高热、恶心、呕吐、腰背酸痛、面色苍白、全身不适等，可有血红蛋白尿，呈酱油色。严重者可出现休克和尿闭，迅速出现贫血和肝脾大。若处理不及时，患者常死于休克或急性肾衰；若治疗及时可迅速恢复，溶血停止后，黄疸可逐渐缓解。

2. 慢性溶血性黄疸　起病缓，症状轻，表现为黄疸、贫血和肝脾大。常因贫血而感疲乏无力、头晕目眩、心悸气短等症状。可见面色苍白，巩膜轻度黄染，呈浅柠檬色，皮肤黏膜轻度黄染，无皮肤瘙痒，伴有肝脾大而以脾肿大为主。

【诊断和鉴别诊断】

1. 诊断　有以下临床特点可考虑溶血性黄疸：

（1）有与溶血相关的病史，如输血、应用特殊药物、感染、蛇类咬伤、放射线照射、脾功能亢进及溶血家族史等相关病史。

（2）有以上临床表现。

（3）有骨髓增生活跃表现，如周围血出现网织红细胞增多、出现有核红细胞、骨髓红细胞系增生活跃。

（4）血清总胆红素增高，除溶血危象外，血清胆红素一般不超过 85.5μmol/L（5mg/dl），其中以未结合胆红素升高为主，占 80% 以上。

（5）尿中尿胆原增加而无胆红素，急性发作时可有血红蛋白尿，呈酱油色。慢性溶血者尿内含铁血黄素增加。

（6）其他检查：遗传性球形红细胞增多时红细胞脆性增加，地中海贫血时脆性降低，自身免疫性溶血时 Coombs 试验阳性。

2. 鉴别诊断

（1）确定有无黄疸：黄疸识别应在自然光线下进行，仔细观察巩膜，以区别真性和假性黄疸。老年人结膜下脂肪沉着，巩膜可出现不均匀黄染，但皮肤不黄染；过量进食胡萝卜素或服用药物（如阿的平）等一般皮肤黄染而巩膜不黄。

（2）黄疸的类型和病因

1）病史对诊断有重要的提示作用：①年龄：新生儿多为新生儿黄疸、先天性胆道闭锁及 Criglar-Najjar 综合征等，青少年易患肝炎，中年人易患肝硬化、肝癌；②性别：胆石症、胆汁性肝硬化多以女性为主，而肝硬化、肝癌、胰腺癌男性多见；③其他如有肝炎接触史、输血史易联想到病毒性肝炎，疫水接触史易患钩端螺旋体病，进食未煮熟的钉螺者有血吸虫可能，服用有关药物如氯丙嗪、对乙酰氨基酚等有可能为药物性肝病。

2）症状体征：黄疸的进程及程度，以及有无发热、腹痛、皮肤瘙痒、体重改变、尿粪颜色的改变等对诊断有鉴别意义。如发病急伴恶心、呕吐、乏力可能为急性肝炎；伴有发热、腹痛要想到胆石症的可能；伴皮肤瘙痒、白陶土粪便，为淤胆性黄疸；伴消瘦或恶液质的，以癌症可能性为大等。

细查体征对鉴别诊断有重要价值：①细辨巩膜黄染色泽：柠檬黄色一般为溶血性黄疸；金黄色可能为急性肝细胞性黄疸、急性或亚急性重症肝炎、肝内淤胆、胆管癌等；黄绿色可能为原发性胆汁性肝硬化；黄绿或翠绿色常为肝外胆管阻塞；初次黄疸时巩膜黄染有光泽，久留不退的黄疸巩膜及皮肤呈暗黄灰滞无光泽；②肝肿大与硬度：肝轻度肿大质地充实有压痛可能为急性黄疸性肝炎；肝急剧缩小为急性重症肝炎；肝右叶缩小而左叶增大且质地硬为肝硬化表现；肝脏进行性肿大质地硬有结节且肝轮廓变形要考虑为肝癌；肝明显肿大有压痛应想到肝脓肿、淤血肝、肝内血肿、感染性胆管炎；肝明显肿大无压痛可能为淤胆性肝硬化、Wilson 病等；③脾肿大：轻度脾大、质软可能为急性感染性疾病伴单核-巨噬细胞系统增生；脾肿大伴门静脉高压的常为肝硬化；显著脾肿大可能为晚期肝硬化、恶性组织细胞增多症、霍奇金病、先天性溶血性贫血、Wilson 病、血色病；④胆囊增大可能为胆总管及其下端梗阻（胆道癌、Vater 壶腹癌、胰头癌）、急性胆囊炎、胆囊癌；⑤腹水常见于失代偿肝硬化、肝癌（多为血性腹水）、重型肝炎；⑥其他：淋巴结肿大要考虑传染性单核细胞增多症、霍奇金病等；肝掌与蜘蛛痣为肝硬化表现；黄色瘤可见于原发性胆汁性肝硬化；角膜色素环为 Wilson 病表现、贫血者可能为溶血性黄疸；皮肤出血斑要考虑重型肝炎、败血症。

3）检验诊断诊断：通过血清胆红素、尿二胆等检查可帮助鉴别诊断黄疸的类型，而肝功能、血清清蛋白、酶学等检查有助于鉴别肝细胞损害或胆汁淤积性黄疸，详见本节检验诊断。

4）特殊检查：B超可显示胆囊、胆道及肝内结石等情况；CT可以提示有无胆道梗阻及部位，对癌肿可作出判断；MRI特别是MRCP能清楚显示胰胆管的情况，可以了解梗阻性黄疸的部位，有助于病因诊断；ERCP还能进行活检和治疗；其他如肝活检、腹腔镜及诊断性治疗等均可视病情需要用以助诊。

二、检验诊断

溶血性黄疸主要表现为高未结合胆红素血症，临床检验指标主要包括胆色素类检验、红细胞脆性和寿命试验以及网织红细胞测定。

【胆色素类检验项目】

1. 血清总胆红素（TBil）和直接胆红素（DBil）

（1）测定方法：常用的测定方法有重氮试剂法和胆红素氧化法。各种方法测定得到总胆红素（total bilirubin，TBil）和直接胆红素（direct bilirubin，DBil），两者相减为间接胆红素（indirect bilirubin，IBil）。

1）重氮试剂法：包括改良J-G法和和其他重氮法等。改良J-G法的原理是在酸性条件下，血清中结合胆红素可直接与重氮试剂反应，产生偶氮胆红素；同样条件下，未结合胆红素须在加速剂咖啡因-苯甲酸钠-醋酸钠作用下，其氢键被破坏后与重氮试剂反应，产生偶氮胆红素。加入酒石酸钾钠后的碱性偶氮胆红素呈蓝色，在600nm波长分别检测其吸光度改变。其他重氮法，在于加速剂不同，以二甲亚砜（DMSO）或甲醇（M-E法）等做加速剂，560nm波长比色，其吸光度与胆红素浓度成正比。

2）胆红素氧化法：包括化学氧化法和胆红素氧化酶法。

前者常采用钒酸氧化法，其原理是在 pH 为 3.0 左右时，胆红素被钒酸盐和表面活性剂作用，氧化成胆绿素，与此同时，胆红素特有的黄色也随之消失，在 450nm 波长吸光度下降，测定胆红素被氧化前后吸光度之差即可计算出样品中胆红素浓度。在不同的表面活性剂等条件下，可分别测定 DBil 或 TBil。胆红素氧化酶（BOD）法利用 BOD 催化胆红素氧化成为胆绿素，胆红素在 450nm 附近有最大吸收峰，随胆红素被氧化，吸光度下降，下降程度与胆红素浓度成正比；在 pH8.0 条件下，可测得 TBil，在 pH 为 3.7～4.5 缓冲液中，单葡萄糖醛酸胆红素（mCB）、双葡萄糖醛酸胆红素（dCB）及大部分 δ-胆红素均被氧化，由此可测得直接胆红素。

（2）参考区间：TBil 为 5.1～19μmol/L，DBil 为 1.7～6.8μmol/L。

（3）临床应用价值：血清 TBil 浓度能准确反映黄疸程度。溶血性黄疸血清 TBil 轻至中度增高，一般小于 85.5μmol/L，超过此值提示有肝细胞损害并存。溶血性黄疸者血清 TBil 中 IBil 占 80％以上，DBil 与 TBil 的比值＜20％；肝细胞性黄疸患者 TBil 中度增高，两者比值多数为 40％～60％；胆汁淤积性黄疸患者 TBil 重度增高，两者比值＞60％，这对鉴别黄疸类型有较大的意义。

（4）测定方法评价：目前胆红素测定仍有多种方法并存，其中最常用的方法是重氮反应法和化学氧化法。这些方法测得的结合胆红素称 DBil；DBil 相当于结合胆红素含量，但不完全相等，由 TBil 减去 DBil 得到的部分为 IBil，反映未结合胆红素的浓度，但同样并不完全等同于未结合胆红素。各种方法中改良 J-G 法灵敏度最高，但本法要加 3 次试剂，需手工操作，无法在全自动生化分析仪中使用。有些商品试剂中去掉了加碱性酒石酸钾钠的第三步操作，使其应用于自动化分析，但检测灵敏度下降。其他重氮试剂法如 M-E 法适合于全自动生化分析仪测定，但灵敏度比改良 J-G 法略低。钒酸氧化法有较好特异性、精密度和准确度，检测线性上限较高。BOD 法较少应用。总体来说，由于正常血清胆红素尤其是 DBil 浓度很低，甚至一些病理情况 DBil 虽增高但仍处于较低浓度，如在 $10\mu mol/L$ 左右和以下时，各种方法的检测灵敏度仍稍显不够，以至于测定结果不很准确。

2. 尿胆红素

（1）检测方法：常用定性检测，有重氮法和氧化法两类。重氮反应法的重氮试剂有 2，4-二氯苯胺重氮盐和 2，6-二氯苯重氮盐-四氟化硼酸盐。在强酸介质中，胆红素与重氮化的双氯苯胺偶联，形成紫红色的重氮色素，其颜色深浅与尿中胆红素含量呈正相关。三氯化铁氧化法的原理是尿中胆红素被氯化钡吸附后，加入三氯化铁试剂，可将胆红素氧化成胆绿素而呈绿色反应。检测结果表示为弱阳性（＋）、阳性（＋＋）和强阳性（＋＋＋），分别反映胆红素为 $8.6\mu mol/L$、$17.1\mu mol/L$ 和 $51.3\mu mol/L$ 左右。

（2）参考值：阴性。

（3）临床应用价值：溶血性黄疸时尿胆红素试验为阴性，因为此时体内虽有大量红细胞被破坏，使血中未结合胆红素含量增高，但由于未结合胆红素不能通过肾脏排出，故尿中无胆红素。而胆汁淤积性黄疸和肝细胞性黄疸时，因血中增加的胆红素有很大一部分为结合胆红素，能从肾脏滤过，所以尿胆红素为阳性。

（4）检测方法评价：重氮法通常采用干化学分析，检测敏感度为 $7\sim 14\mu mol/L$，低于三氯化铁氧化法，并易受尿中色素的干扰；高浓度维生素 C 和亚硝酸盐可抑制偶氮反应，导致胆红素检测假阴性；吡啶、吲哚酸在低 pH 条件下可导致假阳性反应；水杨酸盐、阿司匹林也可使本试验产生假阳性。氧化法为手工操作，三氯化铁试剂加入量不宜过多，以免出现假阴性；尿液如呈碱性，会影响反应结果，应滴加 5％冰醋酸溶液酸化后再做试验；水杨酸、阿司匹林可与三氯化铁试剂呈假阳性反应。

（5）标本要求：尿液标本宜新鲜，且需避免阳光直射而使胆红素转变成胆绿素，而导致假阴性结果。

3. 尿胆原

（1）检测方法：采用 Ehrlich 反应，可进行干化学分析或手工操作。其原理是利用尿胆原在酸性环境中与对二甲氨基苯甲醛反应，形成红色化合物，其颜色深浅与尿胆原含量成正相关。

手工操作结果判断标准：在白色背景下，从管口直视管底，不呈红色，经加温后仍不显红色，为阴性；放置 10 分钟后呈微红色，为弱阳性（＋）；放置 10 分钟后呈樱红色，为阳性（＋＋）；立即呈深红色，为强阳性（＋＋＋）。阳性（＋＋以上）应将尿液标本做 1：10、1：20、1：40 系列稀释，以最高稀释度呈阳性者报告。

（2）参考值：阴性或弱阳性（1：20 稀释后阴性）。

（3）临床应用价值：溶血性黄疸时尿胆原试验呈明显阳性。尿胆原主要由胆红素代谢而来，生理情况下肝脏中胆红素经胆道进入肠道，在肠道经细菌分解形成的胆素原族化合物，绝大部分随粪便排出，10％～20％进入肠肝循环，其中仅有极少部分进入体循环后，随尿排出，故正常尿中可含少量尿胆原（3～16μmol/L）。溶血性黄疸时体内有大量红细胞破坏，未结合胆红素增加，以及由肝细胞转化产生的结合胆红素也增加，使尿中排出尿胆原量亦相应增加。

（4）检测方法评价：手工操作时，如尿液中有胆红素，应先用 100g/L 氯化钡溶液与尿液 1：4 混合，离心去除胆红素后，取上清液测定。干化学分析检测敏感度为 3.0μmol/L。正常人每天尿胆原排出量波动较大，夜间和上午较少，午后

14：00~16：00 时达最高峰，并与尿液 pH 成正比。磺胺类药物对本法有干扰，尿中含有甲醛可使结果呈假阴性反应。

（5）标本要求：尿液标本宜新鲜，阳光照射可使尿胆原氧化成尿胆素而呈阴性反应，应加以避免。

4. 粪胆原

（1）检测方法：采用 Ehrlich 反应，可用于定性或定量，反应后生成红色化合物，呈色深浅与粪胆原量成正比。

（2）参考值：阴性。

（3）临床应用价值：溶血性黄疸时粪胆原阳性，此时由于大量未结合胆红素排入肠道，被细菌还原而使粪便中的粪胆原明显增加，24 小时粪中粪胆原可超过300~1000mg 以上。肝细胞性黄疸时粪胆原减少，而梗阻性黄疸时粪胆原减少甚至消失，这对黄疸类型的鉴别具有一定的价值。

【特殊检验项目】

1. 红细胞渗透脆性试验

（1）测定方法：测定红细胞在不同浓度低渗氯化钠溶液中的抵抗力。在低渗氯化钠溶液中，水分可渗入红细胞而使之膨胀，膨胀到一定程度后红细胞破裂发生溶血。这种抵抗力跟红细胞表面积与容积的比值有关，该比值越大其抵抗力也大，即渗透脆性降低；反之，抵抗力小，渗透脆性增高。

（2）参考区间：开始溶血时的氯化钠浓度为 4.2~4.6g/L；完全溶血时的氯化钠浓度为 3.2~3.6g/L 。

（3）临床应用价值：在球形红细胞、椭圆形红细胞、口形红细胞增多症引起的溶血性黄疸时，因红细胞表面积与容积的比值缩小，不能容纳正常红细胞所能容纳的水分，在稍低浓度的氯化钠溶液中，渗入少量水分即可使红细胞膨胀破裂，发生溶血，红细胞渗透脆性增加。在肝细胞性黄疸由于严重肝病时红细胞成棘形，表面积与容积的比值增大，红细胞渗透脆性降低；胆汁淤积性黄疸时也可见红细胞渗透脆性降低。

（4）测定方法评价：临床实验室中涉及该指标的标本数较少，通常不作为常规检测项目。但检测方法较方便，容易开展。

（5）标本要求：应采用新鲜抗凝血，可用肝素抗凝。

2. 网织红细胞计数

（1）检测方法：包括手工法和血细胞分析仪法。手工法依据的原理是网织红细胞是尚未完全成熟的红细胞，其胞质内有嗜碱性的 RNA 物质，经煌焦油蓝或新亚甲蓝活体染色后呈浅蓝色或深蓝色的网状结构。该法包括有玻片法和试管法。

血细胞分析仪法的原理：网织红细胞内残留的 RNA，与特殊的染料结合后在通过激光检测器时，仪器根据细胞的反射光信号（或发射光信号）将其与成熟红细胞和其他细胞识别并计数。根据染料性质的不同可分为反射光测定法和发射光测定法。

（2）参考区间：成年人 0.5％～1.5％；新生儿 3％～6％。

（3）临床应用价值：溶血性黄疸时外周血红细胞大量增多，主要是晚幼红细胞、网织红细胞和其他不成熟的红细胞，自骨髓中大量释放入血，网织红细胞一般达 5％～20％。网织红细胞计数增加，对溶血性黄疸具有诊断价值。

（4）测定方法评价：近年来国内网织红细胞计数手工法使用米勒窥盘进行计数，规范了计算区域，减少了实验误差，使结果准确性有所提高。其中玻片法容易使混合血液中的水分蒸发，染色时间偏短，因此结果偏低；试管法容易掌握，重复性较好，必要时还可以从混合血液中再取标本重新涂片复查，患者不必重新抽血，因此被列为网织红细胞计数手工法的常规和推荐的方法。血细胞分析仪法检测到的细胞多，避免主观因素，方法易于标准化。

【检验综合应用评价】　溶血性黄疸血清 TBil 轻至中度增高，一般小于 85.5μmol/L，其中 IBil 占 80％以上，DBil 与

TBil 的比值＜20％；尿胆红素试验为阴性，尿胆原试验呈明显阳性；粪色深，粪胆原阳性，24 小时粪中粪胆原可超过 300～1000mg 以上。溶血性黄疸患者外周血红细胞大量增多，包括晚幼红细胞、网织红细胞和其他不成熟的红细胞，网织红细胞一般达 5％～20％。在球形红细胞、椭圆形红细胞、口形红细胞增多症引起的溶血性黄疸时，红细胞渗透脆性增加。

第二节　肝细胞性黄疸

一、疾病概述

肝细胞性黄疸（hepatocellular jaundice）是指由于肝细胞病变，使肝脏摄取、结合和排泄胆红素的功能减退，血中胆红素增多引起的黄疸。该型黄疸血中结合胆红素与未结合胆红素均会升高，而以结合胆红素升高为主。

【病因】　肝细胞性黄疸病因很多，我国主要以病毒性肝炎最为多见，约占 90％以上。常见的病因有：

1. 感染　由病毒、细菌、原虫、寄生虫、钩端螺旋体等病因引起的肝脏或全身感染。

2. 化学等中毒因素　能损害肝脏的各种化学药品或制剂，如麻醉、镇痛类药物、抗生素、激素及金属等。

3. 代谢性疾病　甲状腺功能亢进、血色病、肝豆状核变性、糖尿病、淀粉样变性病等。

4. 营养性疾病　肝脏营养不良如脂肪肝、肝硬化等。

5. 其他　如休克、门-体分流术后的肝血流减少、充血性心力衰竭引起的肝淤血、原发性妊娠急性脂肪肝、急性酒精性肝炎。

【发病机制】　肝细胞广泛受损时使胆红素摄取、结合和排泄功能发生障碍，以致部分未结合胆红素潴留血中，同时因肝细胞损害和肝小叶结构破坏，致使结合胆红素不能正常地排入细小胆管而反流入血，发生黄疸。但由于结合型胆红素的排泄是胆红素代谢过程中的限速步骤，同时由于肝实质性疾病时，排泄过程常常较结合过程受到更大程度的干扰，因此肝实质疾病时血液中胆红素浓度增高主要以结合型胆红素为主（占血清总胆红素的 20%～60%，甚至超过 60%）。

【临床表现】

1. 急性期 多有乏力、畏食、恶心、呕吐、腹胀、肝区痛等急性肝炎症状，皮肤和巩膜呈浅黄至金黄色，皮肤有时可有瘙痒，尿色深，肝肿大，有压痛。

2. 慢性期 有急性期症状与体征，但肝区压痛不明显。肝硬化患者多有肝掌、蜘蛛痣、脾脏肿大、腹水、腹壁静脉曲张等表现。

【诊断和鉴别诊断】

1. 诊断 有以下临床特点可考虑为肝细胞性黄疸：

（1）有肝病本身表现：见以上临床表现。

（2）血清总胆红素升高，其中以结合胆红素升高为主。

（3）尿中胆红素阳性，尿胆原常增加，但在疾病高峰时，因肝内淤胆致尿胆原减少或缺如，同样粪中尿胆原含量可正常、减少或缺如。

（4）肝功能检查根据不同肝病可出现下列某些试验结果异常：①转氨酶升高；②凝血酶原时间异常，多见于严重肝病，常提示肝细胞损害严重；③严重肝病时，也可出现胆固醇、胆固醇酯、胆碱酯酶活力下降等；④伴有肝内瘀胆时，碱性磷酸酶可升高；⑤慢性肝病时血清清蛋白可下降。

（5）免疫学检查血中肝炎病毒标记物阳性常支持病毒性肝炎的诊断，线粒体抗体阳性常支持原发性胆汁性肝硬化的诊断，血清甲胎蛋白增高对原发性肝细胞癌诊断有参考价值。

（6）肝脏活组织检查对弥漫性肝病的诊断有重要价值，除光镜检查外还可行电镜、免疫组化、原位杂交、免疫荧光等检查，有利于肝病的诊断。

（7）B超、CT等对肝病的诊断有帮助。

2. 鉴别诊断　详见本章第一节溶血性黄疸鉴别诊断部分。

二、检验诊断

肝细胞性黄疸主要表现为高胆红素血症和肝细胞损害引起的血清酶增高等肝功能检查异常，临床检验指标主要包括胆红素测定、血清酶类（ALT、AST、ALP、GGT、TBA、5′-NT、LAP）测定和凝血酶原时间测定等。

【胆色素类检验项目】

1. 血清总胆红素和直接胆红素　肝细胞性黄疸时，由于同时有肝细胞摄取、结合、排泄障碍，可导致血清TBil轻度至中度增高。根据肝脏疾病不同及其严重程度不同，其增高程度也不同，一般为轻、中度增高，其幅度不及胆汁淤积性黄疸。DBil和IBil均增高，DBil和TBil的比值多数为$40\%\sim60\%$，这有助于黄疸类型的鉴别。

血清胆红素水平不一定与疾病的转归相一致。某些疾病已进入恢复期，其他指标均已正常，血清胆红素却仍可处于高水平。这是由于胆汁淤积和肝胆疾病时，血清中很大一部分胆红素与清蛋白共价结合，由于其结合甚牢，因此胆红素从血中被清除时间与清蛋白的半衰期（17～21天）相似，以致血清胆红素下降比预期要慢，且TBil恢复正常后，DBil仍可持续增高。

TBil和DBil的测定方面参见本章第一节溶血性黄疸的检验诊断。

2. 尿胆红素　肝细胞性黄疸时尿胆红素试验呈阳性。肝细胞肿胀、毛细胆管受压，可能使结合胆红素在肿胀与坏死的肝细胞间弥散并经血窦进入血液循环,导致血中结合胆红素增高,因其可溶于水并经肾排出,尿胆红素增加。在急性病毒性肝炎时,尿胆红素阳性可早于临床黄疸。其他原因引起的肝细胞黄疸,如药物、毒物引起的中毒性肝炎也可出现类似的结果。在肝炎恢复期,尿胆红素可在黄疸尚未完全消退前即消失,有助于预后的判断。

尿胆红素测定方面参见本章第一节溶血性黄疸的检验诊断。

3. 尿胆原 正常人肠腔内尿胆原大部分经粪便排泄,仅少量从尿中排泄,肝细胞功能损害时,肝脏不能将来自肠道的尿胆原处理,以致从尿中排出,排出的量取决于肝细胞损害的程度,因此肝细胞性黄疸尿中尿胆原可正常或增加。

尿胆原测定方面参见本章第一节溶血性黄疸的检验诊断。

4. 粪胆原 肝细胞性黄疸时粪胆原可正常或减少,视肝内梗阻情况而定;肝细胞损伤为主的黄疸粪胆原可正常,肝内胆汁淤积为主则粪胆原减少。

粪胆原测定方面参见本章第一节溶血性黄疸的检验诊断。

【其他肝功能检查】

1. 血清氨基转移酶 包括 ALT 和 AST,血清 ALT 和 AST 活性是肝细胞损害的敏感指标。在肝细胞损害、坏死,甚至在细胞变性、细胞膜通透性增加的情况下,胞内酶便逸出,进入间质液和血液循环。根据肝细胞性黄疸产生的病因不同,其增高的程度不同。在病毒性肝炎时,两种氨基转移酶的增高往往比胆红素增高早 1 周左右,可用于病毒性肝炎的筛查。在肝炎恢复期,血清酶活性逐步降低,如果再次增高或持续不降,提示肝炎加剧或进展为慢性肝炎,血清 ALT 和 AST 是判断肝病临床活动性和评价治疗反应的重要指标。重型肝炎时,胆红素重度增高,肝细胞坏死殆尽,无力生成氨基转移酶,以致血清中酶活性常无显著增高,这种"胆-酶分离"现象为预后恶劣的指标。溶血性黄疸时，血清氨基转移酶一般为正常；胆汁淤积性黄疸时血清氨基转移酶也可增高，但一般不超过正常的 8 倍。

ALT 和 AST 测定方面参见本书第二章第二节慢性肝炎的检验诊断。

2. 凝血酶原时间（PT） 肝脏能合成钙离子和组织因子外的其他所有凝血因子。当它们单独或联合缺乏时，一期凝血酶原时间（PT）即延长。急性肝细胞疾病时，PT 延长提示严重肝细胞坏死，预后严重；慢性肝病时，PT 延长预示远期预后不良。

PT 测定方面参见第二章第十三节急性肝衰竭的检验诊断。

3. 血清总胆汁酸（TBA） 肝胆疾病时血清胆汁酸明显增高，是一种很灵敏的肝功能检查。急性肝炎早期和肝外胆汁淤积性黄疸可增至参考值的 100 倍以上。胆、肝疾病时 TBA 浓度的增高与其他肝功试验及肝组织学变化极为吻合，在肝细胞仅有轻微坏死时，TBA 的增高比其他检查更为灵敏。

TBA 测定方面参见本书第二章第二节慢性肝炎。

4. 血清碱性磷酸酶（ALP） 血清中 ALP 不是单一的酶，而是一组同工酶，主要来源于肝、骨、肠和胎盘，成人以肝源性为主，约有 20％的人血清中含有肠 ALP。妊娠最后 3 个月，血清 ALP40％～65％来自胎盘。

（1）测定方法：目前基本上已采用连续监测法，其原理是以对硝基酚磷酸盐（4-NPP）为底物，2-氨基-2-甲基-1-丙醇（AMP）为缓冲液并且是磷酸根的受体；4-NPP 在碱性溶液中为无色，在 ALP 催化下，分裂出磷酸基团后产生游离的对硝基苯酚（4-NP），后者在碱性中转变成醌式结构，呈现较深的黄色。在波长 405nm 处监测吸光度增高速率，计算 ALP 活性单位。该法也可手工测定。

（2）参考区间：成人男性 45～125U/L，女性 35～100U/L（20～49 岁）和 50～135U/L（50～79 岁）（国家卫生和计划生育委员会制定）。儿童可为成人的 5～10 倍。

（3）临床应用价值：ALP 活性测定可做为黄疸的鉴别诊断，肝细胞性黄疸时 ALP 仅轻度增高，一般不超过参考区间上限的 2～3 倍。约有半数原发性肝癌血中 ALP 增高，增高程度也常较明显，甚至可达参考区间上限的 15～20 倍，如在无黄疸肝脏患者血中发现有 ALP 增高，应警惕有无肝癌可能。胆汁淤积性黄疸时，ALP 活性可大幅度增高且先于黄疸出现之前出现。溶血性黄疸患者 ALP 活性一般正常或轻度增高。

（4）测定方法评价：连续监测法线性范围至少可达 500 U/L；精密度较好，批内 CV 为 2.06%～2.36%，批间 CV 为 2.74%；灵敏度较高。手工法测定样品用量也少，温育时间较短。

5. 血清 γ-谷氨酰基转移酶（GGT）

（1）测定方法：目前基本上已采用连续监测法，其原理是 GGT 催化底物液中 L-γ-谷氨酰-3-羧基-对硝基苯胺裂解为 2-硝基-5-氨基苯甲酸和谷氨酰基，后者为受体双甘肽所捕获，游离的 2-硝基-5-氨基苯甲酸呈黄色，可引起 405～410nm 处吸光度的增高，增高速率与 GGT 活性成正比关系。

（2）参考区间：男性为 10～60U/L，女性为 7～45U/L（国家卫生和计划生育委员会制定）。

（3）临床应用价值：①肝细胞性黄疸如肝炎、肝硬化时血清 GGT 一般只是中度增高，为参考区间上限的 2～5 倍，而淤积性黄疸时血清 GGT 明显增高，可高达参考上限的 5～30 倍；这有助于肝细胞性黄疸和淤积性黄疸的鉴别诊断。②多数原发性或转移性肝癌患者的血清 GGT 活性呈中度或重度增高。③急性病毒性肝炎患者处于氨基转移酶上升高峰期，

GGT 也可轻度增高，在肝炎恢复期，GGT 是唯一增高的酶，提示肝炎尚未痊愈。④慢性活动性肝炎患者的 GGT 活性可高于正常 1～2 倍。如血清 GGT 长期增高，提示有肝坏死倾向。⑤非活动期肝硬化患者的 GGT 多属于正常。原发性或继发性胆汁性肝硬化，往往在早期就有 GGT 活性增高。⑥酒精性肝病患者的 GGT 几乎都增高。嗜酒者血清 GGT 活性也常常增高，但戒酒 2～3 周后可恢复正常。

（4）测定方法评价：连续监测法中底物 L-γ-谷氨酰-3-羧基-4-硝基苯胺的分子中具有羧基，溶解度增大，容易配制；线性范围的上限达 460U/L，精密度和准确度均佳。

6. 血清 5′-核苷酸酶

（1）测定方法：血清 5′-核苷酸酶（5′-nucleotidase，5′-NT）测定的方法主要为偶联酶紫外分光光度法。5′-磷酸腺苷在 5′-NT 作用下生成腺苷和磷酸，腺苷在腺苷脱氨酶的作用下生成次黄嘌呤核苷酸和铵离子，铵离子与 α-酮戊二酸和 NADH 在谷氨酸脱氢酶作用下，生成 L-谷氨酸和 NAD^+，在波长 340nm 处连续监测 NADH 吸光度下降，其速率与 5′-NT 活性成正比。

（2）参考区间：0～11U/L。正常成年人血清 5′-NT 活性无男女区别，但 60 岁以上人群 5′-NT 活性随年龄的增加而增加，尤其以女性增加更为明显，儿童期血清 5′-NT 活性与成年人基本一致。

（3）临床应用价值：血清中此酶活性增高主要见于肝胆系统疾病。在多数情况下，5′-NT 活性与 ALP 的活性相关，在原发性和继发性胆汁性肝硬化和慢性肝炎时，5′-NT 活性增高比例大于 ALP；肝肿瘤和肝肉芽肿时，5′-NT 活性增高的灵敏度高于 ALP；酒精性肝硬化时，5′-NT 活性一般不增高；肝衰竭时 5′-NT 活性正常。一般情况下，肝细胞性黄疸 5′-NT 仅轻度增高，这有助于鉴别诊断肝细胞性黄疸和胆汁淤积性黄疸。

（4）测定方法评价：偶联酶紫外分光光度法灵敏度、准确性较好，可在自动化分析仪上做连续监测，应用较多。

7. 血清亮氨酸氨基肽酶

（1）测定方法：亮氨酸氨基肽酶（leucine aminopeptidase，LAP）是一种蛋白水解酶，能水解蛋白质和多肽的 N 末端氨基酸。基质 L-亮氨酰-β-萘胺在亮氨酸氨基肽酶作用下释出 β-萘胺，后者经重氮化，再与萘乙烯二胺结合成偶氮染料，560nm 波长比色测定，求出酶活性单位。

（2）参考区间：男性 82～194GR 单位；女性 75～178GR 单位（一个 GR 单位＝0.24 毫国际单位/毫升）。

（3）临床应用价值：血清内 LAP 总活性在肝、胆、胰疾病时均可增加，尤其是在肝外胆管阻塞、肝内胆汁淤滞、肝胆胰恶性肿瘤时其活力增高更明显。血清 LAP 与 ALP 呈平行改变，两者的阳性率和敏感度相似，但 LAP 的敏感性逊于 GGT。该酶临床上已很少用。

【检验综合应用评价】　肝细胞性黄疸时血清 TBil 和 DBil 轻度至中度增高，DBil 和 TBil 的比值多数为 40%～60%；尿胆红素检查呈阳性，尿胆原可正常或增加；粪胆原可正常或减少，视肝内梗阻情况而定。血清 ALT 和 AST 活性是肝细胞损害的敏感指标，根据肝细胞性黄疸产生的病因不同，其增高的程度不同。血清胆汁酸明显增高，急性肝炎早期和肝外胆汁淤积性黄疸可增至参考值的 100 倍以上。血清 ALP 活性仅轻度增高，一般不超过参考值上限的 2～3 倍，血清 GGT 一般只是中度增高，为参考区间上限的 2～5 倍，血清 5'-NT 多数仅轻度增高，增高程度与 ALP 的活性相关。肝细胞性黄疸时 PT 可延长。

（黄智铭　刘存丽　陈小微）

第三节　胆汁淤积性黄疸

一、疾病概述

胆汁淤积性黄疸（cholestasis jaundice）是指因胆汁淤积而使血中胆汁酸和胆红素均增高。所谓胆汁淤积系由于各种有害因素致使肝细胞排泄胆汁功能障碍、胆汁分泌的抑制或肝内、外胆道梗阻导致胆汁流的减慢或停滞。胆汁淤积性黄疸以结合型胆红素增高为主。

【病因】　最常见的病因是肿瘤（26.7%～52.6%）、结石（30%～50.8%）、炎症（5%～46.4%），其次为良性狭窄或梗阻（20%）和寄生虫（5%）等。

根据引起淤胆的解剖部位，可分为肝外阻塞、肝内阻塞和肝内胆汁淤积三种。

【发病机制】　胆道梗阻时，胆汁在胆管内淤积，胆管内压力增高，达到一定程度后，连接毛细胆管和胆管的 Hering 壶腹破裂，胆汁进入淋巴，继而进入血液循环，而致黄疸。

肝内胆汁淤积或单独出现，或与肝实质损害共存，机制目前尚不完全清楚，常有多因素参与，一般认为与肝细胞膜结构和功能改变、微丝和微管功能障碍、毛细胆管膜与紧密连接通透性增加、胆酸代谢异常有关。

【临床表现】　随病因、阻塞部位与性质不同而异：

1. 原发疾病的表现　胆囊炎、胆石症常伴胆绞痛、发热、呕吐等症状，黄疸来去迅速；化脓性胆管炎起病急，寒颤高热、腹痛，迅速出现休克；恶性疾病多有上腹隐痛，进行性消瘦，肝大和黄疸；无痛性黄疸常为胰头癌的表现。

2. 阻塞性黄疸的表现　肤色呈现暗黄、黄绿或绿褐色，甚至黑色。患者皮肤瘙痒显著，常出现在黄疸之前；间歇性黄疸是胆石症的表现；持续性黄疸，且逐渐加重，程度较深，常见恶性肿瘤所致；而壶腹周围癌黄疸较早出现，呈进行性加重，但少数患者可因肿瘤坏死、胆管再通而黄疸暂时消退或减轻，但以后重新加深，呈现波动性黄疸；因胆盐入肠道受阻，肠道常缺乏胆汁酸易导致腹胀、脂肪泻及脂溶性维生素（A、D、E、K）缺乏；维生素 K 缺乏时因肝脏不能合成凝血因子 Ⅱ、Ⅶ、Ⅸ 和 Ⅹ 而发生出血倾向；胆道部分或完全阻塞时，粪中缺少胆红素或尿胆原，故出现白陶土色粪便。无论肝内或肝外阻塞均伴有淤胆性肝肿大，当梗阻位于胆囊管以下时常伴有胆囊肿大，可无压痛。

【诊断和鉴别诊断】

1. 诊断　有以下临床特点可考虑为胆汁淤积性黄疸：

（1）有以上临床表现。

（2）胆红素浓度逐渐升高，一般在 $171\mu mol/L$（10mg/dl）左右，多不超过 $256.5\mu mol/L$（15mg/dl），个别可超过 $513\mu mol/L$（30mg/dl），其中以结合胆红素升高为主，占血清总胆红素常＞60％。

（3）尿胆红素阳性，尿胆原减少或消失。

（4）粪中尿胆原减少或缺如，如梗阻为壶腹部周围癌引起者可因出血使粪便呈黑色或隐血阳性。

（5）肝功能检查：最明显的为碱性磷酸酶、γ-谷胺酰转移酶升高。血清总胆固醇可升高，脂蛋白-X 可阳性，长时期梗阻可使血清转氨酶升高及清蛋白下降，如维生素 K 缺乏可使凝血酶原时间延长，此时如注射维生素 K 可使凝血酶原时间纠正。

（6）其他检查：B 超、CT、MRCP、ERCP、PTC 等均有助于梗阻性黄疸的诊断。AFP、CEA、CA199、α-抗胰蛋白酶检查也有助于诊断的确立。

2. 鉴别诊断　详见本章第一节溶血性黄疸鉴别诊断部分。

二、检验诊断

胆汁淤积性黄疸主要表现高胆红素血症，临床检验指标主要包括胆红素测定和反映胆汁淤积的肝功能指标包括 ALP、GGT、TBA 和 5'-NT 测定。

【胆色素类检验项目】

1. 血清胆红素　胆汁淤积性黄疸时，由于 DBil 不能从肝细胞和毛细胆管排出，使血清胆红素明显增高，TBil 可达 $510\mu mol/L$ 以上，以 DBil 为主，DBil 和 TBil 比值常在 60% 以上，最高的可达 90%。结石性黄疸常呈波动性，癌性梗阻呈进行性黄疸，但壶腹癌则可因癌肿溃疡而使黄疸有短暂的减轻。

胆红素测定方面参见本章第一节溶血性黄疸的检验诊断。

2. 尿胆红素　胆汁淤积性黄疸时胆汁淤积使肝胆管内压增高，导致毛细胆管破裂，DBil 不能排入肠道而逆流入血并由尿中排出，故尿胆红素检查阳性。

尿胆红素检测方法、参考区间、检测方法评价参见本章第一节溶血性黄疸。

3. 尿胆原　胆汁淤积性黄疸由于肝内、外胆汁淤积，胆汁排入肠道受阻，肠道中胆素原减少，由肠肝循环而漏入门静脉的胆素原也减少，故尿胆原排出减少。其测定方面参见本章第一节溶血性黄疸的检验诊断。

4. 粪胆原　梗阻性黄疸时由于排向肠道的胆汁减少，粪胆原明显减少或完全缺如，引起在肠道中停留进一步氧化的粪胆素减少，使粪色变浅甚至呈白陶土色，这是肝外胆汁淤积的特征，白陶土色粪持续时间对黄疸有鉴别诊断价值，肝内胆汁淤积很少超过 2 周而肝外胆汁淤积持续数周至数月，仅早期壶腹癌例外。其测定方面参见本章第一节溶血性黄疸的检验诊断。

【其他肝功能检查】

1. 血清碱性磷酸酶（ALP）　淤积性黄疸时血清 ALP 活性常早期明显增高，甚至可达参考区间上限值的 10～15 倍，在完全胆汁淤积性黄疸病例中，80% 病例血 ALP 超过参考区间上限的 5 倍，由肿瘤引起者高于结石所致的阻塞者。一般而言，血清 ALP 增高持续低于参考区间上限值 2 倍时，胆汁淤积性黄疸可能性较小。ALP 增高程度一般与胆红素相平行，但如一侧肝管闭塞或胆总管、肝管不完全阻塞，可无黄疸，而血清 ALP 活性显著，因此 ALP 增高比黄疸出现更早些。

ALP 的测定方法、参考区间、测定方法评价参见本章第二节肝细胞性黄疸的检验诊断。

2. 血清 γ-谷氨酰基转移酶（GGT）　胆汁淤积性黄疸由于胆汁淤积可诱导 GGT 的合成，胆汁可使 GGT 从膜结合部位溶解释出，所以高浓度胆汁反流入血、细胞破坏以及膜通透性改变均可导致血中 GGT 活性增高。胆道疾病如胆石症、胆道炎症、肝外梗阻时，GGT 不仅阳性率高，而且增高明显，可高达参考区间上限的 5～30 倍，这有助于肝细胞性黄疸和胆汁淤积性黄疸的鉴别诊断。

GGT 的测定方法、参考区间、测定方法评价参见本章第二节肝细胞性黄疸的检验诊断。

3. 血清总胆汁酸（TBA）　血清 TBA 测定对肝外胆管阻塞和肝内胆汁淤积的诊断有较高的灵敏度，包括胆道阻塞、胆汁性肝硬化、新生儿胆汁淤积、妊娠性胆汁淤积，血清 TBA 均可显著增高。其测定方面参见第二章第二节慢性肝炎的检验诊断。

4. 血清 5′-核苷酸（5′-NT）　5′-NT 增高主要见于肝胆疾病，但胆汁淤积性黄疸时 5′-NT 活性明显增高，一般为正常人的 2～3 倍，有助于肝细胞性黄疸和胆汁淤积性黄疸的鉴别诊断。在肝外胆道梗阻时，5′-NT 活性一般与 ALP 相平行，但短期梗阻时 5′-NT 活性一般不会增高，当较长期的梗阻解除后，5′-NT 活性的下降比 ALP 快。

5′-NT 的测定方面参见本章第二节肝细胞性黄疸的检验诊断。

【检验综合应用评价】 胆汁淤积性黄疸血清 BIL 明显增高，TBil 可达 510μmol/L 以上，DBil 和 TBil 比值常在 60% 以上，最高的可达 90%；尿胆红素检查阳性，尿胆原排出减少；粪胆原明显减少或完全缺如。血清 ALP 活性早期即明显增高，甚至可达参考区间上限值的 10～15 倍，ALP 增高比黄疸出现更早些，血清 GGT 活性明显增高，可高达参考区间上限的 5～30 倍。血清 TBA 也可显著增高，对肝外胆管阻塞和肝内胆汁淤积的诊断有较高的灵敏度。血清 5′-NT 活性明显增高，一般为正常人的 2～3 倍。

综上所述，溶血性、肝细胞性及胆汁淤积性黄疸的鉴别如表 5-1 所示。

表 5-1　溶血性黄疸、肝细胞性黄疸及梗阻性黄疸的鉴别

		溶血性黄疸	肝细胞性黄疸	梗阻性黄疸
胆红素代谢试验	血清 TBil 浓度	多在 85.5 μmol/L 以内	17.1～513 μmol/L	不全梗阻 171～256.5μmol/L 完全梗阻 342～513μmol/L
	血清 IBil	高度增加	增加	增加
	血清 DBil	正常	增加	高度增加
	尿胆红素定性	阴性	阳性	强阳性
	尿中胆素原	增多	正常或增高	减少或消失
	粪中胆素原	增多	减少	减少或消失

续表

		溶血性黄疸	肝细胞性黄疸	梗阻性黄疸
血清蛋白	电泳谱	正常	Alb 减少，γ-球蛋白增高	球蛋白明显增高
	脂蛋白 X	阴性	一般阴性	明显增高
血清酶类	丙氨酸氨基转移酶	正常,稍高	肝炎急性期增高	正常或增高
	碱性磷酸酶	正常	正常或轻度增高	明显增高
	亮氨酸氨肽酶	正常	可增高	明显增高
	γ-谷氨酰转移酶	正常	可增高	明显增高
其他	凝血酶原时间	正常	延长，不易被维生素 K 纠正	延长，能被维生素 K 纠正
	胆固醇	正常	降低，胆固醇酯明显降低	增高
	RBC 脆性	降低	正常	正常
	RBC 寿命	降低	正常	正常
	网织 RBC	增多	正常	正常

第四节　先天性非溶血性黄疸

一、疾病概述

先天性非溶血性黄疸（congenital nonhemolytic jaundice）是一种由于遗传性缺陷致肝细胞对胆红素摄取、转运、结合或排泌障碍而引起的高胆红素血症。按其血中潴留胆红素性质，分为两类：①未结合胆红素增高型，有 Gilbert 综合征、Grigler-Najjar 综合征、Lucey-Driscoll 综合征等；②结合胆红素增高型，有 Dubin-Johnson 综合征和 Rotor 综合征。该类疾病临床上少见，大多为小儿或青年期发病，除少数未结合胆红素增高可引起核黄疸外，共有的表现为家族性、慢性、非溶血性、间歇性黄疸，症状轻微或缺如，一般健康状况良好，无需治疗，预后亦佳。

【病因和发病机制】

1. Gilbert 综合征　临床相对较常见，近年来由于健康检查的普及，发生率较过去上升。系因肝细胞摄取游离胆红素障碍及微粒体内葡萄糖醛酸转移酶不足所致。

2. Crigler-Najjar 综合征　系由于肝细胞缺乏葡萄糖醛酸转移酶，致不能形成结合胆红素，因而血中未结合胆红素浓度很高。Ⅰ型罕见，系该酶完全缺如所致，属常染色体隐性遗传，可并发核黄疸，预后很差。Ⅱ型（又称 Arias 综合征）少见，系该酶部分缺乏所致，为常染色体显性遗传，病情较Ⅰ型轻，核黄疸罕见。

3. Dubin-Johnson 综合征　有家族背景，可能为常染色体隐性遗传，因肝细胞对结合胆红素及其他有机阴离子（吲哚菁绿、X 线造影剂）向毛细胆管排泄障碍，致血清结合胆红素增高，但胆红素的摄取和结合正常。

4. Rotor 综合征　为常染色体隐性遗传，由于肝细胞摄取未结合胆红素和排泄结合胆红素均有先天性缺陷，致血中结合胆红素增高为主。

5. Lucey-Driscoll 综合征　又称暂时性家族性新生儿黄疸，本病患儿有明显的高非结合型胆红素血症，多发生核黄疸。其发生机制与患儿母亲在妊娠末期三个月内血浆中出现抑制葡萄糖醛酸转移酶的物质有关，这种物质可能是类固醇类。

6. 新生儿生理性黄疸　是在新生儿出生时，由于葡萄糖醛酸转移酶的活力仅为成人的 10%，以后随年龄增长而逐渐增加，约于出生后 2 周才接近成人水平。加之新生儿肝细胞内非结合型胆红素的负荷增加以及肝细胞从血浆中摄取胆红素的能力不足（Y 蛋白尚未完全发育）等。

7. 母乳性黄疸　母乳内存在一种抑制患儿肝内葡萄糖醛酸转移酶的物质，可能为孕二醇，也可能为不饱和脂肪酸。

【临床表现】

1. Gilbert 综合征　绝大多数系在青春期和青年期发现，男性较多见。初诊时，基本无症状，系在体检或患其他病时发现，以后由于黄疸引起的精神焦虑，个别也有乏力、消化不良、肝区不适等症状就诊。体征方面肝脾不肿大或肝刚扪及，无慢性肝病的体征。黄疸轻微呈波动性，常因疲劳、应激、饮酒、感染、高热和妊娠而增加。

2. Crigler-Najjar 综合征　Ⅰ型一般在出生后第 1～4 天出现黄疸，并持续存在，以致并发核黄疸，出现明显的中枢性耳聋、共济失调、角弓反张、肌肉痉挛等神经系症状。绝大多数患儿于数月至 15 个月内死亡。少数存活者亦大多遗留神经发育迟缓、动作失调等神经系统后遗症，于儿童和青年期死亡。Ⅱ型可发生于婴幼儿和成人期，其中约半数在 1 岁前已发现有黄疸。巩膜和皮肤黄染为主要表现，无特异症状，也无皮肤瘙痒及肝脾大。虽然患者长期黄疸，但无神经系统症状，智力发育亦正常，很少发生核黄疸。

3. Dubin-Johnson 综合征　发现黄疸的年龄自 4 岁至 76 岁不等，但以青年期发病居多。除有黄疸和尿色深以外，可有腹痛（约 80%，大多为右上腹痛）、乏力、恶心、呕吐等症状。一般症状轻微，亦可能系对疾病焦虑而引起症状，约 20% 无症状。部分病例可有肝肿大，脾不肿大，黄疸呈波动性，可因妊娠、手术、剧烈劳动、饮酒或感染而加深。

4. Rotor 综合征　一般情况良好，多无症状，或偶尔有上腹痛、乏力，一般肝脾不肿大。通常在偶然情况下或体检时发现，多数于儿童和青年期发病。黄疸轻微，常呈波动性，可因疲劳、情绪激动或感染而加深。由于尿胆红素阳性，因而可出现尿色变深。本病并发胆囊结石症者较多。

5. Lucey-Driscoll 综合征 为一种罕见疾病,新生儿在出生后即出现严重的黄疸,如不给以换血治疗,都无例外地会出现核黄疸。无血型不配或感染等证据。对于生存的婴儿,黄疸在第 1 个月内消退。

6. 新生儿生理性黄疸 黄疸一般发生于生后第 1 周内,多在生后 2～4 天进入高峰,随后逐渐下降,于生后 5～7 天消退。未成熟儿黄疸更深,高峰在生后 4～7 天,消退也晚,然而 10 天后黄疸就不多见,偶可延到 1～2 个月。产前慢性窒息、产伤引起颅内血肿、饥饿、低温及酸中毒等均可使新生儿黄疸更为加重。

7. 母乳性黄疸 患儿于出生后 7 天血中未结合胆红素明显增高,2～3 周时达到高峰,以后逐渐减退,维持低水平时间为 3～10 周。停哺人乳后,2～4 天就能使黄疸迅速消退,并于 6～9 天消失。如再喂哺人乳则又能重现黄疸,但其程度较前减轻。预后较好。

【诊断和鉴别诊断】

1. 诊断 各先天性非溶血性胆红素代谢缺陷疾病有如下临床特点:

(1) Gilbert 综合征:①有以上的临床表现;②血清胆红素升高,以未结合胆红素增高为主,常为 $25.7～51.3\mu mol/L$ ($1.5～3.0mg/dl$),最高不超过 $102.6\mu mol/L$ ($6mg/dl$);③肝功能及肝活检无异常;④无溶血证据;⑤胆囊正常显影。

(2) Crigler-Najjar 综合征

1) Ⅰ型:①以上的临床表现;②胆红素浓度可高达340～770$\mu mol/L$ ($20～40mg/dl$),90% 为未结合胆红素;③无溶血现象;④胆汁无色、无胆红素;⑤肝功能及肝活检正常;⑥对酶诱导剂苯巴比妥无效。

2) Ⅱ型:①以上的临床表现,病情较Ⅰ型轻;②血清胆红素浓度为 $102.6～342.0\mu mol/L$ ($6～20mg/dl$),核黄疸罕见；③胆汁色黄，有胆红素；④肝功能及肝活检正常；⑤用苯巴比妥治疗可降低血清胆红素浓度。

（3）Dubin-Johnson 综合征：①有以上的临床表现；②血清胆红素一般不超过 $85.5\mu mol/L$（5mg/dl），但可更高，以结合胆红素升高为主；③尿胆红素阳性，尿胆原也增加；④溴磺酞钠（bromsulphalein，BSP）排泄试验明显异常，呈现双峰曲线；⑤胆汁排泄正常；⑥口服胆囊造影，胆囊常不显影，如显影亦甚暗淡，静脉胆囊造影多数也不显影；⑦肝外观呈绿黑色（黑色肝），特别在腹腔镜及手术时观察甚为清楚；⑧肝活检组织检查见肝细胞内有弥漫性的棕褐色色素颗粒，多在肝小叶中央区的溶酶体内。有些患者除肝细胞内有色素外，尿液及脾内也曾出现有类似色素的存在。

（4）Rotor 综合征：①有以上的临床表现；②血清胆红素升高，一般少于 $171\mu mol/L$（10mg/dl），以结合胆红素升高为主；③BSP 排泄试验异常，未呈现双峰曲线；④胆囊造影大多正常，少数可不显影；⑤肝活检正常，无色素沉积。

（5）Lucey-Driscoll 综合征：①有以上的临床表现；②血清胆红素浓度为 $342\sim1026\mu mol/L$（20~60mg/dl），均为非结合性；③尿内无胆红素；④无溶血证据；⑤如及时治疗，预后良好。

（6）新生儿生理性黄疸：除有以上的临床表现外，尚需排除各种病理性黄疸，在下列情况时应考虑不是生理性黄疸：①生后头 24~36 小时出现黄疸；②血胆红素量每天增加 $85.5\mu mol/L$（5mg/dl）以上；③足月新生儿（特别是没有危险因素者）的胆红素大于 $205.2\mu mol/L$（12mg/dl）或未成熟儿大于 $171.0\sim239.4\mu mol/L$（10~14mg/dl）；④黄疸持续时间达 10~14 天以上；⑤黄疸消退后，又重复出现或进行性加重；⑥结合胆红素值＞$34.2\mu mol/L$（2mg/dl）或尿中出现胆红素；⑦肝脏肿大或（和）质地变硬；⑧其他：如苍白、呕吐、食欲缺乏等。

（7）母乳性黄疸：①有以上的临床表现；②血清胆红素升高，以未结合胆红素增高为主；③无溶血证据；④肝功能及肝活检无异常；⑤如停止哺乳病情可逐渐减轻，再次哺乳，黄疸又可重现，但其程度较前减轻。

2. 鉴别诊断　新生儿生理性黄疸、母乳性黄疸通过询问病史、结合症状体征与实验室检查易于鉴别。其他主要的各先天性非溶血性胆红素代谢缺陷疾病的鉴别诊断如表 5-2 所示。

表 5-2　主要的各先天性非溶血性胆红素代谢缺陷疾病的鉴别诊断

临床资料	Gilbert 综合征	Crigler-Najjar 综合征	Dubin-Johnson 综合征	Rotor 综合征	Lucey-Driscoll 综合征
好发年龄	多在青春期和青年期	新生儿	多在 10～30 岁	多在少儿至青年期	新生儿
黄疸发生机制	肝细胞摄取未结合胆红素障碍，葡萄糖醛酸转移酶缺乏或与未结合胆红素附着于清蛋白后的分离障碍有关	遗传性葡萄糖醛酸转移酶的减少或缺如	结合胆红素在肝细胞内排泄障碍	肝细胞摄取未结合胆红素和排泄结合胆红素均有先天性缺陷	葡萄糖醛酸转移酶受抑制
一般情况	好	Ⅰ型差	好	好	差
症状	少见	Ⅰ型重	少见	少见	重
肝肿大	少见	可有	可有	多无	有
血中何种胆红素增高	非结合	非结合	结合	结合	非结合
血清总胆红素	大多 $25.7\sim51.3\mu mol/L$，$<102.6\mu mol/L$	多 $>170\mu mol/L$，可达 $680\mu mol/L$	波动范围 $34\sim323\mu mol/L$，一般不超过 $85.5\mu mol/L$	波动范围 $68\sim119\mu mol/L$，一般少于 $171\mu mol/L$	多 $>170\mu mol/L$，常为 $342\sim1026\mu mol/L$

续表

临床资料	Gilbert 综合征	Crigler-Najjar 综合征	Dubin-Johnson 综合征	Rotor 综合征	Lucey-Driscoll 综合征
尿液胆红素	阴性	阴性	阳性	阳性	阴性
胆囊造影	正常		口服不显影，静脉法多数不显影	多正常	
肝活检	正常	正常	有黑色素	正常	正常
治疗	应用苯巴比妥有效	换血，Ⅱ型可用苯巴比妥	不需要	不需要	换血
预后	好	Ⅰ型多在出生后一年内死于核黄疸	好	好	差，如及时治疗可改观

二、检验诊断

（一）Gilbert 综合征

【肝功能检查】　除血清间接胆红素轻度增高外，其他常规肝功能均正常。血清 TBil 一般 $<51.3\mu mol/L$，少数可高达 $102.6\mu mol/L$；DBil$\leqslant$10%。胆红素水平呈波动性，约 1/3 患者有时可正常。尿胆原不增加，尿胆红素阴性。粪中粪胆原正常或轻度减少。

【特殊检验】

1. 饥饿试验　每天仅摄入 1674kJ（400kcal）热量的饮食，48 小时后测定血清间接胆红素，本病患者可增高 2～3 倍，而器质性肝病或溶血性黄疸患者的增高幅度较小。血清胆红素增高的机制，与饥饿状态时脂肪分解增加使胆红素释放入血，肠蠕动减慢使经肠肝循环的胆红素增加，以及肝细胞内胆红素转运蛋白（如 Z 蛋白）和尿嘧啶核苷二磷酸葡萄糖醛酸的减少有关，而与胆红素-尿嘧啶核苷二磷酸葡萄糖醛酸转移酶（UDP-glucuronosyltransferase，UGT）活性和肝细胞对胆红素的摄取无明确关系。

2. 利福平试验　患者在非禁食状态及禁食 12～24 小时后给予利福平 900mg 口服，4～6 小时后测定血清 TBil 浓度可明显增高。据报道，在非禁食状态下血清 TBil 增高>25.7μmol/L 或在禁食状态下增高>32.5μmol/L，对本病诊断的敏感性达 90%～100%，特异性达 100%。

（二）Dubin-Johnson 综合征

【肝功能检查】　血清 TBil 常为 34.2～85.5μmol/L，可高达 427.5μmol/L（25mg/dl），其中 DBil 占 26～86%（平均60%），胆红素水平呈波动性，偶可正常。少数患者空腹和餐后血清总胆汁酸水平可轻度增高，其他常规肝功能一般正常。尿胆红素常阳性。

【特殊检验项目】

1. 尿中粪卟啉以及尿粪卟啉Ⅰ和Ⅲ

（1）检测方法：定性方法为利用弱酸性尿液中，粪卟啉能溶于乙醚而分离粪卟啉，并在紫外光下观察醚层中有无红色荧光可以检查有无粪卟啉存在。尿液中如含有粪卟啉原，经过氧化、氢氧化后，即转变为粪卟啉。

定量检测方法为尿液经醋酸溶液酸化后，用乙醚提取其中的粪卟林，然后用稀盐酸反复提取乙醚中的粪卟啉。盐酸中的粪卟啉在 401nm 处有一个最高吸收峰，用分光光度计测定380、401 及 421nm 处的吸光度，根据纯粪卟啉克分子消光系数及分子量，按 $D_{校正}$ 公式计算，即可求得粪卟啉的含量。

$$A_{校正}=\frac{2A_{401}-(A_{380}+A_{421})}{1.843}$$

$$\text{粪卟啉 } \mu g/L = \frac{A_{校正}}{0.485} \times \frac{6}{15} \times 654 = \frac{2A_{401} - (A_{380} + A_{421})}{1.843 \times 0.485} \times \frac{6}{15} \times 654$$

$$\text{粪卟啉 } \mu g/24h \text{ 尿} = \frac{\text{粪卟啉 } \mu g/L \times 24h \text{ 尿总量（ml）}}{1000}$$

计算公式中 654 是粪卟啉的分子量；粪卟啉的克分子消光系数 ε_{401} 为 485×10^3，故 0.485 是粪卟啉的微克分子消光系数；1.843 为粪卟啉的校正系数。

尿粪卟啉Ⅰ和粪卟啉Ⅲ以及粪卟啉总量可采用反向高效液相色谱法（RP-HPLC）定量测定。

（2）参考区间：24 小时尿粪卟啉排泄总量为 $200\mu g$，其中粪卟啉Ⅰ约占 25%，粪卟啉Ⅲ约占 75%。据李存保等人文献报道，利用 RP-HPLC 测得尿粪卟啉总量参考区间为 40.9～106.7$\mu g/L$，尿粪卟啉Ⅰ为 11.4～28.0$\mu g/L$，尿粪卟啉Ⅲ为 28.6～79.6$\mu g/L$，尿粪卟啉Ⅰ和尿粪卟啉Ⅲ的比值为 0.29～0.47。

（3）临床应用价值：正常人体内有粪卟啉Ⅰ和粪卟啉Ⅲ两种粪卟啉异构体，前者主要由胆汁中排泄，后者主要由尿中排泄。Dubin-Johnson 综合征时尿中粪卟啉总排泄量正常或较正常略高，但粪卟啉Ⅰ与粪卟啉Ⅲ所占比例明显改变，其中前者 >80%，后者 <20%，具有诊断价值。

2. 溴磺酞钠清除试验（BSP 试验）　溴磺酞钠（bromsulphthalein Sodium，BSP）早在 1924 年便被用作肝功能异常的检查试验。该物质静脉注射后，迅速与血浆蛋白结合，并被肝细胞摄取、结合和排泄入肠道中。肝脏疾病时 BSP 滞留率升高，可较好地反映肝脏功能，尤其是用于 Dubin-Johnson 综合征的诊断及其与 Rotor 综合征的鉴别中，价值很大。在 Dubin-Johnson 综合征时，血清 BSP 浓度初期迅速降低，在 45～90 分钟后再次上升，呈双峰型，这是由于结合 BSP 反流所致；而 Rotor 综合征时 BSP 从血浆中缓慢清除，无再次上升现象，故与 Dubin-Johnson 综合征不同。然而，由于 BSP 注射至血管外有刺激性，可发生局部刺激、组织坏死和过敏等副作用，偶可致死，我国国家卫生和计划生育委员会于 1992 年第 18 号令中已明文规定淘汰 BSP 试验。

（三）Rotor 综合征

1. 胆色素和胆汁酸试验　血清 TBil 一般为 $34.2\sim85.5\mu mol/L$，通常 $\leqslant 171\mu mol/L$，其中 DBil $\geqslant 50\%$（平均 60%），胆红素水平呈波动性，也可正常。空腹和餐后血清总胆汁酸水平正常。尿胆红素常阳性。

2. 尿中粪卟啉测定　本病患者尿中粪卟啉总量显著增多，其中粪卟啉 I 的比例增高，约占 65%，但一般 $<80\%$，借此可与 Dubin-Johnson 综合征相区别。

（四）Crigler-Najjar 综合征

1. Crigler-Najjar 综合征 I 型

（1）肝功能检查：除血清间接胆红素显著增高外，其余常规肝功能检查均正常。血清 TBil 一般为 $256.5\sim855\mu mol/L$，甚至更高，通常 $>342\mu mol/L$，DBil $\leqslant 10\%$；血清胆红素水平可波动，冬天或伴随疾病时更高。尿胆红素阴性。粪中粪胆原显著减少。

（2）胆汁中胆红素成分分析：胆汁呈无色或淡黄色，仅含微量胆红素，其中间接胆红素约占 90%，DBil 占 10%，且主要为单葡萄糖醛酸胆红素。

2. Crigler-Najjar 综合征 II 型

（1）肝功能检查：血清 TBil 一般为 $102.6\sim427.5\mu mol/L$，通常 $<342\mu mol/L$，DBil $\leqslant 10\%$。禁食或有伴随疾病时 TBil 可达 $684\mu mol/L$，也可随年龄增长而增高。其他常规肝功能检查均正常，尿胆红素阴性粪中粪胆原减少。

（2）胆汁中胆红素成分分析：与 Crigler-Najjar 综合征 I 型不同，胆汁中胆红素主要为 DBil，约占 70%，而间接胆红素占 30％左右，在直接胆红素中以单葡萄糖醛酸胆红素为主。

（五）Lucey-Driscoll 综合征

血清胆红素增高达 $342\sim1111.5\mu mol/L$，主要为间接胆红素。其他肝功能包括尿胆红素、肝活检、血液细胞学和溶血试验均正常。

（六）新生儿生理性黄疸

1. 周围血象均在正常范围。

2. 尿中无胆红素，尿胆素原一般不增多。

3. 血清胆红素变化特点　主要是间接胆红素增高，一般为 $102.6\sim136.8\mu mol/L$。

（1）成熟儿：脐血低于 $42.8\mu mol/L$，生后 24 小时内血清胆红素低于 $102.6\mu mol/L$，48 小时内低于 $128.3\mu mol/L$，72 小时内低于 $205.2\mu mol/L$，生后 $2\sim4$ 天平均最高浓度为 $102.6\mu mol/L$，整个黄疸过程中很少超过 $205.2\mu mol/L$。血清 DBil 占 TBil 的 15％，即不超过 $25.7\mu mol/L$。血清胆红素增高速度每小时不超过 $8.55\mu mol/L$，每天增高不超过 $85.5\mu mol/L$，1 周后血清胆红素不超过 $34.2\mu mol/L$，2 周末即降至正常。

（2）未成熟儿：血清胆红素增高较晚较重和消退延迟，血清胆红素增高出现于出生 48 小时后，生后第 $4\sim7$ 天平均最高值为 $171\sim205.2\mu mol/L$，但很少超过 $239.4\sim256.5\mu mol/L$，多于生后 $3\sim4$ 周（很少超过 6 周）才降至正常水平。

4. 其他肝功能检查正常。

（七）母乳性黄疸

血清胆红素中度增高，最高不超过 $427.5\mu mol/L$，主要是间接胆红素。黄疸与母乳喂养有直接关系，停服母乳 $6\sim9$ 天则黄疸全消，如再服母乳，血胆红素升至 $34.2\sim51.3\mu mol/L$，即可确诊。其他肝功能、肝活检、血液细胞学和各种溶血试验均正常。

（刘存丽　黄智铭　陈小微）

第六章
消化道激素肿瘤

第一节 胃泌素瘤

一、疾病概述

胃泌素瘤（gastrinoma）又称卓-艾综合征（Zollinger-Ellison syndrome），系由胰岛 D 细胞肿瘤分泌大量胃泌素引起复发性、多发性与难治性溃疡及高胃酸分泌为特征的临床综合征。因肿瘤多位于胰腺，因此又称为胰源性溃疡综合征。

【病因和病理】 胃泌素瘤主要为胰岛 D 细胞肿瘤，少数 D 细胞增生所致。据统计，D 细胞肿瘤 60% 为恶性肿瘤，30% 为 D 细胞良性腺瘤，其余为 D 细胞群增生。胃泌素瘤 80%～90%发生在胰腺。以胰头、胰尾多见，10%～20%发生在十二指肠壁，以十二指肠第二段最多，也可发生在远端小肠、胃、肝、脾、淋巴管、网膜、肠系膜等部位、卵巢和甲状旁腺较罕见，瘤体较小。多<1cm，单发多见。

【发病机制】 胃泌素瘤分泌大量胃泌素，刺激壁细胞增生并分泌大量的胃液和胃酸，产生消化性溃疡；高酸性胃液使十二指肠及空肠被酸化，促进胃窦和肠蠕动增加，同时刺激胰泌素和胆囊收缩素分泌，导致胰液的水和 HCO_3^- 分泌增加及抑制小肠内水、电解质和葡萄糖的吸收；加之高酸分泌可使胰酶灭活和胆盐沉积，从而产生严重腹泻和腹痛。

【临床表现】　胃泌素瘤多发生在 20～50 岁，男性患者占
60%。主要临床表现为消化道溃疡症状和腹泻。

1. 腹痛　为溃疡所致。胃酸大量分泌而引起十二指肠球
部及特殊部位溃疡（如十二指肠降部、球后溃疡等），溃疡常
呈多发，上腹痛重而顽固，难以经内科治疗痊愈，且易复发。

2. 腹泻　约 40% 患者具有腹泻，17% 腹泻呈顽固性，多
数为水样便，也可为脂肪泻，腹泻可早于消化性溃疡出现。腹
泻每天可达 10～30 次。量可达 2500～10 000ml，一般治疗难
以控制，严重时可致脱水、低钾或吸收不良与消瘦。

3. 合并多发性内分泌腺瘤病　部分胃泌素瘤可并发其他
内分泌瘤，其中以甲状腺瘤最多，也可见于脑垂体、肾上腺、
甲状腺、胰岛 β 细胞瘤等；当合并这些腺瘤时，可产生相应激
素分泌增多的临床症状。

【诊断】　胃泌素瘤诊断主要依据临床表现和实验室检查。
有下述情况应疑为胃泌素瘤而需进一步检查确诊：溃疡病手术
后复发，溃疡病伴腹泻并大量胃酸分泌，溃疡病伴高钙血症，
多发溃疡或远端十二指肠、近端空肠溃疡，家族性多发性内分
泌肿瘤 1 型患者及多发性内分泌肿瘤家族史等。

二、检验诊断

由于胃泌素肿瘤细胞分泌大量胃泌素，引起高胃酸以及复
发性与多发性十二指肠等溃疡，因而临床检验主要包括胃液分
析和胃泌素测定等；对一般消化性溃疡，为了进行鉴别诊断有
时也需采用这些检验项目。

【一般检验项目】

1. 胃液分析　胃液分析主要包括基础胃液分泌量、基础
胃酸分泌量（basal acid output，BAO）、最大胃酸分泌量
（maximum acid output，MAO）以及 BAO/MAO 比值测定。

（1）胃液采集方法：抽取胃液前 3 天停止使用任何影响胃

酸分泌的药物，停止进食高蛋白、高脂肪食物及饮酒，避免各种精神、情绪刺激。试验前一天晚餐于18：00左右进食少渣饮食，随后禁饮食。试验当天早晨，先给患者咽部喷局部麻醉药以减少刺激，再将灭菌的胃管从患者鼻腔或口腔插入。自口腔或鼻腔插入深至50～60cm处时先抽空全部空腹胃液（胃残余物），弃之。然后按下述要求采集胃液。

（2）BAO和MAO试验方法：进行上述操作后，每隔15分钟抽吸胃液1次，共4次，即收集1小时胃液。最好应用电动负压吸引器持续抽吸胃液1小时，准确记录体积，作为基础胃液分泌量；并将收集的1小时胃液全部送检，做基础胃酸浓度（BAO）测定。取胃液5ml，加酚红指示剂2滴，黄色表示有胃酸存在；用0.1mol/L氢氧化钠溶液滴定至出现粉红色为终点，也可用pH计指示终点（pH7.0～7.4）。记下耗去的氢氧化钠体积（ml），计算胃酸浓度（mmol/L）＝（所耗氢氧化钠ml数×0.1mol/L×1000）/胃液5ml；BAO（ml/h）＝基础胃液量×胃酸浓度。

最大胃酸分泌试验（BAO），按$6\mu g/kg$体重给受试者肌内注射或皮下注射五肽胃泌素。然后每1小时抽胃液1次，共12次。为节省时间，也可做4小时试验。记录各份体积并送检做最大胃酸分泌量（MAO）测定，即分别测定上述12份或4份胃液的胃酸浓度（方法同基础胃酸分泌量的胃酸浓度测定），MAO（ml/h）＝各份标本胃液量×相应标本胃酸浓度之和。

（3）参考区间：基础胃液分泌量为10～100ml/h；BAO为0～6mmol/h，平均为3mmol/h左右；MAO为5～30mmol/h，老年人与女性稍低于青年人与男性，BAO/MAO<0.4。

（4）临床应用价值：胃液分泌亢进是本病的重要表现，故检查胃液是诊断胃泌素瘤的主要方法之一。基础胃液分泌量>

100ml/h，BAO＞15mmol/h，MAO＞60mmol/h，BAO/MAO＞0.6，对胃泌素瘤有诊断意义。85％患者 BAO＞15mmol/h，如＞30 mmol/h 则确诊该病的特异度可达 99％；或患者做过胃大部切除，BAO＞5mmol/h 时可诊断该病；或迷走神经切断术后 BAO＞10mmol/h，即有诊断意义。

由于五肽胃泌素能强有力地刺激胃壁细胞分泌胃酸，给予足够剂量的五肽胃泌素后测定单位时间内分泌的胃酸量，可估价胃壁细胞泌酸的储备能力。胃泌素瘤患者 MAO 可大于60mmol/h。由于患者胃持续性处于最大刺激状态，故应用五肽胃泌素刺激时，胃液分泌不能呈成倍反应，70％患者 BAO/MAO＞0.6，比值＜0.6 并不能排除此诊断。

胃溃疡，尤其是十二指肠溃疡患者的 BAO 可增高至大于6mmol/h。对于胃癌、恶性贫血、萎缩性胃炎患者，则 BAO降低，甚至为零。MAO 降低，胃酸 pH＞2.0，且五肽胃泌素刺激后下降不足 1.0，应考虑恶性贫血或胃癌。

（5）试验方法评价：最大胃酸分泌量测定中使用的刺激剂有各种试验餐及组胺等，前者虽符合生理状况，但因食物影响，难以准确测定胃酸分泌功能，且不能引起最大酸分泌；后者虽能引起最大酸分泌，但易产生过敏等不良反应，两者均已被淘汰，而由五肽胃泌素所取代。五肽胃泌素为人工合成，具有很强的刺激胃酸分泌的作用，且促胃液分泌量大，酸度高，达到最大分泌时间短（30～45 分钟），可以缩短检查时间，以及少有过敏等不良反应，是目前普遍采用的胃酸分泌刺激剂。

除采取胃液直接测定胃酸外，尚有用无管胃液间接测定胃酸的方法。即给患者口服可与胃液盐酸中的氢离子交换的、带有有色基团的阳性树脂，交换出的有色基团被吸收后经尿液排出，测其在尿液中含量可推算胃盐酸量。此法虽简单易行，但准确度和特异度较低，已极少应用。

（6）禁忌证和注意事项：食管静脉曲张、食管憩室、食管狭窄、恶性肿瘤、主动脉瘤、近期严重胃出血、妊娠、严重心衰、急性胆囊炎、急性胰腺炎等危重疾病禁做 BAO 试验。除 BAO 试验禁忌证外，支气管哮喘、过敏性疾病、高血压、冠心病以及有出血倾向的溃疡等疾病禁做 MAO 试验。

试验中不可吞咽唾液，以免影响胃液量及酸度测定；抽取胃液应完全彻底。

2. 血清胃泌素

(1) 测定方法：竞争放射免疫法

(2) 参考区间：空腹时为 50~150ng/L（不同试剂来源其参考区间可能不同，应根据所用试剂确定）。

(3) 临床应用价值：血清胃泌素浓度是诊断胃泌素瘤最敏感和特异的方法。据报道，仅极少数胃泌素瘤患者空腹血清胃泌素水平在正常范围，绝大部分几乎都超过 150ng/L，有的甚至可以超过 1000ng/L。血清胃泌素显著增高（超过 1000ng/L），结合临床特征和胃酸高分泌可确立胃泌素瘤的诊断。正常人或普通十二指肠溃疡患者的空腹血清胃泌素浓度为 50~60ng/L 或更少，通常低于 150ng/L。

但显著的高胃泌素血症并非胃泌素瘤患者所特有。由于胃酸是胃泌素释放的主要抑制物，胃酸缺乏可导致胃泌素无节制地分泌。因此最常见的高胃泌素血症的原因是胃黏膜萎缩。例如 75%恶性贫血患者的血清胃泌素浓度超过 1000ng/L，和胃泌素瘤患者的血清浓度相近。恶性贫血主要是胃体、胃底黏膜的萎缩性炎症，胃酸缺乏引起正常酸-胃泌素反馈机制紊乱，引起血清胃泌素浓度增高。慢性萎缩胃炎、胃癌、胃类癌和其他造成胃酸缺乏或胃酸过少的疾病也可引起血清胃泌素水平增加，但其升高的幅度不及恶性贫血。

伴胃酸分泌正常或轻度增加的高胃泌素血症亦见于嗜铬细胞瘤、类风湿性关节炎、白斑症和糖尿病（伴或不伴胃轻瘫）患者。嗜铬细胞瘤患者血清胃泌素浓度增高的原因是儿茶酚胺可刺激胃泌素分泌。空腹血清胃泌素水平增加还见于肾功能不全和部分大量小肠切除术后的患者。肾功能不全患者的高胃泌素血症与肾受损的程度有直接相关，高胃泌素血症是肾皮质降解胃泌素减少所致。极少数十二指肠溃疡患者因胃窦 G 细胞增生或功能亢进导致血清胃泌素水平增高。

（4）测定方法评价：检测范围、灵敏度、特异性均较好，但所用试剂有放射性污染，试剂盒使用效期短，每次测定均需做标准曲线，反应所需时间长，步骤繁琐。

【特殊检验——功能试验】　为了鉴别不同原因的高胃泌素血症，建立了一系列检查试验方法。这些试验主要是胃泌素刺激试验，对无显著血清胃泌素增高的患者价值最大；如患者临床表现与胃泌素瘤相吻合，而血清胃泌素浓度为临界值或轻度增加（150~1000ng/L），则该刺激试验是确立或排除诊断所必需的。

1. 促胰液素试验（又称促胰液素激发试验）

（1）试验方法：静脉注射 Kabi 促胰液素 2U/kg 体重，分别于注射促胰液素前 5 分钟、临注射前、注射后 2 分钟、5 分钟、10 分钟、15 分钟、20 分钟和 30 分钟采血。然后采用放射免疫法测定各个血清标本的胃泌素含量。

（2）结果判定：升高幅度＞200ng/L 为胃泌素瘤。

（3）临床应用价值：由于促胰液素能刺激胰腺分泌胃泌素的肿瘤细胞释放大量胃泌素，故胃泌素瘤患者静脉注射促胰液素后血清胃泌素浓度较基础值至少迅速（2~10 分钟内）增加 200ng/L，然后逐渐恢复到注射前水平。如增加值超过 200ng/L 为符合诊断，其诊断特异性达 90%；如增加值＞1000 ng/L 则可确定其诊断。该方法是判断胃泌素瘤最有价值的刺激试验。对于正常人或普通十二指肠溃疡患者，静脉注射促胰液素使血清胃泌素水平轻度减少、无影响或轻度增加。

（4）试验方法评价：该方法敏感性高、简便、副作用少，可作为一线的激发试验。Boot 促胰液素不能用于促胰液素注射试验，因为其效能不及 Kabi 促胰液素。另一原因是它含量不纯，含有许多与用于胃泌素放免分析的胃泌素抗体引起免疫反应的物质，可导致血清胃泌素水平的假性增高和假阳性结果。已确诊的急性消化性溃疡、慢性十二指肠溃疡急性发作期，以及有消化道出血或出血倾向者禁做该试验。

2. 钙剂输注试验

（1）试验方法：钙剂如葡萄糖酸钙以 5mg/（kg 体重·h）持续静脉输注 3 小时，注射前 30 分钟、注射开始时及注射以后每隔 30 分钟至 3 小时共 8 次血清标本作胃泌素测定。

（2）结果判定：升高幅度＞400ng/L 为胃泌素瘤。

（3）临床应用价值：由于钙离子到达胃腔后能促进胃窦部 G 细胞分泌胃泌素，故静脉注射一定量的钙剂后，连续监测血清胃泌素的变化，有助于对高胃酸的胃泌素瘤、胃窦 G 细胞增生与十二指肠溃疡等病因作出鉴别诊断。大多数胃泌素瘤和胃窦 G 细胞增生患者静脉输注钙剂后诱发血清胃泌素浓度迅速显著增加（常超过 400ng/L），而普通十二指肠溃疡患者增加较少（＜400ng/L）。普通消化性溃疡患者或正常人通常没有此类胃泌素升高反应，但 50％的胃源性高胃泌素血症患者可呈这种反应。它通常用于促胰液素刺激试验阴性，但有高胃酸分泌，而临床又高度怀疑胃泌素瘤的患者。

（4）试验方法评价：该试验确诊胃泌素瘤的敏感性和特异性均较促胰液素刺激试验低，以及静脉输注钙剂可能产生潜在副作用（如心脏停搏），故不如促胰液素刺激试验在诊断胃泌素瘤时那么有价值。

3. 标准餐剂刺激试验

（1）试验方法：标准餐包括一片面包（或等量馒头）、200ml 牛奶、一个煮熟的鸡蛋和 50g 乳酪（含 20g 脂肪、30g 蛋白质和 25g 碳水化合物）。分别在进餐前 15 分钟、餐前即刻以及餐后每隔15分钟共收集90分钟血清标本作胃泌素测定。

（2）结果判定：胃泌素瘤患者升高幅度<50％。

（3）临床应用价值：本试验主要用于区别胃源性（如G细胞增生或功能亢进）和胰源性高胃泌素血症（胃泌素瘤）。胃泌素瘤患者餐后血清胃泌素的增高不超过原来的50％。如餐后胃泌素水平的增高超过100％，则为G细胞增生或功能亢进的特征。

（4）试验方法评价：Fr Mcht等人的研究认为约50％的胃泌素瘤患者的餐后血清胃泌素水平可增加50％以上，最近也有学者发现部分胃泌素瘤患者试验餐后也出现大量胃泌素释放，表明进餐试验对鉴别胃窦G细胞增生与胃泌素瘤的价值不大，对高胃泌素血症患者行标准餐试验并进行评价时需小心谨慎。对于多数怀疑胃泌素瘤患者而言，不必要进行进餐试验。

【检验综合应用评价】 没有一项诊断胃泌素瘤的试验方法的敏感度或特异度可到达100％，必须综合评价临床表现和各项检验结果。一个顽固性溃疡患者如果空腹胃泌素大于1000ng/L且BAO超过15mmol/h，实际上可诊断为胃泌素瘤。如果无此三联症，则需行刺激试验，其中促胰液素刺激试验具有最大的敏感性和特异性。对空腹血清胃泌素水平解释中最常见的错误是一发现高胃泌素血症后就作出胃泌素瘤的诊断。应该强调胃酸缺乏或胃酸过少比胃泌素瘤更常引起高胃泌素血症。一旦存在空腹高胃泌素血症，应确定是胃酸高分泌还是胃酸缺乏或胃酸过少；如果高胃泌素血症系由胃酸缺乏或胃酸过少引起，则没有必要作胃泌素瘤的进一步检查。

（郑佳音　吴金明　贾国葆）

第二节 胰岛素瘤

一、疾病概述

胰岛素瘤（insulinom）即胰岛 β 细胞瘤。较少见，但在胰岛细胞瘤中占 70%～75%。临床以反复发作的空腹期低血糖所引起的神经精神症状为特征。其中 80% 以上为良性，少数属胰岛 β 细胞增生，10% 左右为癌。

【病因和发病机制】 胰岛素瘤主要含有 β 细胞，分泌大量胰岛素而导致低血糖。血糖突然下降可使神经系统过度兴奋；血糖持续降低，可使脑细胞代谢降低而致抑制状态，如反复发作和长时间低血糖，则可使脑细胞退化，造成不可逆的损害。

【病理】 90% 为单发。90% 发生在胰腺内，胰头、体、尾约各占 1/3。表面光滑，呈圆形或卵圆形，边界清，质地略硬，一般呈褐色或暗红色。直径多为 1.0～2.5cm。此外，有微腺瘤、腺癌（罕见）以及弥漫性胰岛细胞增生或胰岛 β 细胞增殖症。

【临床表现】 发病年龄为 20～75 岁，其中 60% 为女性。起病缓慢，主要为反复发作性低血糖，多于清晨、空腹、劳累或情绪紧张时发作。低血糖发作时可出现以下症状：

1. 儿茶酚胺释放症状 冷汗、心悸、苍白、饥饿、无力、发抖等。

2. 神经系统症状 头痛、头晕、视力模糊、烦躁不安、精神恍惚、反应迟钝、性格改变、行为异常、昏迷、晕厥、木僵、肢体瘫痪、癫痫发作等。

低血糖症的典型表现为 Whipple 三联症：①自发性周期性发作低血糖症状，每于空腹或劳动后发作；②发作时血糖低于 2.8mmol/L；③口服或静脉注射葡萄糖后症状缓解。

【诊断和鉴别诊断】　Whipple 三联症仅可证明低血糖，不能明确病因。须和功能性低血糖、严重肝脏病变、其他部位癌肿及药物性低血糖及自身免疫性低血糖症等鉴别。以下检查有助于诊断：①胰岛素释放指数：血浆胰岛素（$\mu U/ml$）/血浆葡萄糖（mg/dl）>0.4（正常值<0.3）。②饥饿试验：必要时进行。禁食 12～18 小时后，约 2/3 患者血糖降至 3.3mmol/L 以下，24～36 小时后绝大部分患者发生低血糖症（血糖$<2.8mmol/L$，而胰岛素$>25\mu U/ml$）。如禁食 72 小时不发生低血糖症，可排除本病。③刺激试验：行 4 小时 OGTT，如胰岛素高峰超过 $150\mu U/ml$ 为阳性。甲苯磺丁脲（D860）耐量试验：较危险，应严格掌握适应证并在监护下进行。影像学检查如 B 超、CT、MRI 和腹腔动脉造影及经皮肝门静脉插管（PTPC）分段取血测胰岛素对诊断及肿瘤定位有着重要作用。

二、检验诊断

由于胰岛素瘤分泌胰岛素亢进，进而导致低血糖发作，所以其检验指标主要为血清胰岛素、C 肽、葡萄糖测定；当测定血糖和胰岛素不能确诊时，可采用饥饿和运动试验以及促分泌物质激发试验，利用试验时胰岛素分泌增加和（或）血糖下降，来确定诊断。

【一般检验项目】

1. 血清葡萄糖

（1）测定方法：主要有葡萄糖氧化酶-过氧化物酶法（GOD-POD 法）和己糖激酶法（HK 法）。

（2）参考区间和医学决定水平：参考区间为空腹葡萄糖 3.89～6.11mmol/L，低血糖判断标准为$<2.8mmol/L$。

（3）临床应用价值：空腹时低血糖发作是胰岛素瘤的特征性表现，结合病史可考虑胰岛素瘤的诊断。1938 年 Whipple 提出的胰岛素瘤三联症，即典型的低血糖发作症状、发作时血糖低于 2.8mmol/L（50mg/dl）以及摄入葡萄糖可使症状迅速缓解。虽然这三联症可诊断任何原因引起的空腹低血糖，但至今对胰岛素瘤的诊断仍具有重要意义。空腹血糖参考值范围较大，有的患者一次测定可以在参考区间内，因此需要反复多次测定才能检出低血糖。在低血糖症状发作时立即取血测定血糖要比测空腹血糖更具有诊断意义。近年来许多学者以空腹血糖低于 2.12mmol/L（40mg/dl）作为诊断低血糖标准。

（4）测定方法评价：GOD-POD 法是国家卫生和计划生育委员会临检中心推荐的常规方法，方法精密度和准确度均较好，操作简便。但一些还原性物质如尿酸、胆红素、维生素 C、谷胱甘肽及一些还原性药物，可使测定结果偏低。HK 法是血糖测定的参考方法，精密度、准确度比 GOD-POD 法好，干扰少。

2. 血清胰岛素

（1）测定方法：发光免疫分析法、酶联免疫法和放射免疫法等。

（2）参考区间：空腹胰岛素为 $5\sim25\mu U/ml$。不同地区、同一地区不同实验室所测结果有较大差异，最好能建立自己实验室的参考值。

（3）临床应用价值：胰岛素瘤患者血清空腹胰岛素多增高。因为患者分泌过量的胰岛素、胰岛素原、类胰岛素原等活性物质，所以其空腹血清免疫反应性胰岛素（immunoreactive insulin，IRI）水平是比血糖更为直接的诊断依据。但外周血中的 IRI 含量往往受肿瘤的周期性分泌方式、胰岛素代谢及其他脏器功能等多种因素的影响，因此胰岛素值亦不能作为绝对的诊断依据，只有直接测定门静脉血的胰岛素含量才具有更重要的意义。北京协和医院专家的经验表明，单独测定外周血清 IRI 只有 75% 的患者高于正常，如能在空腹或低血糖症状发作的同时测定血糖和胰岛素，并计算胰岛素免疫活性（单位为

$\mu U/ml$）与血糖（单位为 mg/dl）的比值（IRI/G），则比单独测定血糖或胰岛素对诊断有更大的帮助。正常人 IRI/G<0.3，胰岛素瘤患者的 IRI/G 均>0.3，只是对波动于 0.3 左右的患者需多次测定，并做进一步检查。

（4）测定方法评价：传统的放射免疫分析法的缺点是所用试剂有放射性污染，试剂盒使用效期短，每次测定均需做标准曲线，测定反应所需时间长，步骤繁琐。目前较少应用。发光免疫分析法无污染，试剂使用效期长，无需每次测定都做标准曲线，只需定期做两点定标，反应测定时间短，重复性好，灵敏度与放射免疫分析法近似，临床应用广泛。根据测定仪器的不同，可有化学发光法、电化学发光法等。此外溶血标本可使胰岛素测定结果偏低，应注意避免标本溶血。

3. 血清 C 肽

（1）测定方法：发光免疫分析法、酶联免疫法和放射免疫法等。

（2）参考区间：空腹 C 肽为 $0.6 \sim 3.8 \mu g/L$，平均值 $1.82 \mu g/L$。不同地区、同一地区不同实验室所测结果有较大差异，最好能建立自己实验室的参考值。

（3）临床应用价值：胰岛素瘤患者的血清 C 肽明显增加。胰岛 β 细胞同时释放等分子的胰岛素和 C 肽入血，C 肽仅 10% 被肝脏摄取，代谢较慢，在血中浓度恒定，且 C 肽不受胰岛制剂和胰岛素抗体的干扰，因此可真实反映 β 细胞的分泌功能。在低血糖发作时可用于鉴别是内源性还是外源性胰岛素所致。胰岛素瘤手术切除后，血清 C 肽的再次升高，提示胰岛组织的残存。

（4）测定方法评价：C 肽与胰岛素原之间有共同的抗原性，所有 C 肽抗体均与胰岛素原有交叉反应，故在临床应用中应考虑到这一点。试剂盒质量对于准确测定 C 肽十分重要。不同厂家试剂盒的测定值有明显差异，有时空腹值相差 1 倍。

故各实验室应根据所用试剂盒建立本实验室的参考值。各种方法性能同胰岛素测定一样，放射免疫分析法具有一般放射免疫法高灵敏度的优点和放射性污染等缺点，临床应用逐渐减少，而发光免疫分析法因无污染、试剂稳定等诸多优点被广泛应用于临床。

【特殊检验－功能试验】

1. 饥饿和运动试验

（1）试验方法：患者第 1 天晚餐前测定血糖，晚餐后禁食，次晨 8 时测定血糖、胰岛素。如无明显低血糖，继续观察，并每 4 小时测定血糖和胰岛素 1 次。禁食期间一旦出现低血糖反应，立即测定血糖和胰岛素，并进食或静脉注射 50% 葡萄糖液 60ml，终止试验。如禁食 24 小时仍无低血糖发作，在测定第 24 小时血糖和胰岛素后继续禁食，并运动 2 小时。可每 12 小时加 2 小时的适量运动。如此反复观察 72 小时，在低血糖症状出现时立刻取血测定血糖和胰岛素，并静脉注射葡萄糖液终止试验。计算各次 IRI/G。

（2）结果判定：出现低血糖反应并经测定血糖证实低血糖者为试验阳性。IRI/G 参考值为＜0.3。

（3）临床应用价值：当有较典型的胰岛素瘤三联症，但长期处于发作间歇期且测定空腹血糖和胰岛素不能确诊时，可考虑在医疗监护下作本试验。72 小时的饥饿是诊断本病敏感而可靠的方法，胰岛素瘤患者绝大多数在饥饿 24 小时内出现试验阳性且 IRI/G＞0.3。

（4）方法学评价：本方法适用于各种原因不明的低血糖症，但严重器质性疾病、营养不良者禁用。试验中应密切观察，注意安全。试验方法各地不尽一致，但不影响试验结果。

2. 促分泌物质激发试验

（1）试验方法：受试者空腹采取静脉血测定葡萄糖和胰岛素作基础对照。在 2 分钟内静脉注射 1g 甲苯磺丁脲（D860）

液。注药后第 1 小时内每 15 分钟、第 2～3 小时每 30 分钟测定血糖和胰岛素，并在最初 15 分钟内每 5 分钟加测血清胰岛素。出现低血糖症状时，立即取血测定胰岛素浓度及葡萄糖，然后静脉注射葡萄糖终止试验。

（2）结果判定和临床应用价值：出现以下情况提示胰岛素瘤。

1）血清葡萄糖下降至基础水平的 65％ 以下或 < 1.67mmol/L（30mg/dl）。

2）静脉注射甲苯磺丁脲后 2 分钟内血糖明显下降，并且血糖下降至 2.2 mmol/L（40mg/dl）以下，历时 3 小时以上。

3）初 15 分钟内血清胰岛素增高至 195μU/ml，或较持久升高，30 分钟时较基础值增加 50μU/ml，40 分钟时增加 25μU/ml，60 分钟时增加 15μU/ml。

胰岛素瘤患者的胰岛素分泌虽然对低血糖不很敏感，但对有些促胰岛素分泌的物质较敏感。这些试验是基于胰岛素瘤患者对这些物质的刺激有分泌大量胰岛素的反应，从而引起血糖水平下降，当空腹血糖结果模棱两可，难于诊断时，这些试验是有帮助的。

（3）试验方法评价：除甲苯磺丁脲（D860）试验外，促分泌物质激发试验还包括胰高血糖素试验、亮氨酸或精氨酸试验、促胰液素试验、钙激发试验等。甲苯磺丁脲（D860）试验是使用最久的典型的刺激试验，亦较其他试验常用。但这类试验禁止用于一些严重营养不良、肝病、晚期恶性肿瘤及氮质血症的患者。

【检验综合应用评价】　空腹血糖低、血清胰岛素增高，以及低血糖发作时的血糖和胰岛素水平，是诊断该病最有价值的检验指标。对于部分不能确诊的病例，需进行功能试验来辅助诊断。

第三节 胰高血糖素瘤

一、疾病概述

胰高糖素瘤（glucagonoma）为分泌胰高糖素的胰岛 A 细胞肿瘤。临床上由糖耐量受损、特征性皮疹、胃炎、舌炎、消瘦、低蛋白血症、贫血和血栓塞性疾病构成一组特殊的综合征。

【发病机制和病理】 胰高糖素瘤的发生与位于第二号染色体上的胰高糖素原前体基因编码的一种多肽有关。此种多肽可使位于胰岛 A 细胞肿瘤产生胰高糖素，使位于小肠壁和中枢神经系统的肿瘤产生包括胰高糖素在内的肠胰高糖素。胰高糖素瘤多为恶性，大多为单发，多位于胰尾，其次为胰体，胰头部最少。确诊时有 70% 以上的患者有局部或远处转移，肝转移最常见。此外，约 10% 的胰高血糖素瘤为多发性内分泌肿瘤的一部分。

【临床表现】 胰高糖素瘤起病缓慢，病程较长，多见于女性，好发于 40～60 岁。

患者常有轻度糖尿病或糖耐量异常，多为非胰岛素依赖型糖尿病，但血中胰高血糖素水平与糖尿病严重程度之间不一定平行。

坏死松解性游走性红斑是本病最具特征性的表现，见于 80% 以上的患者，可作为本病的标志，常集中分布于身体易受摩擦的部位，如臀部、下腹、会阴、肢体远端、腹股沟、阴囊等。皮损由红斑开始，随后发展为水疱破裂、糜烂、渗出、结痂。皮损可成批反复出现，每批历时 7～14 天。凡病程中出现皮肤黏膜损伤者往往提示肿瘤为恶性。

其他临床症状包括胃炎、舌炎、口角炎、静脉血栓形成、体重减轻、贫血、消瘦、间歇性腹泻、精神紊乱（如抑郁症）等。

【诊断和鉴别诊断】 诊断最主要依据为空腹胰高血糖素。有典型临床表现，空腹血清胰高血糖素增高即可诊断（正常范围 25～200pg/ml，本病一般超过 500～1000pg/ml，高于 1000pg/ml 一般可确定诊断）。所有糖尿病患者伴发慢性无法解释的皮肤病变时均应检查血胰高血糖素。须与胰腺炎、皮质醇增多症、糖尿病酮症酸中毒、嗜铬细胞瘤、肝肾衰竭鉴别（空腹胰高血糖素一般不超过 500pg/ml）。还应鉴别有无其他因素引起的皮炎。B超或CT等有助于本病的定位诊断及评估有无脏器转移。

二、检验诊断

胰高血糖素瘤的临床检验指标主要是血清胰高血糖素瘤和葡萄糖测定，后者包括空腹葡萄糖、餐后血糖测定和葡萄糖耐量试验。

【一般检验项目】

1. 血清胰高血糖素

（1）测定方法：酶联免疫法和竞争性放射免疫法。

（2）参考区间：由于抗体及标准的不同，各家报道不一，一般为 60～110ng/L。

（3）临床应用价值：血清胰高血糖素水平增高是胰高血糖素瘤诊断的主要依据。一组 58 例胰高血糖素瘤患者中，2 例血胰高血糖素为 200～500ng/L，4 例为 500～1000pg/ml，其余 52 例均＞1000pg/ml。另一组 73 例胰高血糖素瘤患者中，平均血清胰高血糖素为（2110±334）ng/L（550～6600 ng/L），只有 30％患者的血胰高血糖素水平为 500～1000 ng/L，无 1 例低于 500pg/ml。一般认为当血清胰高血糖素高于 1000ng/L 便可诊断。

但需注意，当有慢性肾功能不全、糖尿病酮症酸中毒、长期饥饿、急性胰腺炎、肢端肥大症、高皮质醇血症、脓毒症、严重烧伤、严重应激（创伤和运动）、家族性高胰高血糖素血症和肝功能不全时，血胰高血糖素水平也增高，但不大于500pg/ml。另一方面，对于临床高度怀疑胰高血糖素瘤的患者，即使血胰高血糖素低于 500ng/L 也不要轻易放弃诊断，可用各种激发试验来帮助诊断，如用促胰液素或混合餐或富含碳水化合物的饮食来刺激胰高血糖素的释放，但没有一项试验可以清楚地鉴别胰高血糖素血症和胰高血糖素瘤，家族性胰高血糖素血症一般无胰高血糖素瘤的临床表现，其免疫活性胰高血糖素中以大分子的成分为多。

（4）测定方法评价：竞争性放射免疫法具有一般放射免疫法高灵敏度的优点和放射性污染的缺点。

2. 血清空腹葡萄糖和餐后 2 小时葡萄糖

（1）测定方法：葡萄糖测定方法参考本章第二节胰岛素瘤的检验诊断。

（2）参考区间：空腹血糖为 3.89～6.11mmol/L。

（3）临床应用价值：空腹血糖＞6.11 mmol/L 和餐后 2 小时血糖＞7.8 mmol/L 为血糖增高。83%～90%病例出现空腹和餐后血糖增高、糖耐量降低或糖尿病。由于胰高血糖素能刺激糖原分解、糖异生及抑制胰岛素的分泌，因此出现血糖增高。

（4）标本要求：餐后 2 小时血糖测定，最好在进食 100g 馒头后 2 小时采血，要求受试者从进餐时开始计时，且应在 10 分钟内吃完，2 小时准时抽血。血糖测定标本应尽快分离出血清或血浆。

3. 口服葡萄糖耐量试验（OGTT）

（1）试验方法：口服葡萄糖耐量试验（oral glucose tolerance test，OGTT）是一种糖负荷试验，正常机体在一次性大剂量摄入葡萄糖后，体内激素、肝脏等对葡萄糖有很强的调节作用，使血糖只在一定程度内暂时性升高。若服用一定量葡萄糖后，血糖和尿糖超过正常水平，则为糖耐量下降或糖尿病。具体方法为：①试验前 3 天，需正常饮食，每天碳水化合物不得低于 250g，同时停服能影响试验的药物。受试前 1 天晚餐后禁食。②清晨空腹取静脉血后，将 75g 葡萄糖（小儿 1.75g/kg）溶于 300ml 温开水中，5 分钟内服完。服糖后 0.5 小时、1 小时、2 小时及 3 小时各抽血 1 次。测定 5 次血糖浓度。③试验期间，每小时收集尿标本 1 次，做尿糖定性试验。④将各次血糖和尿糖结果，以数据或曲线报告。

（2）参考区间：空腹血糖＜6.1mmol/L，0.5～1 小时血糖达到高峰，峰值＜10mmol/L。

（3）临床应用价值：①空腹血糖损害时空腹血糖 6.1～7.0mmol/L；②糖耐量损害时空腹血糖＜7.0mmol/L、2 小时血糖 7.8～11.1mmol/L；③糖尿病时空腹血糖＞7.0mmol/L、2 小时血糖＞11.1mmol/L。胰高血糖素瘤患者常有轻度糖尿病或糖耐量异常。对于空腹血糖正常或稍高、症状又不明显的患者，口服糖耐量试验可提高诊断的灵敏度。

（4）试验方法评价：葡萄糖耐量试验可分为口服和静脉给予葡萄糖两种试验方式。静脉 GTT 主要有两个缺点：一是非生理性应答现象；二是高浓度的葡萄糖刺激易致血栓性静脉炎。口服途径血糖浓度取决于机体吸收速率、分布容积及葡萄糖离开血液的速度，后者主要取决于胰岛素的作用。

【其他检验项目】　主要为外周血红细胞计数。

（1）测定方法：手工显微镜目视计数法。用等渗稀释液将血液作一定比例稀释后充入计数池，在显微镜下计数；自动化血液学分析仪检测法，利用电阻抗原理（库尔特原理）和（或）光散射原理进行计数。

（2）参考区间：成年女性为（3.5～5.0）×10^{12}/L，成年

男性为（4.0～5.5）×10^{12}/L，新生儿为（6.0～7.0）×10^{12}/L。

（3）临床应用价值：由于过多的胰高血糖素能降低红细胞的生成，44%～85%的胰高血糖素瘤患者伴有贫血。贫血通常为正色素正细胞性贫血，平均血红蛋白为94g/L，血清铁、叶酸、维生素 B_{12} 均正常。

（4）测定方法评价：目前手工显微镜目视计数法已淘汰，仪器法是红细胞计数的主要方法。仪器法比手工法更精确，操作简便、快速，已广泛应用。电阻抗法检测的红细胞数量实际上检测的是红细胞和白细胞的总和。在正常情况下，红细胞和白细胞的数量相差悬殊，白细胞的数量对红细胞计数影响较小，可忽略不计，但有些情况下白细胞数量明显增高时，红细胞计数会受干扰而产生误差，可进行校正。

【检验综合应用评价】 血清胰高血糖素增高是胰高血糖素瘤诊断的主要依据，83%～90%病例有空腹和餐后血糖增高，或糖耐量异常，44%～85%的胰高血糖素瘤患者伴有贫血。

（吴金明　郑佳音　陶利萍）

第四节　生长抑素瘤

一、疾病概述

生长抑素瘤（somatostatinoma）是来源于胰岛 D 细胞的肿瘤，又称为生长抑素瘤综合征。生长抑素是一种由 14 个氨基酸组成的多肽，最初于 1968 年首先从大鼠的下丘脑中被分离出来，并发现能抑制生长激素的释放，被命名为生长激素释放抑制因子（somatotropin release-inhibiting factor，SRIF）。现在发现，在下丘脑、胰腺 D 细胞、胃、十二指肠和小肠中都存在生长抑素，并能广泛地抑制各种肽类物质的释放。因此，该激素不仅能抑制内分泌和外分泌，而且还抑制肠蠕动和胆囊收缩，故又称其为抑制激素。生长抑素瘤是最罕见的功能性内分泌肿瘤之一。本病的发病年龄较大，为 26～84 岁，平均 51 岁。男、女患者几乎均等。

【病因和发病机制】　由于肿瘤释放大量的生长抑素（somatostatin，SS），引起脂肪泻、糖尿病、胃酸过少和胆石症等综合病症。生长抑素能抑制多肽类激素的释放，可引起机体广泛的病理生理变化，主要有以下几方面：

1. 中枢神经系统　抑制脑垂体释放促激素，如生长激素、促甲状腺素、促肾上腺皮质激素和泌乳素等。

2. 胃肠道　生长抑素能直接抑制胃酸分泌、胃排空、十二指肠运动、胆道和胆囊运动、胰腺外分泌功能以及葡萄糖、氨基酸和甘油三酯等的吸收。生长抑素对胃肠道局部具有旁分泌效应，对由肽类精细调控的消化和代谢过程起负反馈调节作用。

3. 内分泌系统　生长抑素能明显抑制胃肠系统，尤其是胰腺的内分泌激素的释放，这些激素包括胰岛素、胰高血糖素、胃泌素、胃动素（motilin）、胰泌素（secretin）、缩胆囊素（cholecystokinin）、胰多肽（pancreatic polypeptide）和血管活性肠肽（vasoactive intestinal peptide，VIP）等。无论是正常组织还是肿瘤组织，生长抑素都能通过特异的或受体的作用，抑制上述肽类激素的释放。

【临床表现】　患者可能同时存在糖尿病、胆石症、脂肪泻这三联症表现，以及消化不良、胃酸过少、体重下降、腹痛或腹部肿块等症状。生长抑素瘤的瘤体一般较大，为 1.5～10cm，平均 5cm。有 90% 的肿瘤呈单个孤立性分布。约 68% 的生长抑素瘤起源于胰腺，其中位于胰头部占 75%，位于体、尾部者占 20%，另外 5% 可广泛分布于整个胰腺实质；有很大数量的生长抑素瘤来源于胰腺外的器官，主要有十二指肠占

19％、乏特氏壶腹占 3％、小肠占 3％。大多数生长抑素瘤为恶性肿瘤，其中 3/4 的患者在诊断时已有转移，常见的转移部位有肝脏、胰腺周围淋巴结和骨髓等。

【诊断和鉴别诊断】 本病临床表现复杂多样，诊断十分困难，尤其是很难做到早期诊断。如果患者同时存在上述典型临床症状，应想到有患生长抑素瘤的可能性。再结合实验室检查、胃肠镜检查、十二指肠低张造影检查、B 超、CT、MRI检查、选择性腹腔动脉造影等定位检查来确定肿瘤的位置。

二、检验诊断

腹泻-低钾血症-低（无）胃酸症和血 VIP 升高是诊断 VIP瘤的基本依据。临床检验主要是测定血液生长抑素（soma-tostatin，SS）、血钾和葡萄糖，以及做胃液分析和粪便常规检验。

【一般检验项目】

1. 血浆生长抑素（SS）

（1）测定方法：放射免疫法。

（2）医学决定水平：＜100ng/L。

（3）临床应用价值：生长抑素瘤患者血浆生长抑素大多数在 1000ng/L 以上。当血浆生长抑素水平在临界值时，则需要用特殊的激发试验，如用精氨酸和甲苯磺丁脲刺激试验来排除本病。另外，一些胰外或小肠外肿瘤如甲状腺髓样癌、肺小细胞癌、嗜铬细胞瘤和其他分泌儿茶酚胺的肾上腺外副神经节瘤的患者亦可出现高浓度血浆生长抑素。

（4）标本要求：试管中预先加入 0.3ml EDTA 40μl 和抑肽酶 2000U，采血后置 4℃ 冰箱放存，3 小时内 4℃ 下4000rpm 离心 15 分钟，吸取血浆测定，如不马上测定，置于－70℃保存。

2. 血清葡萄糖和 OGTT 由于生长抑素抑制了胰岛素的

释放以及正常有功能的胰腺组织可能被生长抑素瘤所替代，导致血糖升高。55％～95％的胰腺内生长抑素瘤出现空腹血糖或OGTT异常。另外，生长抑素同样抑制了胰高血糖素的释放，20％的患者可出现低血糖发作。有关血清葡萄糖和OGTT检测方法参见本章第二节和第三节。

3. 血清钾　由于大量水样腹泻导致电解质的丢失，可出现中重度低血钾。

4. 血清钙　50％～60％的患者有高钙血症。

【其他检验项目】

1. 胃酸　由于生长抑素能直接抑制胃酸分泌、胃排空、十二指肠运动、胆道和胆囊运动、胰腺外分泌功能以及葡萄糖、氨基酸和甘油三酯等的吸收，生长抑素瘤患者表现出基础胃酸分泌量和最大胃酸分泌量均减少。胃酸的具体检测方法参见本章第一节。

2. 粪便常规　粪便检查为分泌性腹泻。分泌性腹泻的确定依据是：①每天排便量＞1L（＞20ml/kg），禁食2～3天后，每天大便量仍＞500ml；②大便呈水样便，无脓血和黏液，pH偏碱性或中性，显微镜下可见大量脂肪球；③大便内含有大量K^+、Na^+和碳酸氢盐等电解质，渗透压与血浆相等。粪便常规检验参见第一章第二节消化性溃疡的检验诊断。

第五节　血管活性肠肽瘤

一、疾病概述

血管活性肠肽瘤（vasoactive intestinal peptide tumor）是胰岛D1细胞的良性或恶性肿瘤，由D1细胞分泌大量血管活性肠肽（vasoactive intestinal peptide，VIP）而引起，以严重水样腹泻、低钾血症、低（或无）胃酸缺乏为特点。此病由

Verner 和 Morrison 于 1958 年首次报道，且该综合征类似于霍乱弧菌所致的腹泻，故又称 Verner-Morrison 综合征或水泻低钾低胃酸综合征（watery diarrhea, hypokalemia-hypochlorhydria syndrome）或胰霍乱（pancreatic cholera）。此病多见于女性，男女之比为 1：3，患者发病年龄为 5～72 岁。

【病因和发病机制】　由于多数患者血浆 VIP 含量明显升高，故目前认为本病主要是由 VIP 分泌过多所致。正常情况下 VIP 进入外周循环前已被灭活，故外周血浆水平极低。过多的 VIP 具有逆转肠道吸收过程，对抗电化学电位差引起氯化物和碳酸氢钠分泌。使大量的水分、碳酸氢钠和钾离子的丢失。由于低血容量引起继发性醛固酮增多症，更加剧结肠内钾离子的丢失，最终临床上患者出现水样腹泻及代谢性低钾高氯性碱中毒。

VIP 可抑制食物、组胺和五肽胃泌素等促进胃酸和胃蛋白酶分泌的作用，可能是通过壁细胞附近生长抑素释放从而间接抑制分泌的结果，并促进胃窦部生长抑素分泌而调节胃泌素分泌，故伴有低酸乃至无酸。

VIP 能引起肝糖原分解、血糖升高、与胰升糖素有协同作用，故部分本病患者可出现糖耐量降低，乃至糖尿病症状。肿瘤切除后血糖可恢复正常，支持糖耐量降低是与 VIP 有关。VIP 对血管平滑肌有显著松弛作用，可使血管扩张、血流增加，同时增加心肌收缩力和心输出量，故患者有时可出现由于血管扩张所致的皮肤潮红等；有时又可有与异位分泌血清素过多所致的发作性潮红类似的临床表现。

【临床表现】　诊断前的平均病程为 3 年（2～4 年），半数患者在诊断时已有转移（肝脏或淋巴结），死亡的原因常为血容量不足和酸中毒引起的肾衰竭和心脏停搏，本病的主要临床特征为：

1. 顽固性大量水样腹泻　长期而严重的霍乱样水样腹泻

是本病的特点。轻者可为间歇性，重者尤其是恶性病变者为持续性，便色呈淡茶样，无黏液和脓血。便量为 3～10L/d。腹泻呈持续性病可引起危及生命的电解质紊乱。因严重腹泻可导致脱水及体重减轻，急性发作期体重每天可减轻几千克，同时引起中毒的肌无力、嗜睡、恶心、呕吐。约 20% 患者可伴腹部痉挛性疼痛。有时腹泻可短期缓解，同时伴上述症状改善。

2. 电解质和酸碱平衡紊乱　几乎全部病例均有低血钾，是腹泻时从粪中丢失大量钾离子而引起的。急性发作期从大便大量丢失钾，血清钾常<3mmol/L，严重病例血清钾可低至 2mmol/L 以下，伴有心律失常和肢体麻痹。长期低血钾使肾小管空泡样变性、肾脏浓缩功能减退，造成缺钾性病，甚至肾衰竭而死亡。

3. 低胃酸与无酸　是本病特征之一，因此本病患者均不伴有消化性溃疡。这是与促胃液素瘤最突出的不同点，其机制是由于 VIP 抑制胃泌素。肿瘤切除后，胃酸分泌恢复正常。

4. 其他

（1）糖尿病或糖耐量试验异常：半数以上病例有糖尿病表现或糖耐量试验异常，但很少见有严重糖尿病者。

（2）高钙：25%～75% 的病例在发作期有病因不明的高钙血症。对部分患者进行甲状旁腺素测定发现该激素浓度正常或降低，VIP 瘤切除后高血钙症即消失。高血钙症原因可能为：①VIP 促进溶骨所致；②VIP 瘤分泌一种类甲状旁腺素。极少数病例可合并甲状旁腺肿瘤或甲状旁腺增生，即多发性内分泌腺瘤病 1 型（MEN-1），故对 VIP 瘤切除后仍有高血钙症者应进一步检查甲状旁腺，以免漏诊。

（3）低血镁：由于严重腹泻，使大量镁离子从大便中丢失，患者常有低血镁同时伴有高钙血症而则不易引起抽搐，在补钾治疗后，使神经肌肉恢复了正常的应激性常可加剧抽搐，应予注意。

（4）皮肤表现：约 20％患者有皮肤潮红，这是 VIP 扩张血管后的表现，其中部分是由于血清素分泌过多，而同时见发作性面额部潮红。也可见结状红斑、风疹样皮疹、皮肤色素沉着。

【诊断和鉴别诊断】

1. 有临床表现，如慢性反复发作大量水样腹泻，伴有低钾时，应考虑到本病的可能。

2. 同胃泌素瘤鉴别时，后者存在有胃酸分泌过多，伴有顽固性溃疡的临床表现，本病胃酸缺乏，除非接受过激素治疗，一般无溃疡表现。

3. 本病 VIP 测定多在 1000ng/L 以上，部分患者 PGE_2 也高达 1000ng/L 以上。

4. 80％此类患者有胰腺肿瘤的存在，直径为 2～3cm 以上，因此 B 超、CT、血管造影等对肿瘤定位有意义。

本病需要同下列能引起分泌性腹泻的疾病鉴别，如胃泌素瘤、甲状腺髓样癌、嗜铬细胞瘤、类癌、系统性肥大细胞增多症等。鉴别要点有：①上述疾病的腹泻均无本病严重；②有各自的特殊临床表现；③可分别测得血浆胃泌素、降钙素、去甲肾上腺素、5-羟色胺、组胺等的增高，但血浆 VIP 不高。

二、检验诊断

由于血管活性肠肽（vasoactive intestinal peptide，VIP）具有逆转肠道吸收过程，使大量的水分、碳酸氢钠和钾离子丢失，并可抑制胃酸等分泌，还引起肝糖原分解。所以其临床检验指标异常主要表现在粪便常规异常、血清钾下降、胃酸下降和血糖增高等，并且可检测到血清 VIP 增高。

【一般检验项目】

1. 血清血管活性肠肽（VIP）

（1）测定方法：放射免疫法。

（2）参考区间：0～190ng/L。

（3）临床应用价值：空腹血清 VIP 水平高于 200ng/L 对诊断 VIP 瘤综合征具有重要意义，许多患者的 VIP 值在 1000ng/L 以上。有些患者 VIP 水平常有波动，所以在水样泻发作时测定很重要，同时应多次测定。

2. 粪便常规检验　患者大便呈分泌样腹泻，每天大便量至少大于 1L，腹泻与饮食无关，禁食 48～72 小时后大便量仍在 500ml/d 以上；大便为水样，无脓血，大便中含有大量 K^+、Na^+、HCO_3^- 等电解质，渗透压与血浆相似，大便 pH 检查结果为偏碱性或中性。

粪便常规检验方法参见第一章第二节消化性溃疡的检验诊断。

3. 血清钾

（1）测定方法：常采用离子选择性电极法（ISE 法）。

（2）参考区间：3.5～5.3mmol/L。

（3）临床应用价值：所有血管活性肠肽瘤患者均有不同程度的低钾血症，93％的患者血钾＜2.5mmol/L。由于患者大量水样腹泻，大量钾从肠道丢失；另外 VIP 还可刺激血管紧张肽原酶释放，引起继发性醛固酮增高症，而进一步加重了低血钾。

（4）测定方法评价：用于血钾测定的方法有原子吸收光谱法、火焰发射光谱法、离子选择电极法、酶法及化学比色法等。火焰光度法虽然测定变异系数相对较大，安全性较差，但仍然是血钾测定的参考方法。离子选择电极法重复性好、快速、安全，目前在实验室中广泛应用。此外，溶血标本由于红细胞内钾离子大量释放到血中，而使结果偏高，采血时应避免溶血。

4. 胃酸分析　由于 VIP 抑制了胃泌素的分泌，绝大部分患者胃酸分泌减少，甚至无胃酸分泌。

胃液分析方法参见本章第一节胃泌素瘤的检验诊断。

5. 血清葡萄糖　半数以上病例有糖尿病表现或糖耐量试验异常，但很少见有严重糖尿病者。

【其他检验项目】

1. 血气分析　VIP瘤患者可有代谢性酸中毒，是由于肠道大量 HCO_3^- 丢失所致。

2. 血清钙　25%～75%的病例在发作期有病因不明的高钙血症。手术切除后高钙血症即消失。

3. 血清镁　由于严重腹泻，使大量镁离子从大便中丢失，患者常伴有低血镁。

【检验综合应用评价】　诊断本病的检验指标主要有粪便性质检查和血清VIP测定，血清VIP增高是诊断该病的必要条件，结合其分泌性腹泻的性质，可做出诊断。

第六节　类癌及类癌综合征

一、疾病概述

（一）类癌

类癌（carcinoid）是一种罕见的、生长缓慢的上皮细胞肿瘤，它的组织结构像癌，具有恶变倾向，但较少发生转移，所以称类癌。类癌可发生于食管到直肠消化管中的任何部位，但以阑尾、直肠和回肠最多见，此外，约10%见于支气管、胸腺、甲状腺、卵巢、宫颈和睾丸。

【病因和发病机制】　在胚胎发育过程中，类癌系起源于胚胎原始肠道部分的肿瘤，肿瘤细胞内含有亲银性分泌颗粒，故又称亲银细胞癌或嗜银细胞癌。又由于类癌细胞可分泌小分子多肽物质，故又有小分子多肽或肽类结构瘤。

【临床表现】　类癌患者无特异性临床表现，其临床症状随其发生在不同脏器、不同部位出现不同的临床表现，只有出现类癌综合征时才表现有特殊症状，因此一般临床表现不能作为类癌诊断的依据，类癌综合征的特殊表现对诊断类癌才有一定价值；有关类癌综合征的临床表现见后文。

【诊断和鉴别诊断】　类癌诊断比较困难，患者的临床表现对诊断仅有参考价值，当出现类癌综合征时可依其临床表现做出初步诊断，尿中 5-羟吲哚乙酸（5-hydroxyindole aceticacid，5-HIAA）增高及乙醇、药物诱发试验阳性可确定体内有类癌存在，此时一些特殊检查如 B 超、X 线、内镜、CT、磁共振可进一步确定类癌的部位，手术病理学检查是诊断类癌的"金标准"。

（二）类癌综合征

类癌综合征（carcinoid syndrome）是由于恶性类癌细胞分泌、释放一些生物活性物质所引起的有多种复杂症状、体征的一组综合征。多数学者认为是类癌细胞大量释放以 5-羟色胺为主的生物活性物质所引起的具有复杂的全身反应的一组病征。

【病因和发病机制】　多数学者认为 5-羟色胺、组胺、儿茶酚胺、前列腺素是引起类癌综合征的主要生物活性物质，其中仅有 5-羟色胺引起类癌综合征的机制较明确。在正常情况下人体从食物中摄取色氨酸后主要用于合成烟酸和蛋白质。但对于类癌综合征患者，60％的色氨酸可被瘤细胞摄取，造成 5-HT 合成增加，摄入瘤的色氨酸经色氨酸-5-羟基酶转换成 5-羟色胺酸、再经氨基酸脱羧基酶作用转变成 5-羟色胺（5-hydroxytryhtamine，5-HT），至此从类癌细胞中释放进入血液，分别运送至肝、肺，再经单胺氧化酶作用转化成 5-羟吲哚乙醛酸从尿中排出体外，此时血中 5-HT 浓度并不高，特别是占类癌最多的胃肠道类癌释放的 5-HT，65％经肝灭活，35％经肺灭活，故不出现类癌综合征。如类癌患者产生 5-HT 太多，超过肝、肺灭活能力，或类癌细胞转移到肝脏，使肝脏灭活能力减低，血液中 5-HT 浓度突然大量升高，即引起类癌综合征。

【临床表现】

1. 发作性皮肤潮红　可有弥漫鲜红性潮红、紫色潮红、支气管类癌及胃类癌特殊性潮红；近年来研究证明：5-羟色胺、组胺对发作性皮肤潮红有肯定的作用。

2. 腹泻及腹痛　腹泻轻者每天 1 次，但为急迫而暴发性腹泻，重者每天 20～30 次，常导致脱水及电解质紊乱；腹痛可因类癌伴有消化性溃疡、肿块及纤维组织增生造成肠梗阻，癌组织转移至肝脏等不同原因引起，故其腹痛特点不尽一致；少数患者可有吸收不良综合征的表现，部分患者有肝脏肿大及肠梗阻体征。

3. 肺脏表现　主要有过度换气、哮喘、呼吸困难。

4. 心脏表现　以心内膜及心瓣膜病变为主，且多发生在右侧心腔，临床上以三尖瓣狭窄及闭锁不全、肺动脉狭窄的症状为主，常可引起心力衰竭。

5. 浆液膜及纤维组织病变　由于纤维组织在浆液膜腔沉积，临床上常可见到腹腔包块、胸膜腔粘连、心包缩窄等症状。

6. 其他　还有多汗、血管神经性水肿、情绪异常、癫痫样发作、精神失常、立毛肌收缩、指间关节痛等。类癌危象：指具有严重持续性皮肤潮红、低血压或高血压、支气管痉挛所致呼吸困难、窒息、意识模糊并逐渐陷入昏迷等危及生命的一组症状。

【诊断和鉴别诊断】　典型的临床表现十分有助于诊断，尿中 5-HIAA 高于 100mg/24h 对确立诊断十分重要（正常为＜10mg/24h)，对怀疑本病，化验结果又不支持者做白酒及药物诱发试验，具体方法为：

1. 白酒试验　口服白酒一小杯或 10ml 乙醇，观察患者 3～4 分钟，如皮肤出现典型潮红为阳性。

2. 药物诱发试验　用于白酒诱发试验仍为阴性者，静脉注射肾上腺素 $1\mu g$（在很少情况下可增至 $2\mu g$、$5\mu g$、$10\mu g$，即不能再增）注药后 45～90 分钟出现皮肤典型潮红，同时血压下降、心率增快者为阳性（但药物试验有一定危险，一般不用或慎用），这将十分有助于诊断。

3. X 线、B 超、内镜、CT、磁共振对发现原发类癌部位诊断有帮助。

4. 手术探查及取活组织病理检查是诊断的"金标准"。

二、检验诊断

类癌细胞能产胺、产肽，类癌综合征时类癌释放大量肽胺类激素（主要为 5-羟色胺），进而导致一系列临床表现，所以临床上主要检测这些胺类物质。

1. 血液 5-羟色胺（5-HT）

（1）测定方法：需采用高效液相色谱分析法定量测定。

（2）参考区间：50～200μg/L。

（3）临床应用价值：由于类癌肿瘤内含有色氨酸羟化酶所致的异常色氨酸代谢，使得患者体内产生过量的 5-HT。类癌综合征患者全血 5-HT 可达 0.5～3mg/L 以上。

（4）测定方法评价：本法可同时测定 5-HT 和尿 5-羟吲哚乙酸（5-HIAA）。优点有高灵敏度、样品用量少、干扰因素少、回收率高、重复性好。

2. 尿 5-羟吲哚乙酸（5-HIAA）

（1）测定方法：通常采用高效液相色谱分析法定量测定。

（2）参考区间：1.8～6.0mg/24h。

（3）临床应用价值：5-HIAA 为 5-羟色胺在体内的代谢终产物。类癌综合征患者尿中 5-HIAA 有时可超过正常值的数十倍，但也有些病例只有轻度增高，应引起注意。临床上遇到 5-HIAA 升高患者，在考虑类癌的同时，也要考虑到食物、药物等影响的可能，注意连续监测，以排除假阳性。

3. 尿组胺

(1) 测定方法：可采用酶联免疫吸附试验。

(2) 参考区间：$23\sim90\mu g/24h$。

(3) 临床应用价值：某些类癌，尤其是前肠型类癌（如胃类癌）细胞含有大量组氨酸脱羧酶，能产生和释放组胺，故此种患者尿中组胺排泄增加，可高达 4.5mg/24h。

第七节　胰多肽瘤

一、疾病概述

胰多肽瘤（pancreatic polypeptidoma，Ppoma）是消化道内分泌肿瘤之一，主要发生在胰腺内分泌细胞中含有胰多肽（pancreatic polypeptide，PP）的细胞，临床上极为罕见。

【病因和发病机制】　分泌 PP 细胞名为 PP 细胞，分布于胰岛组织，少部分散在于胰腺的外分泌腺体中。PP 于餐后明显增高，可持续 6~8 小时，生物功能和进餐后增高的生理意义尚不太清楚，可能在于调节餐后酶及消化液分泌不致过多或分泌时间过长，起一定程度的"制动"作用。1976 年后陆续有 PP 瘤的病例报道，诊断 PP 瘤的根据为：①胰岛有肿瘤或 PP 细胞增生，胰岛中或外周血清中 PP 浓度增高；②患者无症状或仅见腹泻、腹痛。但随着 PP 放射免疫分析法的发展，测定 30%~70% 的各种胰岛内分泌肿瘤均可伴有 PP 细胞增生，外周血 PP 浓度增高，故提示 PP 为胰岛内分泌肿瘤的肿瘤标记，或 PP 细胞似为胰岛内分泌细胞的更早期，具干细胞性质的细胞。但 Glaser 等报道了 2 例老年男性，有腹痛、呕吐，上腹扪及有肿瘤肿块，且伴肝脏转移，肿瘤组织及外周血中均有 PP 极度增高，而其他各种消化道激素均为正常范围的恶性 PP 癌的病例。此后也均有报道单纯只分泌 PP 的胰腺内分泌肿瘤。文献上曾将一部分无典型临床症状的胰岛内分泌肿瘤名为无功能性胰岛肿瘤，而其中 2/3 左右很可能即为 PP 瘤或多发性内分泌肿瘤 1 型（multiple endocrine neoplasm type 1，MEN-1）。

【临床表现】　胰多肽瘤的临床表现与其过度分泌的胰多肽的生理作用的联系不很突出。以前曾认为胰多肽瘤没有特异的临床症状和体征。随着近年来病例数的陆续增加，逐渐认识到胰多肽瘤的一些临床特点。

1. 本病较常见的临床表现有腹痛、体重减轻、腹泻、肝肿大、腹部肿块、皮肤红斑、腹水等，这些表现与肿瘤的恶变、压迫和转移有关。

2. 胰多肽瘤与 MEN-1 有密切关系，或可作为 MEN-1 的一部分而出现。文献报道的 16 例患者中，有 4 例属于这种情况，患者都伴有甲状旁腺功能亢进，并有家族史。

3. 有的胰多肽瘤患者也可表现为 WDHA 样综合征，但是，这些患者的血浆和肿瘤组织中血管活性多肽（VIP）的含量是正常的。

【诊断和鉴别诊断】

1. 本病的临床诊断较为困难，由于胰多肽瘤的临床症状很少，因此不易被发现；尤其是其他的功能性内分泌肿瘤有时也能分泌少量的胰多肽，并引起相应的症状，容易与本病混淆。当患者存在上述临床表现，并且血清胰多肽显著增高时，应疑及本病的可能。

2. 应用放射免疫法测定血浆胰多肽水平时，如果基础 PP 水平正常，可用蛋白餐或胰泌素作激发试验，PP 显著增高者，也有助于诊断本病。

3. B超、CT、MRI和选择性腹腔动脉造影等检查有助于了解肿瘤的部位、数目以及有无转移灶，但不能作定性诊断。术中超声检查可帮助发现瘤体小而位置深的隐匿性病灶。应用免疫组织化学方法测定肿瘤中的激素，可见肿瘤组织中胰多肽含量显著增高，其他胰腺内分泌激素很少或缺如为本病的重要依据之一。

4. Fedorak 报道采用经皮肝穿刺门静脉系统置管取血（percutaneous transhepatic portal catheterization sampling，PTPC）与选择性动脉注射亚甲蓝（SAMBI）结合使用，有助于本病的定性和定位诊断。

二、检验诊断

胰多肽（pancreatic polypeptide，PP）测定有助于该病诊断。

（1）测定方法：放射免疫法。

（2）参考区间：20～29 岁为（54±4）ng/L，以后每增长10 岁增加 30ng/L。各实验室应建立自己的参考区间。

（3）临床应用价值：血浆 PP 水平测定是鉴别非内分泌胰腺肿瘤和胰腺内分泌肿瘤的依据，但还需鉴别肿瘤究竟是 PP瘤、非功能性胰岛细胞瘤，还是伴有血浆 PP 增高的其他胰腺内分泌肿瘤如胰岛素瘤、胰高糖素瘤等。许多研究发现，功能性胰腺内分泌肿瘤和非胰腺的类癌分别有 20％和 71％有血浆PP升高。在一组大系列病例分析，45％的胰腺内分泌肿瘤中的血浆 PP 浓度＞1000pg/ml，其中包括 32％的胃泌素瘤，21％的胰岛素瘤，57％的胰高糖素瘤，74％的 VIP 瘤和 33％的生长抑素瘤和 45％的类癌患者。除胰腺内分泌肿瘤外，某些其他疾病也可伴有血浆 PP 增高，如老年人餐后、复发性胰腺炎、急性腹泻、糖尿病、肠切除后、酗酒、慢性肾衰竭以及某些感染性和慢性非感染性炎症等。这些情况从临床上应不难与 PP 瘤或非功能性胰岛细胞瘤相鉴别。阿托品抑制试验有助于鉴别这两种情况。阿托品（1mg）肌内注射后，胰腺内分泌肿瘤（18 例）的血浆 PP 不能被抑制，而 50 例的非肿瘤患者的血浆 PP 升高可被抑制。另外，还可做蛋白餐（煎食 2 个鸡蛋，测定基础及刺激后峰值）或胰泌素激发试验（测定血清胰多肽的峰值和最大增高值），结果均明显高于正常人，有助于诊断。肿瘤切除或化疗缓解后，血清水平可恢复正常。

（郑佳音　吴建胜　石玲燕）

参 考 文 献

1. 莫剑忠，江石湖，萧树东．江绍基胃肠病学．第 2 版．上海：上海科学技术出版社，2014.

2. 陆永绥，张伟民，郦卫星．浙江省医疗机构管理与诊疗技术规范丛书《临床检验管理与技术规程》．杭州：浙江大学出版社，2014.

3. 任万华，张娇，王强修．肝病诊断与治疗．北京：人民军医出版社，2013.

4. 谢渭芬．临床肝脏病学．北京：人民卫生出版社，2012.

5. 赵洪川．常见胃肠疾病实用诊疗手册．北京：知识产权出版社，2012.

6. 府伟灵，徐克前．临床生物化学检验（高等学校本科教材）．第 5 版．北京：人民卫生出版社，2012.

7. 王兰兰，许化溪．临床免疫学检验（高等学校本科教材）．第 5 版．北京：人民卫生出版社，2012.

8. 刘成玉．临床检验基础（高等学校本科教材）．第 5 版．北京：人民卫生出版社，2012.

9. 张秀明，黄宪章，曾方银，等．临床生化检验诊断学．北京：人民卫生出版社，2012.

10. 郑铁生，陈筱菲．临床生物化学检验（高等学校本科教材）．北京：高等教育出版社，2012.

11. 姚光弼．临床肝脏病学．第 2 版．上海：上海科学技术出版社，2011.

12. 吴孟超，李梦东．实用肝病学．北京：人民卫生出版社，2011.

13. 王兰兰．医学检验项目选择与临床应用．北京：人民卫生出版社，2010.

14. 丛玉隆．实用检验医学．北京：人民卫生出版社，2009.

15. Carl A. Burtis, Edward R. Ashwood. Tietz Fundamentals of Clinical Chemistry. 6th Ed. USA：W. B. Saunders Company，2008.

16. 查锡良. 生物化学（卫生部规划教材）. 第7版. 北京：人民卫生出版社，2008.

17. 陆再英. 内科学（卫生部"十一五"规划教材）. 第7版. 北京：人民卫生出版社，2008.

18. 周新，付伟灵. 临床生物化学与检验（高等学校本科教材）. 第4版. 北京：人民卫生出版社，2007.

19. 魏来，韩方正. 肝脏疾病. 北京：中国医药科技出版社，2006.

20. 卫生部医政司. 全国临床检验操作规程. 南京：东南大学出版社，2006.